运动医学
推拿手法

主编 扈盛 凌波 钱峰

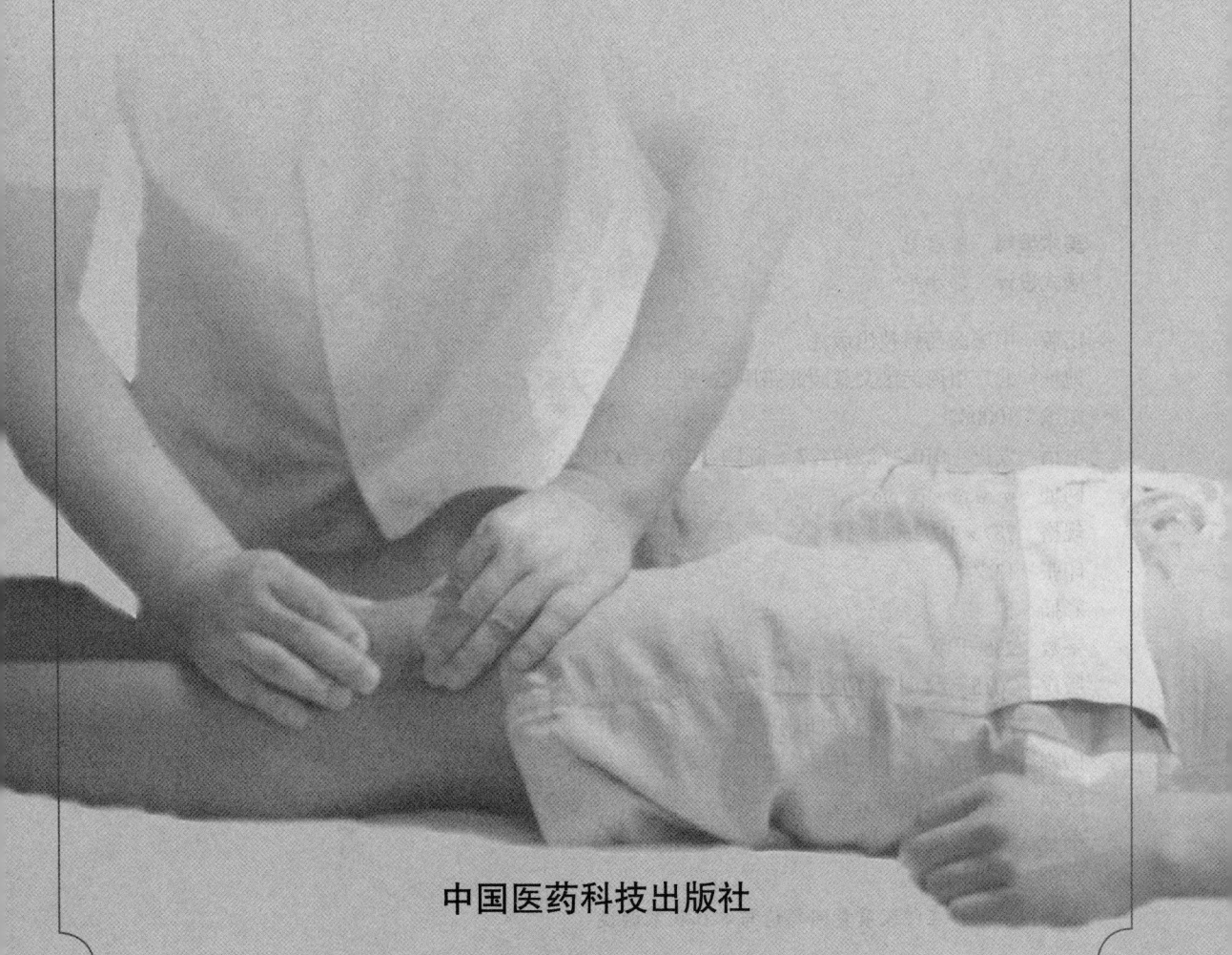

中国医药科技出版社

内 容 提 要

　　本书是由长期在运动医学领域从事教学和临床的专业骨干教师集体编纂而成。全书系统而全面地阐述了脊柱与四肢部的筋骨、关节、经络、气血损伤的基础理论与推拿治疗手法操作技能，并侧重于临床实践和应用。对于一些操作较为复杂但临床较为常用的推拿手法，配以实际操作图，以利读者理解掌握。本书可供专家学者和业内人士参考使用。

图书在版编目（CIP）数据

运动医学推拿手法 / 扈盛，凌波，钱峰主编. —北京：中国医药科技出版社，2015.4
ISBN 978-7-5067-6806-1

Ⅰ. ①运… Ⅱ. ①扈… ②凌… ③钱… Ⅲ. ①运动医学—推拿 Ⅳ. ① R244.1

中国版本图书馆 CIP 数据核字（2015）第 021234 号

美术编辑　陈君杞
版式设计　郭小平

出版　中国医药科技出版社
地址　北京市海淀区文慧园北路甲 22 号
邮编　100082
电话　发行：010 - 62227427　邮购：010 - 62236938
网址　www.cmstp.com
规格　787 × 1092mm $\frac{1}{16}$
印张　13 $\frac{3}{4}$
彩插　1
字数　235 千字
版次　2015 年 4 月第 1 版
印次　2023 年 6 月第 7 次印刷
印刷　三河市百盛印装有限公司
经销　全国各地新华书店
书号　ISBN 978 - 7 - 5067 - 6806 - 1
定价　35.00 元
本社图书如存在印装质量问题请与本社联系调换

编　委　会

主　编　扈　盛（武汉体育学院健康科学学院）

　　　　　凌　波（黄冈师范学院）

　　　　　钱　峰（中国人民武装警察部队总医院）

编　委　朱启娥（湖北科技学院体育学院）

　　　　　赵　华（华中师范大学体育学院）

　　　　　王　勇（武汉体育学院健康科学学院）

　　　　　王　梅（武汉体育学院健康科学学院）

　　　　　汪学红（武汉体育学院健康科学学院）

　　　　　代会莹（湖北第二师范学院）

　　　　　童　涛（湖北科技学院体育学院）

　　　　　王运泰（武汉体育学院健康科学学院）

序

2011 年在北京参加中国民间中医药研究开发协会手法与健康研究分会成立大会时认识了扈盛教授，他年纪只有 40 多岁，对中医骨伤手法医学非常痴迷，研究颇深。我同他虽然相差十几岁，却有一见如故的感觉。扈医生出生在中医世家，从小就受到父亲的影响学习骨伤科手法和运动医学推拿手法。大学读的是西医，硕士读的是运动医学，博士读的是生物材料专业，在中科院上海硅酸盐研究所生物材料中心完成博士后，临床专攻的是中西医结合骨伤科，大学教的是运动医学手法，可以说是一个中西合璧，现代科学与传统中医相结合的难得人才。最近，他完成《运动医学推拿手法》书稿，要求我为之写序。

手法医学，源远流长。其中运动医学推拿手法是防治运动损伤的一种推拿手法，此种手法不仅专注于治病，还擅长于运动前和运动后对运动员推拿放松，以及运动损伤后的康复治疗，由我国已故著名中医骨伤科专家、中国武术家郑怀贤教授创立，并在成都体育学院将推拿按摩列为运动保健系的主课。继之其他体育学院也把推拿列为运动保健课的内容。在各省、市自治区体工队均陆续增配了伤科按摩医生，运动推拿手法得到广泛应用，不仅在防治运动损伤方面显示了重要作用，而且用推拿手法，对提高运动员运动成绩起到积极作用。扈克文教授为郑老首届本科生的班长，毕业后到武汉工作创办武汉体育学院医院，从事运动医学临床工作。扈盛教授家传郑氏手法，1995 年开始教授郑老的手法，已有二十载。《运动医学推拿手法》一书就是在其讲义的基础上不断完善编撰成书。

本书系统地介绍了中医手法医学的发展史，学习推拿手法需要掌握的中医理论基础、经络学基础、局部解剖基础。学习手法必须先练功，从中国传统太极功法入手，教授锻炼身体的功夫。手法的教学很有特点，把肌肉、肌腱、韧带、滑膜、脂肪垫、关节手法、骨折手法、经穴手法和自我放松按摩手法详细讲解。运动推拿更是本书的特点，详细介绍了运动前、运动中和运动后推拿手法的适应证和注意事项，操作方法。按照颈部、上肢、下肢和胸、腰部排列疾病。每种按摩手法和疾病的讲解采用中医基础和经络理论与现代解剖学相结合的方法，使学习者看得见，摸得着，了解疾病的原因，知道按摩手法的作用，并引进国外的按摩、放松、手法的研究成果，使运动医学推拿手法很好地结合了中西医学的特长，融合了现代科学技术与传统经验。

　　这本书将中西医学融会贯通，我想如是编撰，与扈盛教授的西学和理工科研究经历及传统中医骨伤的家传背景有关，严谨、逻辑性强，注重科学基础。本书是一本难得的好书，非常适合学习推拿按摩者认真学习，特向大家推荐。

杜宁

2015 年 1 月 1 日于上海

前 言
Preface

写这本书，是我多年来的夙愿，今天终于可以完成，非常欣慰。

自幼随父亲扈克文先生学习武医绝技，深刻感受到"武医宗师"郑怀贤先生所授医术的博大精深，也让我从小对郑老无比敬仰。父亲常常如是说：我只学到郑老的一个小手指头。后来在北医三院学习中，曲绵域教授也时常使用郑老的中药。

1995年武汉体育学院开设保健康复专业，我便开始讲授郑怀贤先生所传授的武医手法，2003年以郑老的《伤科推拿学》为蓝本，作了一些改进，出版了一本教材，但十分粗糙。经历近12年的教学，不断完善改进，到了较为成熟的阶段。在此时出版本书，首先是向郑怀贤先生表达最崇高的敬意，也是完成父亲的心愿。

本书由长期在运动医学领域从事教学和临床的专业骨干教师集体编撰而成。编委中全部为硕士以上学历，大部分获得博士学位，一半以上有高级职称。年青骨干教师参与编写，目的是更多地吸收传统医学手法的最新研究成果，让古老的传统医术增添新的亮点。

本书虽未达到"武医"的极致，但全体编委都竭尽全力体现武医的精髓，力求将郑怀贤先生创立的推拿手法技艺，完整地呈现给读者，供专家学者和业内人士参考。

本书第一章由代会莹编写；第二、四、五、六章和第七章第二、三节由扈盛编写；第三章由钱峰、王运泰编写；第七章第一、四、五节由王勇编写；第八章由赵华编写；第九章由汪学红编写；第十、十一章由凌波编写；第十二章由童涛编写；第十三章由朱启娥编写；第十四章由王梅编写。本书是编委集体的成果。

另外，武汉体育学院健康科学学院的研究生徐礼才、孙孟凡，运动康复专业本科生孙璐、余梦婷、王启权、李昂、钟海燕等同学在本书编撰工作中，协助校稿，拍摄，在此表示衷心感谢。

扈 盛

撰写于东湖

2014年11月

目 录
Contents

第三章　诊断的基本手法 / 26

第四章　软组织损伤推拿手法 / 36

第一章

推拿手法概述

推拿手法是术者用手或器械作用于人体体表，使患者肌体产生相应的反应，达到预防和治疗伤病的医术，其临床治疗效果已得到广泛认可。推拿手法注重治疗效果，其用力较重（强度较大），操作时间相对较短，且操作过程中患者常常会感到疼痛或酸痛，但手法操作后患者病痛得以解除。这都与保健按摩有截然不同的区别。在名称上称为推拿手法，以区别于保健按摩。

医学推拿手法的流派众多，各有所长。运动医学推拿手法源自于已故著名中医骨伤科专家、"武医宗师"郑怀贤先生创立的手法。本流派手法是在太极功法的基础上，运用"四两拨千斤"的巧力，进行推拿按摩操作。因此具有疗效独特、疗程短、患者痛苦轻、术者轻松等特点。被熟练操作的医生做完推拿后，患者可感觉到全身轻松，犹如打了一套太极拳。目前已广泛应用于运动医学领域，是一种具有独特技法的手法。

第一节 手法的发展简史

推拿是一种古老的医治疾病的方法，古称按摩、按跷、乔摩、桥引、案扤等，在我国历史悠久、源远流长。推拿起源于远古时期人类的生产劳动和生活实践，因撞击、扭挫、跌损等而引起疼痛时，人们会无意识地用自己的双手去抚摩、按压受伤部位以减轻疼痛；或通过摩擦身体以抵御寒冷。经过不断地实践和总结，认识到这些抚摩、按压、摩擦等动作能够起到一定的治疗作用，逐渐由自发的本能行为发展到有意识的医疗行为，后来这便被视为推拿的起源。人类在长期的生产生活实践中，不断地摸索总结，使推拿方法从原来简单的下意识动作，发展成为需要经过刻苦训练才能掌握的一种具有高度技巧性的医疗运动，成为中医学中别具特色的一种治疗保健方法。

推拿治病的文字记载，始于殷商甲骨文，当时被称为"拊"。在殷商甲骨文中，反复出现"拊"和用"拊"来治疗小腹部疾病的记载。在春秋战国时期，推拿方法被广泛地应用于医疗实践。但有明确史料记载的推拿治疗病案，当首推名医扁鹊。据《周礼疏案》记载：扁鹊过虢境，见虢太子尸厥，就使其弟子子明炊汤、子仪脉神、子游按摩，数法并下，成功地治愈了虢太子的病。约在战国时期成书的中医典籍《黄帝内经》中多篇记载了推拿可以治疗痹证、痿证、口眼㖞斜、胃脘痛和高热谵妄等，并描述了有关推拿工具，如九针中的员针和鍉针等。同时，《素问·异法方宜论篇》中还记载了推拿的发源地："中央者，其地平以湿，天地所以生万物也众，其民食杂而不劳，故其病多痿厥寒热，其治宜导引按跷，故导引按跷者，亦从中央出也。"这里的中央即我国的中部地区，相当于今河南洛阳一带。

秦汉时期，伴随着中医学理论体系的建立，也奠定了推拿按摩的理论基础。当时产生了目前已知的我国第一部推拿学专著——《黄帝岐伯按摩经》10卷，可惜已经失传。在《汉书·苏武传》中记载了用足踩背，救醒苏武的一种推拿方法。《史记·扁鹊仓公列传》则记载了名医淳于意用"寒水推"的方法，即以冷水拍击头部，配合针刺为淄川王治疗头痛、身热、烦懑等症的过程。医圣张仲景在《金匮要略》中已经有"膏摩"的记载，并在《金匮要略·杂疗方》"救自缢死"中介绍："将自缢者徐徐抱解，不得截绳，上下安被卧之。一人以脚踏其两肩，手少挽其发，常弦弦勿纵之；一人一手按揉胸上，数动之……如此一炊顷，气从口出，呼吸眼开，而犹引按莫置，亦勿若劳之。"首创了以手法抢救呼吸、心跳骤停病证，同时在手法操作时，已注意与其他方法结合。长沙的西汉马王堆古墓出土文物帛画《导引图》中（见图1-1），共有导引图像44幅，不仅描绘了捶背、抚胸、按腰等各种导引的具体姿态，而且在每幅图中还注明了所防治疾病的名称，这是我国现存最早的推拿图绘资料，说明推拿疗法在当时已广为流行。

魏晋隋唐时期，推拿在医学领域的地位较高，它不仅是医学教育的四大科目之一，而且推拿手法还被应用到骨伤和外科疾病的治疗中，有了新的发展。晋代葛洪在《肘后救卒方》中介绍了颞下颌关节脱位的整复方法："令人两手牵其颐已，暂推之，急出大指，或咋伤也。"这是世界上最早的颞下颌关节脱位的整复手法，目前仍在临床上广泛应用，形成了正骨推拿的雏形。此外，葛洪在《肘后救卒方》中还记载了可用爪切水沟穴治卒死、按心下宛宛中治卒心痛、抓脐上3寸治腹痛和抄举其腹、拈取脊骨皮治卒腹痛等简便方法，使推拿更广泛地应用于急救。其中治卒腹痛方所介绍的"拈取其脊骨皮，深取痛引之"的方法，可算是最早的捏脊疗法，后世广泛用于小儿推拿的治疗。东晋时期龚庆宣《刘涓子鬼遗方》中记载了擦法和拓法治疗皮肤病。在隋唐时期，随着医学的迅速发展，按摩疗法在医疗和保健方面发挥了重要

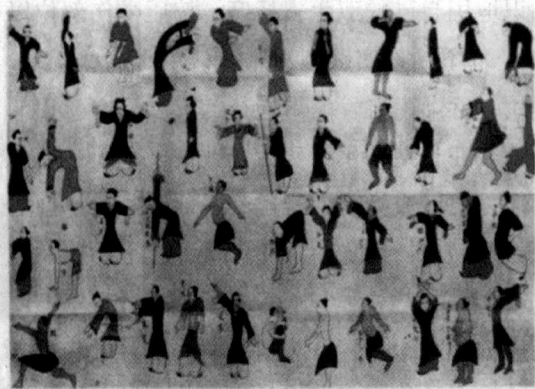

图1-1　西汉帛画导引图（马王堆三号墓出土复原）

作用，颇受朝廷和民间的重视。因此，隋、唐两代的太医院中都设按摩博士。唐代把按摩医生分为按摩博士、按摩师和按摩工等不同等级。按摩博士在按摩师和按摩工的辅助下，教授按摩学生"导引之法以除疾，损伤折跌者正之"，开始了有组织的按摩教学工作。这一时期，自我按摩又称之为导引，其作为按摩的一个内容十分盛行。隋代巢元方《诸病源候论》中每一适应证候项下，都附有"养生方导引法"，详述按摩导引方法。自我按摩的广泛开展，说明按摩疗法重视预防，注重发挥患者与疾病作斗争的主观能动作用。隋唐时期，推拿疗法中的膏摩也得到很大发展，不仅膏的种类增多，有乌头膏、丹参膏、莽草膏、野葛膏、陈元膏和木防己膏等，而且还知道根据不同病情选择应用，并被应用于儿科临床。《千金要方》中说："小儿虽无病，早起常以膏摩囟上及手足心，甚避寒风。"《唐六典》中更记载按摩可除"八疾"，即风、寒、暑、湿、饥、饱、劳、逸。并说："凡人肢节脏腑积而疾生，宜导而宣之，使内疾不留，外邪不入。若损伤折跌者，以法正之。"可见，按摩疗法的治疗范围包括正骨在内是相当广泛的。盛唐时期，随着经济、文化的繁荣，内外交通的日益发达，对外文化交流也出现了空前的盛况。因此，中外医药交流也得到进一步发展。中医这种按摩疗法，最晚从唐代开始已传往朝鲜和日本，在国外有一定影响。

宋、金元时期，运用推拿的范围更加广泛。宋代名医庞安时"为人治病十愈八九……有民家孕妇将产，七日而子不下，百术无所效……令其家人以汤温其腰腹，自为上下按摩，孕者觉肠胃微痛，呻吟间生一男子"。运用了腹部按摩手法催产，这是世界上首例产科手法助产的病案。宋代《圣济总录》记载了手法治疗眼病的方法，开创了眼科疾病推拿治疗的先河。这个时期，不仅按摩运用的范围日趋广泛，而且也比较重视按摩手法的分析。《圣济总录》中说："按之弗摩，摩之弗按，按止以手，摩或兼以药，曰按曰摩，适所用也……世之论按摩，不知析而治之，乃合导引而解之。夫不知析而治之，固已疏矣，又合以导引，益见其不思也。大抵按摩法，每以开达抑遏为义，开达则壅蔽者以之发散，抑遏则剽悍者有所归宿。"将按摩手法、作用及与导引的关系进行了理论分析，指出了按与摩的区别，认为手法应辨证使用，反对随意乱用，从而使人们对按摩治疗作用的认识有了进一步提高。在宋代以前有关的医学著作中，谈到按摩的作用多以"温通闭塞"解释，而金代张从正《儒门事亲》提出推拿具有汗、吐、下三种作用，表明对推拿治疗作用的进一步深入。元代《世医得效方》大量记载了手法治疗关节脱位、扭挫伤、骨折的方法，表明正骨推拿得到了充分的发展。

明代，封建社会处于没落时期，资本主义生产方式已有萌芽，新的生产方式的产生使医学科学也有了新的发展。当时不仅设有按摩专科，而且民间按摩医生也较活跃，如《香案牍》载："有疾着，手摸之辄愈，人呼为摸先生。"所谓摸先生即指治病技术很高的民间按摩医生。此时小儿推拿按摩发展迅速，形成了小儿推拿的独特体系，如小儿推拿的穴位有点也有线（如前臂的三关、六腑）和面（如手指指腹部的脾经、肝

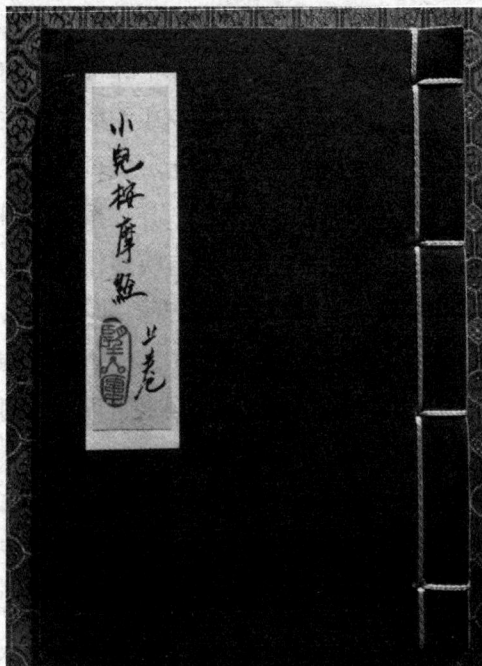

图 1-2 《小儿按摩经》，元代陈瑞孙著

经、心经、肺经、肾经等）。在小儿推拿临床实践的基础上，小儿推拿专著纷纷问世，如《小儿按摩经》《小儿推拿方脉活婴秘旨全书》《小儿推拿秘诀》等，其中《小儿按摩经》可算是我国现存最早的推拿书籍。推拿这一名称也是这个时期产生的，如《小儿推拿方脉活婴秘旨全书》《小儿推拿秘诀》等著作就把按摩改称为推拿。这一名称的沿革，体现了这一疗法的发展和人们对手法认识的提高。早期的按摩疗法仅用于少数疾病的治疗，手法种类也较少，常用的是按和摩两种手法，到了明代，随着治疗范围的扩大，逐渐由简单的按、摩手法形式发展为推、拿等较为复杂的手法形式，产生了各种用力方向不同的手法。可以说由按摩改称为推拿，标志着推拿学科发展史上一个很大的飞跃。

清代，推拿疗法在民间获得了较大发展，不少推拿专著相继问世，其中著名的有《幼科推拿秘话》《小儿推拿广意》《小儿推拿直录》和《厘正按摩要术》《保赤推拿法》《推拿易知》《推拿指南》《小儿推拿术》《推拿图解》《推拿诀微》等。此外，清代医学全书《医宗金鉴·正骨心法要旨》对宋代以来的骨伤按摩成就及民间经验进行了系统地总结和整理，将正骨按摩手法归纳为"摸、接、端、提、按、摩、推、拿"八法。从以上这些著作中，不但可以看到推拿临床经验的日益丰富，而且在理论上也有了很大的提高，对推拿的适应证和治疗法则也有了比较系统和全面的论述。

总之，明清时期是我国历史上推拿专著出版最兴旺的时期，现有推拿古籍几乎都是那时的产物。

明清时期，以手法为特色形成的流派主要有点穴推拿、一指禅推拿、内功推拿等。点穴推拿是以点法和按法为主要手法，在有关经穴、奇穴、特定穴和特定路线上进行操作，达到防治疾病目的的推拿流派。其代表人物有明代异远真人，著有《跌损妙方》；清代江考卿，著有《江氏伤科方书》等。清代同治年间在扬州一带流行的一指禅推拿流派基本手法有一指禅推法、拿、按、摩、捻、搓、缠、抖、摇等10余种，一指禅推法是其主要手法，手法的特点强调以柔和为贵，要柔中寓刚，刚柔并济，动作连贯细腻，雅而不俗；同时要求刻苦练习手法，使之达到"持久、有力、均匀、柔和"的技术要求，使手法的功力深透于内。内功推拿流派是在锻炼"少林内功"的基础上结合治疗内外伤疾病的经验，而逐渐形成和发展起来的。其起源尚无确切资料可证，据考证，始在北方流传，至清代末期才逐渐形成一套较为完整和独具特色的治疗方法。内功推拿流派以平推法为基本手法，还有拿、擦、压、分、合、理、劈、搓、抖、运、击、揉点、扫散、拔伸等10余种手法。内功推拿在应用时有一套常规操作方法。手法操作要求刚劲有力，刚中寓柔，操作快速，连贯有序。也要求患者锻炼"少林内劲"的有关姿势，以达到扶正祛邪的目的。

民国时期，国民党政府提出了"废除旧医，以扫除医事卫生之障碍"的方针，使推拿疗法的发展陷入了低潮。在此期间，一指禅推法流派获得了一定的发展。同时，丁季峰在此基础上发明创造了临床应用很广泛的滚法流派。

中华人民共和国成立后，在党的政策指引下，推拿疗法开始迅速发展。从1956年起推拿正式列入国家教育体系，在上海成立了上海中医学院附属推拿学校，1958年又在上海成立了推拿专科门诊部，并聘任当时全国著名推拿专家设科任教，开始了有计划的正规教育。在20世纪50年代，推拿治疗范围已包括内、外、妇、儿、伤、五官等各科疾病，对推拿的生理作用和治疗原理也有了初步的探讨，同时推拿界开始了对推拿历史和文献的发掘、整理与研究工作。对推拿手法的基本要求——持久、有力、均匀、柔和、深透，就是在这一时期明确提出的，并得到了学术界的一致认可。至20世纪60年代的上半期，我国初步建立了一支推拿队伍，开始了推拿作用机制的现代实验研究，研究了推拿对正常人体脑电波、局部温度、血细胞、消化液分泌和皮肤电阻的影响。此时，推拿已被应用于急腹症的治疗，如扭转性肠梗阻、蛔虫性肠梗阻、肠道蛔虫病、尿路结石、锑剂中毒等。推拿麻醉也在这一时期获得初步成功。

20世纪60年代后期到70年代前期，推拿事业遭到极大的破坏，又陷入了低潮期。为抢救和交流按摩的学术经验，1979年，在上海举行了有26个省、市、自治区代表和一个解放军单位代表参加的推拿学术经验交流会。这样大规模的会议，是建国30年来第一次，在我国按摩发展史上可能也是第一次。通过会议交流，进一步发掘了各种按摩学术流派。在会议上参加交流的有：正骨按摩、点穴按摩，腹诊法，指拨法等九大流派。每一流派中均有各种不同的学术观点和手法特点。这次会议加快了各学派之间的经验交流。

我国当代运动医学推拿手法，是由已故著名中医专家郑怀贤教授创立的正骨按摩流派演化而来。郑怀贤（1897.9~1982.10），又名郑德顺，河北省安新县北辛村人。中国著名中医骨伤科专家、中国武术家、教授。历任中华全国体育总会常务委员、中国武术协会主席、中国体育科学学会理事、四川省政协常委、成都市体育医院院长、成都体育学院运动医学系主任等。1936年作为武术队员参加十一届奥运会，艺惊全场。郑老在武术界德高望重，他的医术也令人敬佩。1958年，在贺龙元帅的关怀下，郑怀贤教授在成都体育学院首办了以推拿手法为主要内容的骨科训练班，为体育界培养体

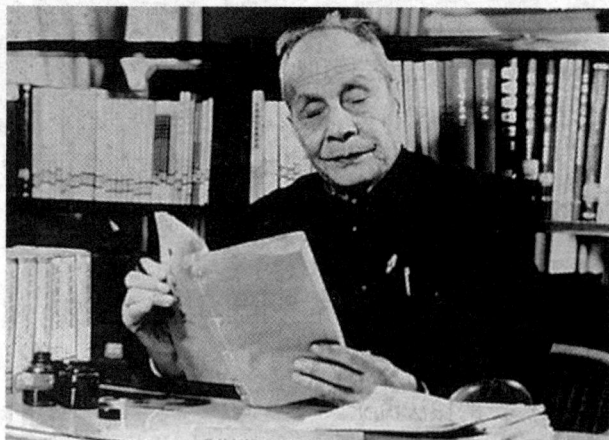

图1-3 郑怀贤先生在书房

育医生。并成立了全国第一所体育医院——成都体育学院附属体育医院（现为成都运动创伤研究所，四川省骨科医院）。1960年成都体育学院成立运动医学系，首次将创立的推拿手法列为运动保健系的主课。继之其他体育学院也把推拿列为运动保健课的内容。随后，各省、市、自治区体工队均陆续增配了伤科按摩医生，自此，推拿手法得到广泛应用，其不仅在防治运动损伤方面显示了重要作用，而且用推拿手法可对运动员提高运动成绩起到积极作用。郑老先后编著了《正骨学》《伤科诊疗》《伤科按摩术》《运动创伤学》《实用伤科中药与方剂》等十余部著作。被后人尊称为"武医宗师"，他创立的医术被称为"武医"，郑氏推拿手法被称为"武医手法"。几十年来，武医学者数千人，遍布大江南北，是我国队医界的主力军。

第二节 中医理论对推拿手法的认识

推拿疗法历史悠长，在长期的医疗实践中一直以传统的中医学理论为指导，随着推拿医学的发展和现代研究的深入，对推拿的作用原理有了更进一步的认识。

推拿属中医外治法范畴，是医者施用手法来预防和治疗疾病的一门中医学科。因此，推拿治疗的主要手段是手法，其在推拿治疗中起着关键的作用。规范、熟练、适宜的手法运用得当，就能发挥调整阴阳、调节脏腑、理筋整复、疏通经络、活血化瘀等作用。

一、调整阴阳

阴阳是辨证的总纲，疾病的发生发展，从根本上说是阴阳的相对平衡遭到破坏，即阴阳的偏盛偏衰代替了正常的阴阳消长，它贯穿于一切疾病发生发展的始终。《景岳全书》曰："医道虽繁，可一言以蔽之，曰阴阳而已。"所以，调整阴阳，是推拿治疗的基本原则之一。

阴阳偏盛，即阴或阳邪的过盛有余。阳盛则阴病，阴盛则阳病。治疗时应采用"损其有余"的方法。阴阳偏衰，即正气中阴或阳的虚损不足，或为阴虚，或为阳虚。阴虚不能制阳，常表现为阴虚阳亢的虚热证；阳虚则不能制阴，多表现为阳虚阴盛的虚寒证。

阴虚而致阳亢者，应滋阴以制阳，如高血压病，属阴虚阳亢者，除常规手法外，可采用补肾经的方法，即自太溪始沿小腿内侧面推至阴谷穴，或按揉涌泉穴等；阳虚而致阴寒者，应温阳以治阴，如便秘属阴寒凝滞者，应采用温阳散寒通滞的方法，宜横擦肾俞、命门穴，直擦腰背部督脉，以透热为度；若阴阳两虚，则应阴阳双补，如阳虚致五更泻，应以温阳止泻的方法，即摩揉下丹田，或擦肾俞、命门，或推上七节骨等。

由于阴阳是相互依存的，故在治疗阴阳偏衰的病证时，还应注意"阴中求阳，阳中求阴"。也就是在补阴时应佐以温阳，温阳时配以滋阴，从而使"阳得阴助而生化无穷，阴得阳升而泉源不竭"。

二、调节脏腑

脏腑是化生气血、通调经络、主持人体生命活动的主要器官，推拿具有调节脏腑功能的作用。脏腑功能失调后所产生的病变，通过经络传导反映在外，出现如精神不振、情志异常、腹胀、疼痛和肌痉挛等各种症状，即所谓"有诸内，必形诸外"。推拿是通过手法刺激相应的体表穴位、痛点（或疼痛部位），并通过经络的连属和传导作用，对内脏功能进行调节，达到治疗疾病的目的。例如，按揉脾俞、胃俞穴可调理脾胃，缓解胃肠痉挛，止腹痛。临床实践表明，不论是虚证或实证、寒证或热证，只要在相宜的穴位上选用相宜的推拿手法进行治疗，脏腑功能均可得到不同程度的调节，如肾阳不足者可用擦命门穴达到温补肾阳的作用；肝阳上亢者可用强刺激点按太冲穴，达到平肝潜阳的作用。现代研究证实，在足三里穴上运用按揉或一指禅推法，既能减少胃液的分泌、抑制胃肠的功能，也可使分泌不足的胃液增多，兴奋肠胃的功能；用较强的按法、拿法刺激内关穴，可使心率加快，用于治疗心动过缓；用较弱的按法、揉法刺激内关穴，又可使心率减慢，用于治疗心动过速；轻手法摩揉肝俞、胆俞、胆囊穴，可促使胆囊收缩，增加胆汁排出，帮助消化；重手法按揉肝俞、胆俞、胆囊穴，可抑制胆囊收缩，减少胆汁的排出，使胆绞痛缓解。这些说明了推拿不仅可以调整阴阳，补虚泻实，而且对脏腑功能具有良好的双向调节作用，一是直接作用，即通过手法刺激体表直接影响脏腑功能；二是间接作用，即通过经络与脏腑间的联系来实现。

三、理筋整复

中医学中所说的筋，又称经筋，是指与骨相连的肌筋组织，类似于现代解剖学的四肢和躯干部位的软组织，如肌肉、肌腱、肌膜、韧带、关节囊、腱鞘、滑液囊、椎间盘、关节软骨盘等。因各种原因造成的有关软组织损伤，统称为筋伤或伤筋。筋伤后由筋而连属的骨所构成的关节，亦必然受到不同程度的影响，产生"筋出槽、骨错缝"等有关组织解剖位置异常的一系列病理变化，出现诸如小关节紊乱、脱臼滑脱、不完全脱位、关节错缝、椎间盘突出和肌肉、韧带、筋膜等部分纤维撕裂等病症。目前对这些病症的治疗，使用适当的按、揉、推、擦等手法可将部分断裂的肌肉、肌腱、韧带组织抚顺理直；使用弹拨或推扳手法可将肌腱滑脱恢复正常解剖位置；通过适当屈伸、旋转、牵拉手法可使移位嵌顿的关节软骨板回纳，解除关节的交锁；通过牵引拔伸、按法、扳法、摇法等可改变突出物与神经根的位置关系；运用推扳、斜扳、脊柱旋转复位和旋转拔伸复法等可整复脊柱后关节紊乱。

总之，对筋伤和骨缝错位、紊乱等，可以通过手法的作用进行理筋整复，纠正解剖位置的异常，使经络关节通顺、各种组织各守其位，才能有利于软组织痉挛的缓解和关节功能的恢复。

四、疏通经络

经络是人体内经脉和络脉的总称，是人体全身气血运行的通路，它"内属于脏腑，外络于肢节"（《灵枢·海论》），沟通上下内外，网络全身，将人体所有的脏腑组织器官联结成一个统一的有机整体。

经气是脏腑生理功能的动力，经气的盛衰，直接反映了脏腑功能的强弱。推拿手法作用于体表的经络穴位上，可引起局部经络反应，起到激发和调整经气的作用，并通过经络影响到所连属的脏腑、组织、肢节的功能活动，以调节机体的生理、病理状况，达到百脉疏通，五脏安和，使人体恢复正常。《医宗金鉴·正骨心法要旨》说："按其经络，以通郁闭之气。"如搓摩胁肋可疏肝理气而使胁肋胀痛缓解。现代研究证实，长时间柔和的推拿手法，可使中枢神经抑制，周围神经兴奋等。说明推拿对经气的调整作用，可通过调节神经系统的兴奋和抑制过程，以及神经的反射作用，进而调节内脏功能来实现的。

五、活血化瘀

血是构成人体和维持人体生命活动的基本物质之一，具有很高的营养和滋润作用。血必须在脉中运行，才能发挥它的生理效应。如因某些原因而致血液在体内停滞则为瘀血，包括离经之血，或血运不畅阻滞于经脉及脏腑内的血液。它既是疾病过程中形成的病理产物，又是某些疾病的致病因素。引起瘀血的原因，临床最常见的是外伤性瘀血。

清代《医宗金鉴·正骨心法要旨》中说："或因跌仆闪失，以致骨缝开错，气血瘀滞，为肿为痛，宜用按摩法，按其经络，以通郁闭之气，摩其壅聚，以散瘀结之肿，其患可愈。"适当的手法刺激，可调节肌肉的收缩和舒张，使组织间压力得到调节，促进损伤组织周围的血液运行，不但可活跃局部的血液循环，消散瘀结，更重要的是推拿的刺激，可反射性地活跃全身的血液循环，增加组织的灌流量，促进疾病痊愈。

现代研究证实，推拿手法之所以能够活血化瘀，是由于推拿后引起一部分细胞内的蛋白质分解，产生组胺和类组胺的物质，使毛细血管扩张、开放，局部血液循环加快。静脉血液及淋巴回流加速，促使瘀血尽快吸收，有利于损伤组织的修复。

第三节　现代医学对推拿手法的认识

推拿是通过手法作用于人体体表的经络、穴位或特定部位，以调节机体的生理、病理状况，来达到预防和治疗疾病的目的。医生根据具体病情，运用各种手法技巧操作，一方面直接在人体起着局部治疗作用，另一方面还可以通过神经、体液等系统，对人体的神经、循环、消化、泌尿、免疫、内分泌、运动等系统产生一定的影响，从而治疗不同系统的疾患。

一、纠正解剖位置的异常

（一）纠正骨错缝

由急性损伤所导致的骨错缝、筋出槽是许多软组织损伤的病理状态，运用各种整复手法，使关节、肌腱各入其位，解除了对组织的牵拉、扭转、压迫刺激，从而减轻或消除疼痛。例如，对脊柱后关节滑膜嵌顿，施用旋转复位法或旋转拔伸扳法，可立即恢复关节的正常解剖结构。对棘突偏歪引起的关节囊和邻近韧带损伤，推拿治疗可迅速纠正错位而缓解疼痛。

（二）改变突出物的位置

大量的临床资料证明，部分腰椎间盘突出症患者，在接受推拿手法治疗后，可改变突出物与神经根之间的空间关系，从而使疼痛得到消除或减轻。临床和解剖研究也证明推拿手法可以改变突出物与神经根的相对位置，从而为临床治疗腰椎间盘突出症提供了可靠的实验证据。

（三）解除肌肉痉挛

肌肉痉挛是一种自然的保护机制，但持久的肌肉痉挛可挤压穿行与期间的神经、血管，形成新的疼痛源。推拿手法直接放松肌肉、解除肌肉痉挛的机制有三个方面：一是加强局部循环，使局部组织温度升高，致痛物质的含量下降；二是在适当的手法刺激作用下，局部组织的痛阈得到提高；三是将紧张或痉挛的肌肉通过手法使其牵张拉长。从而直接解除其紧张或痉挛的状态，也可通过减轻或消除疼痛源而间接解除肌痉挛。例如，急性腰扭伤患者，推拿前在舒适的姿势下均有不同程度的紧张性肌电活动，但推拿后绝大部分患者的紧张性肌电活动和疼痛随之消失或减轻。据文献报道，对痉挛的肌肉用拉伸手法持续操作 2 分钟以上，可刺激肌腱中的高尔基体，诱发反射，从而使疼痛减轻或消失。因此，临床上遇见腓肠肌痉挛患者，医生常充分屈曲踝关节，并在小腿后侧处用推拿手法，可迅速消除痉挛。

二、增强血液循环

推拿治疗能够扩张血管，增强血液循环，改善心肌供氧，加强心脏功能，从而对人体的体温、脉搏、血压等产生一系列的调节作用。

（一）对血管的影响

1. 扩张毛细血管

各种推拿手法对血管的作用，主要表现在促使毛细血管扩张，使储备状态下的毛细血管开放。实验证明，推拿可引起一部分细胞内的蛋白质分解，产生组胺和类组胺物质，使毛细血管扩张开放，改善了局部组织的供血和营养。

2. 促进血管网重建

实验报道，将家兔跟区切断后再缝合，术后进行推拿治疗，发现治疗组跟腱断端间有大量的小血管生成，而对照组家兔仅跟腱周围组织中有一些管壁增厚并塌陷的小血管，血管中还有血栓形成，可见推拿能促进病变组织血管网的重建。

3. 恢复血管壁的弹性功能

推拿手法对人体体表组织的压力和所产生的摩擦力，可大量地消耗和清除血管壁上的脂类物质，减缓血管的硬化，对恢复血管壁的弹性、改善血管的通透性能、降低血液流动的外周摩擦力，都具有一定的作用。

总之，推拿治疗对血管的作用，除了刺激作用之外，与血管本身的功能状态和人体整体的功能状态都有一定的密切关系，这也是推拿治疗循环系统疾病的机制所在。

（二）对血液循环的影响

1. 加速血液流动

推拿手法作用于体表，其压力却能传递到血管壁，使血管壁有节律地被挤压，从而使血液流速加快。例如，用推拿治疗颈椎病，发现椎动脉血流图均有不同程度的波幅升高，说明推拿可缓解椎动脉受压程度，使椎动脉中血液流动的速度加快，从而改变颅内的血液循环。

2. 降低血液黏稠度

在淤血状态下，由于血液流速降低，而使血液黏稠度增高，黏稠度的增高又进一步使流速降低，两者如此恶性循环，终使血液凝集、凝固。通过推拿手法有节律的机械刺激，使血液重新流动和血液流速得以提高，从而降低了血液黏稠度，使流速与黏稠度之间进入良性循环状态。

总之，推拿治疗通过放松肌肉，改变血液高凝、黏、浓聚状态，可加快血液循环，改善微循环和脑循环。因此可广泛地用于治疗高血压病、冠心病、动脉硬化等疾病。

（三）对心脏功能的影响

推拿手法对心率、心律、心功能都有调节作用。研究证实，推拿可使冠心病患者的心率减慢。同时还可使左心室收缩力增加，舒张期延长，使冠状动脉的灌注随之增加，从而改善了冠心病患者的心肌缺血、缺氧状态，缓解心绞痛的症状。有文献记载，手法按揉灵台、神道穴治疗心绞痛，心电图恢复正常者可达 33.3%。

（四）对血压的影响

推拿后人体肌肉放松，肌肉紧张缓解，引起周围血管扩张，外周循环阻力降低，从而减轻心脏负担，并通过对神经、血管、血流改变的调节作用而影响人体的血压。有人对 46 例原发性高血压病患者进行推拿后，发现患者的收缩压、舒张压、平均动脉压均有明显下降，且外周总阻力下降率达 80.43%，血管顺应性改善率达到 78.2%，心搏出量增加，射血分数增高，心肌耗氧量减少率达 80.4%，从而达到降低血压和改善临床症状的目的。

三、促进损伤修复

人体肌肉、肌腱、筋膜、关节囊、韧带等软组织受到撞击、扭转、牵拉或不慎跌仆闪挫，或劳累过度、持续活动、经久积劳等因素所引起的损伤，而无骨折、脱位、筋断及皮肉破损的，均为软组织损伤，推拿治疗这一类软组织损伤的运动系统疾病具有独特的疗效。

（一）改善肌肉的营养代谢

肌肉的主动运动，会消耗能量和氧，产生乳酸等有害代谢物质，从而使局部出现酸胀疲劳。推拿手法的直接或间接作用，可促进肌纤维的收缩和伸展活动，肌肉活动又可促进血液、淋巴液等体液的循环活动，一方面可促使肌肉得到充分的氧和营养物质，另一方面可加速组织液中的乳酸等有害代谢产物的吸收或排出体外，从而改善了肌肉的营养状况，消除肌肉的疲劳，提高肌肉的活力和耐力。

（二）促进组织修复

临床上对肌肉、肌腱、韧带部分断裂患者采用适当的推拿手法理筋，将断裂的组织抚顺理直，有利于减轻疼痛并与断面生长吻合。因此，推拿手法对损伤组织的修复具有良好的作用。例如，将家兔被切断的跟腱缝合后约 2 周，开始给予推拿手法治疗，发现其能明显促进跟腱的修复，且其胶原纤维排列的方向亦接近正常的肌腱，结构强度亦高。

（三）分裂、松解粘连

软组织损伤后，瘢痕组织增生，相互粘连，对神经血管束产生卡压，是导致疼痛和运动障碍的重要原因。运动关节类推拿手法可间接地松解粘连，而按、揉、弹、拨等手法则可直接分离筋膜、滑囊的粘连，促使肌肉、韧带放松，起到松动关节的作用。实验报道，用肩关节造影观察到手法对肩关节粘连的作用，发现手法治疗后，肩关节囊粘连松解。

（四）促进炎症介质分解、稀释

软组织损伤后，血浆及血小板分解产物形成了许多炎症介质，这些炎症介质有强烈的致炎、致痛作用。在推拿手法的作用下，肌肉横断面的毛细血管数比手法前增加40余倍，微循环中的血液流速、血流形态改善，体内活性物质的转运和降解加速，炎性产物得以排泄。如对急性腰扭伤患者观察表明，推拿对肾上腺皮质功能有刺激作用，使白细胞上升，嗜酸性粒细胞减少，并释放较多的17-羟皮质类固醇，这些物质对消除局部无菌性炎症具有重要意义。

推拿手法既能促进静脉血液、淋巴回流，加快物质运转，又促进了炎症介质的分解、稀释，使局部损伤性炎症消退。有人通过对腰椎间盘突出患者推拿前后血浆中5-羟色胺（5-HT）和5-羟色胺的前体色氨酸（TrP）及其代谢产物5-羟吲哚乙酸（5-HIAA）含量的测定，发现首次推拿后，患者血浆中的5-HT、TrP和5-HIAA的含量呈现非常显著的下降，证明了推拿可促进致痛物质的分解、稀释。

（五）促进水肿、血肿吸收

推拿手法具有良好的活血化瘀作用，可加快静脉血液、淋巴的回流，由于局部肿胀减轻，降低了组织间的压力，消除了神经末梢的刺激而使疼痛消失，有利于水肿、血肿的吸收。实验研究表明，在犬的粗大淋巴管内插入套管，可发现推拿后其淋巴液流动比推拿前增快7倍；在颈部施加按、揉、推、搂等推拿手法，对患者的皮肤微循环进行检测，发现皮肤微循环有明显的改善。

四、调节神经功能

因推拿手法的不同，用力轻重，操作时间长短和施治部位、经穴的不同，都会对神经系统产生各种不同的影响。如提、弹、叩击手法起兴奋作用，表面抚摩则起抑制作用，见表1-1。同一手法，若运用的方式不同，如手法频率的快慢、用力轻重、时间长短等，其作用也不同。如短时间的轻柔手法可兴奋大脑皮质，并通过自主神经反射，调整疲劳肌肉的适应性和营养供求状况；长时间的手法则抑制大脑皮质，镇静安神。

表1-1　兴奋作用和抑制作用手法的比较

作用	特点	手法
兴奋	快速沉重	点按、搓、叩击、提弹等
抑制	舒缓轻柔	抚摩、揉捏、摩擦等

推拿对神经系统有一定的调节作用，手法刺激可通过反射传导途径来调节中枢神经系统的兴奋和抑制过程。例如，较强的手法刺激健康人的合谷穴和足三里穴后，发现脑电图中的"α"波增强，说明强手法的经穴推拿能抑制大脑皮质；在颈项部施轻柔手法可使实验者大脑皮质的电活动趋向同步化；对脑动脉硬化患者的脑电阻图进行观察，发现治疗后，其波幅增加，流入时间缩短，改善脑动脉搏动性供血程度；有人研究发现，轻柔的推拿手法可降低交感神经的兴奋性，如颈项部用轻柔手法操作后，脑血流量可显著增加。

各种推拿手法的刺激部位和治疗穴位，大多分布在周围神经的神经根、神经干、神经节、神经节段或神经通道上。通过手法的刺激作用，可改善周围神经装置及传导径路，促使周围神经产生兴奋，以加快其传导反射。如振颤法可使脊髓前角炎患者对感应电流不产生反应的肌肉重新产生收缩反应，已消失的膝腱反射和跟腱反射重新出现。同时，手法还具有改善局部血液循环和神经营养状况、促使神经细胞和神经纤维功能恢复的作用。此外，手法还能改变同一节段神经支配内脏和组织的功能活动，有促使其加强或改善的作用，如手法刺激第五胸椎可使贲门括约肌扩张，而刺激第七胸椎则可使幽门括约肌扩张。

五、调节器官功能

（一）对消化系统的影响

推拿对消化系统有直接作用和间接作用两个方面。① 直接作用：是指手法的直接作用力，可促使胃肠管腔及其内容物的运动和变化，即改变胃肠蠕动速度和力量，从而加快或延缓胃肠内容物的运动、排泄过程。② 间接作用：是指手法的良性刺激，通过神经、经络的传导反射作用，可增强胃肠的蠕动和消化液的分泌，促进对食物的消化、吸收过程，加强消化系统的功能。

1.对胃肠蠕动的影响

推拿的直接作用和间接作用都可刺激到胃肠，使平滑肌的张力、弹力和收缩能力增强，促进胃肠蠕动。

推拿手法直接刺激穴位，可增强胃壁的收缩能力，如推拿中脘、脾俞、胃俞等穴位治疗胃下垂患者，经钡餐检查，大部分轻、中度患者胃下垂程均有明显改善，有的甚至恢复正常；如持续用力按压中脘穴，可引起胃壁蠕动加快，甚至痉挛而出现恶心呕吐；直接刺激腹部，可增强肠蠕动，如持续用力按压气海穴，可引起肠蠕动加快，甚至引起肠痉挛，并使肠中气体和粪便迅速排除体外。同时，有实验证明，推拿对胃蠕动有双向调节作用，即原来表现胃蠕动次数多的可以减少，使排空延长；原来表现胃蠕动次数少的则能增加，使排空加速。

2. 对胃肠分泌吸收功能的影响

推拿手法的刺激信号，通过自主神经的反射作用，使支配内脏器官的神经兴奋，促使胃肠消化液的分泌；同时推拿手法能改善胃肠血液、淋巴液的循环，而加强了胃肠的吸收功能。例如，推补脾经后，胃液酸度有明显增加，而胃液分泌量的变化则不明显。运用推拿手法治疗疳积患儿，其尿淀粉酶由治疗前的 47.0U ± 32.0U 提高到治疗后的 57.0U ± 41.0U；捏脊疗法可以提高对蛋白质、淀粉的消化能力，增加小肠吸收功能，促进食欲，增强脾胃功能，对小儿疳积也有很好的治疗作用。运用捏脊与按揉足三里相结合的方法，亦可以对脾虚泄泻患儿的小肠功能产生影响，使患儿木糖排泄率增加。

此外，推拿可促进胆汁排泄，降低胆囊张力，抑制胆囊平滑肌痉挛，从而取得缓解胆绞痛的作用，超声波检查结果可以证实手法的治疗作用。

（二）对泌尿系统的影响

推拿手法可调节膀胱张力和括约肌功能。如按揉肾俞、丹田、龟尾、三阴交等穴位既可以治疗小儿遗尿症，又可治疗尿潴留。动物实验证实，按揉半清醒状态下的家兔的"膀胱俞"，可使平静状态的膀胱收缩，内压升高。

（三）对免疫系统的影响

推拿可以调节免疫功能。如对实验性接种肿瘤的小白鼠选取中脘、关元、足三里穴进行手法治疗。发现推拿能抑制实验性小白鼠移植性肿瘤细胞的增殖，且治疗组推拿后其一般状况明显好于对照组；同时又对小白鼠的免疫功能进行了测定，发现治疗组的自然杀伤细胞值明显高于对照组，说明推拿能提高机体的免疫功能，从而发挥抑制肿瘤细胞的作用。又如对健康者背部足太阳膀胱经处施用平推法 10 分钟，可以使白细胞的吞噬能力有不同程度的提高，淋巴细胞转换率、补体效价也增高。此外，临床上尚有运用推鼻旁、摩面、按揉风池、抖四肢等方法防治感冒，亦收到理想疗效。

（四）对内分泌系统的影响

对糖尿病患者行按揉脾俞、膈俞、足三里和擦背部足太阳膀胱经，配合少林内功锻炼后，部分患者的胰岛功能增强，血糖有不同程度的降低，尿糖转阴，"三多一少"的临床症状有明显改善。在患者第三到第五颈突棘旁寻找敏感点，施用一指禅推法治疗甲状腺功能亢进症患者，可以使其心率明显减慢，其他症状和体征都有相应改善。

第二章

手法基本功的练习方法

    推拿按摩，不仅仅是手上的功夫，主要是通过手，将力道传递到患处。目前主流的推拿按摩手法教学，以手部操作教学为主，而运动医学推拿手法十分注重力道的运用，对力道的练习非常重视。武术中有句俗话：练武不练功，到老一场空。推拿手法也是一样，手法的练习如同套路练习，更重要的是功法的练习。经过这些练习，术者能很快掌握推拿的精髓，达到较理想的水平。较长时间工作也可能造成术者疲劳，功法练习还能使术者节省大量体力，避免疲劳。长期练功者，推拿工作犹如进行太极拳练习，反而神清气爽。

    因此，根据武术功法的练习，演化出一套推拿手法的基本功练习。经常练习，可以大大提高手法的疗效，减少推拿按摩的副作用，同时减少术者的体力消耗，使推拿手法达到较高境界。

    运动医学推拿手法的核心要点是力量的使用，持久、均匀、柔和、渗透的力量能缓慢穿透患处表层各组织直达病灶，甚至直透骨面。运用"蓄劲缓发"的力量实施运动医学推拿手法在治疗时是沉稳有力而又柔和自如的，力透肌肉患者却不知其苦。如此推拿不但能减轻患者在治疗过程中的痛苦，更能极大提高推拿的临床疗效。运动医学推拿术者在操作过程中站姿规范、沉肩垂肘、全身放松、发力于脚、呼吸吐纳均匀沉稳，严格避免持久低头、驼背、弯腰甚至耸肩等不良习惯，以此防止术者在推拿过程中造成的自我伤害。

    俗话说"胳膊拧不过大腿"。如果用下肢的力量进行推拿操作，将达到事半功倍的效果。运动医学推拿手法，以巧妙的身形功法练习，使术者能够充分运用下肢力量，通过身体传递到手，对患处进行操作，这对于推拿手法的疗效起到决定性作用。要熟练掌握力量与技巧的关系、提高运动医学推拿手法的临床疗效、避免术者推拿过程中的自身慢性损伤的核心就是基本功的练习。运动医学推拿手法始于著名中医骨伤科专家郑怀贤教授，基本功源自太极拳功法，因此在基本功练习过程中广泛结合太极拳的基本功练习方法，更好地提高了运动医学推拿基本功的练习功效。古语云："功到自然成"，结合太极拳功法练习，通过基本姿势、全身各部位基本功以及呼吸吐纳等方法的正确练习，并持之以恒，终会娴熟运用力量、提高疗效并避免术者在推拿中造成的自身慢性损伤。

多年从事运动医学推拿手法临床与教学，总结了推拿基本功的练习分为基本功练习、局部练习、全身练习。局部练习主要针对腰腿、肩、手和手指几个部分进行，这些练习均需要坚持练习。运动医学推拿手法，源自武术，旁通儒家文化，"三分悟性七分练"，只练不悟可以达到技术娴熟，但很难达到更高境界，只悟不练最终只是纸上谈兵。术者必须具有强健的身体和良好的耐力，推拿时才不致气喘，方能得心应手，达到预期的治疗效果。因此，作为一个推拿工作者，必须进行坚持不懈、持之以恒的练习；在练习中不断揣摩手法的精髓要领。这是熟悉而牢固地掌握推拿技术的基本原则。

第一节　基本功练习

1. 静立功

（1）目的：平心静气，克服浮躁的心理；放松全身，感受细微力量；学会放松，可使术者在操作过程中节省大量体力，达到推拿按摩犹如太极练习一样。

（2）来源：此法源自于武术中的站桩练习，在各门派中都较为常见。

（3）方法：站立姿势。双腿平行分开与肩等宽，全身肌肉放松，躯体正直，含胸；肩自然沉重，手指放松微屈，头正直，两眼平视前方，闭唇扣齿，舌贴上腭，鼻自然呼吸，尽量细匀长，以不出现呼吸不适为限。持续15~20分钟。精神集中，思想放空，气血随性而行。（见图2-1）

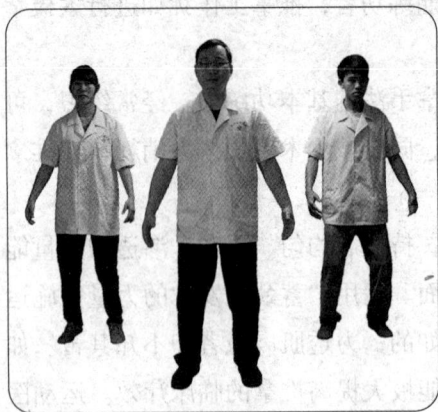

图2-1　静立功练习

第二节　局部分解练习

运动医学推拿手法，是将力量由足根，循腰腿至肩肘腕，经过手指，传递到患者患处。因此，基本功练习将按腰腿、肩、手、指几个部位分解练习，以期各部位能够顺利将力量传递出去。

一、腰腿练习

1. 转腰冲拳

（1）目的：掌握将力量从足根，沿下肢到腰背，经肩转上肢，到手的发力方式。

（2）来源：源自武术中的马步冲拳。

（3）方法：在基本功练习姿势的基础上，微屈膝屈髋，呈骑马式站立。上体保持正直，身躯稳沉，屈臂、沉肘、握拳，贴于体侧，左右交替进行冲拳动作。冲拳时发力于足，由足而腿而腰而肩，再由肩传肘、肘传拳，平行出击。练习时以体会发力方式为主，冲拳力量要绵软，不应追求用力打击。每次练习20次即可。（见图2-2）

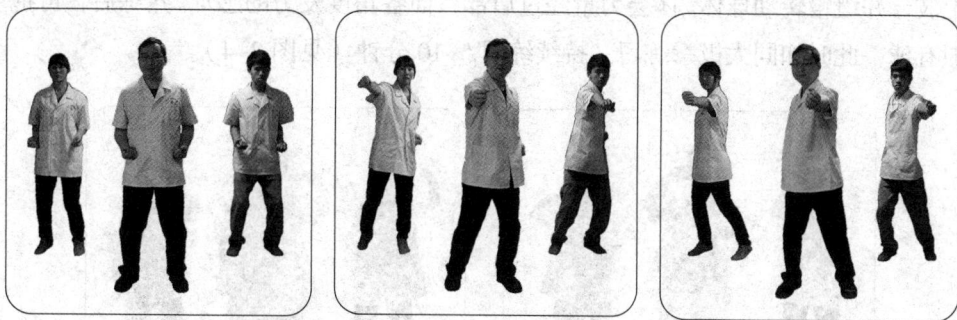

图2-2　转腰冲拳练习

二、肩部练习

目的：肩部与躯干呈锐角，是用力过程中，力量的转折点。如何使由下而上发出的力量，在肩部顺利转折，减少力量损耗，同时运用增加肩部的力量，是本练习的主要目的。

1. 开合练习

（1）来源：此法源自孙氏太极拳中的开合手练习。

（2）方法：起始姿势如基本功练习姿势，微屈膝屈髋。两肩屈肘侧平举，手指放松自然微屈。沉肩，垂肘，塌腕，掌心相对，感觉双手掌之间有一个"气球"。开始缓慢吸气时，双手逐步分开，两臂屈肘外展的扩胸动作，感觉"气球"逐渐胀大。当双手充分展开后，开始呼气，双手在胸前缓慢合拢，感觉"气球"被挤压。手指放松，可随开合动作而开合。呼吸要保持细匀长，每分钟做2~3次，动作随呼吸而开合，持续练习20次。（见图2-3）

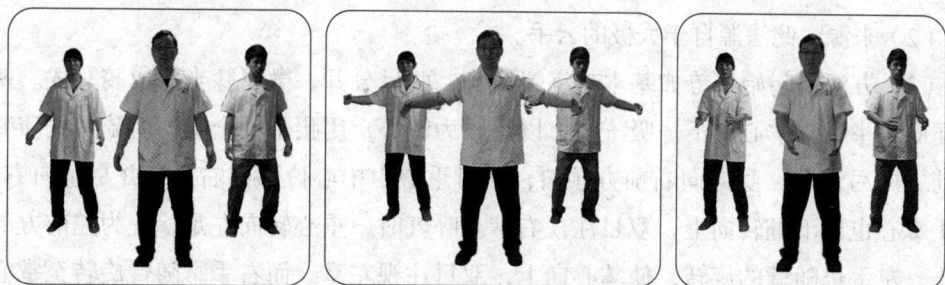

图2-3　开合练习

2. 抱球练习

（1）目的：双臂向前屈位时，向各角度用力练习。

（2）来源：此法源自于太极滚球练习。

（3）方法：起始姿势如基本功练习姿势，微屈膝屈髋。全身放松，双臂微屈，双手掌心相对，环抱一个瑞士球。随着平稳呼吸，绵柔的力量由下至上，经过肩部传递到上肢，并缓慢转动球体。体会力量经过肩部，向各角度发力的感觉。熟练后，可抱空，形似有球，此时如同太极拳练习。持续练习 5~10 分钟。（见图 2-4）

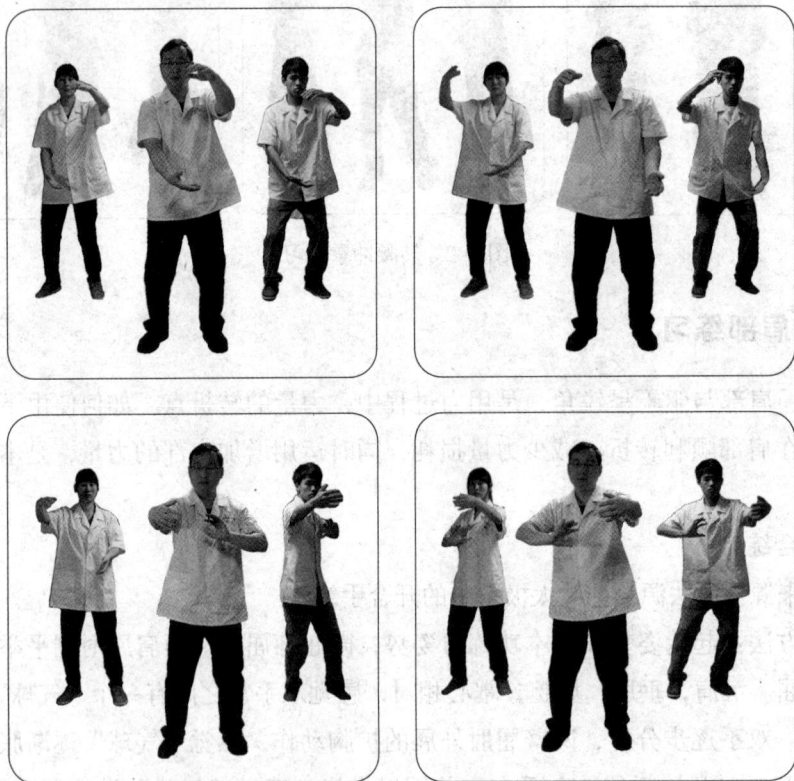

图 2-4　抱球练习

3. 翻肩练习

（1）目的：双臂向外展位时，向各角度用力，特别是训练双肩的扭转用力。

（2）来源：此法源自于太极的云手。

（3）方法：起始姿势如基本功练习姿势，两足分开，微屈膝半蹲成骑马式。两臂微屈侧平举，双掌心向下。吸气时，以足跟为轴心，用腰带动全身，由骑马式演变为右前方的弓箭步，身体向右前方倾斜，此时重心由中心位移向右足，并尽量向右伸。右手掌心也由下翻转向上，双目注视右掌。呼气时，重心转向左足，变为左前方的弓箭步，左手也随臂的旋转，使掌心向上，双目注视左掌。而右手掌随臂旋转至掌心向下。如此轮换练习 20 次，以加强耐久而训练肩部的灵活性。（见图 2-5）

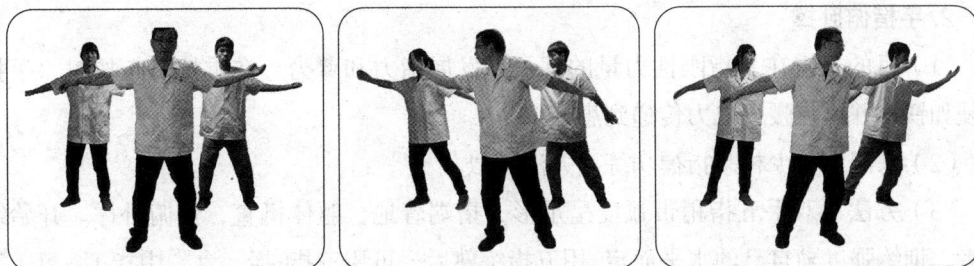

图 2-5　翻肩练习

三、手指力的练习

手是直接接触患者皮肤的部位，因此根据推拿操作的目的，手部要变换不同的硬度。一般情况下，保持手的柔软是十分必要的。这样可使患者感到舒适，大大减少疼痛感。如果手僵硬，将有疼痛感，降低了推拿操作疗效。就如同手要像棉花团一样，推拿时就舒适，像石头一样则疼痛。而重按、点等操作时，手指要坚如利石，直达患处。

1. 揉捏空瓶

（1）目的：主要练习手指的柔软度。揉捏时力要绵柔，少用暴发力。

（2）来源：与武术练习中的绷子功相似。

（3）练习方法：准备空矿泉水瓶一只，盖紧瓶盖防止空气外泄。五指握住瓶体，配合自然呼吸，有节奏地揉捏。频率一般为 15~20 次 / 分钟。要求用手掌及手指的指腹部接触瓶体，切不可用指尖抓掐，避免伤及患者皮肤。（见图 2-6）

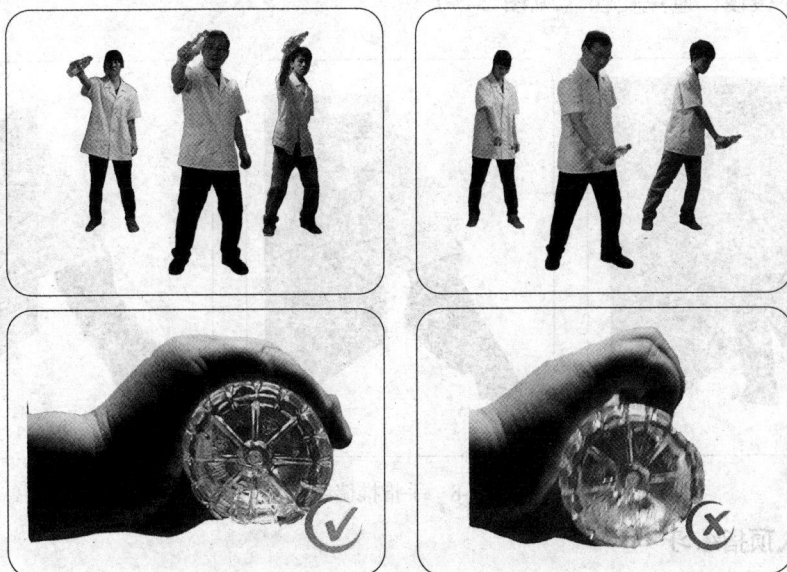

全掌捏，正确　　　　　　　　　　指尖掐，错误

图 2-6　手捏空瓶练习

2.手指俯卧撑

（1）目的：旨在手指刚性力量的练习，发展指力和臂力。在重按和点按时，手指刚硬如铁，并可将腰腿之力传递到患处。

（2）来源：与少林一指禅功练习方法相似。

（3）方法：双手五指稍带弧度呈爪形，指端着地，躯体挺直，作俯卧撑。开始练习者，训练强度随自己的水平而定。用五指练熟后，可用三指(拇、食、中指)练习。(见图2-7)

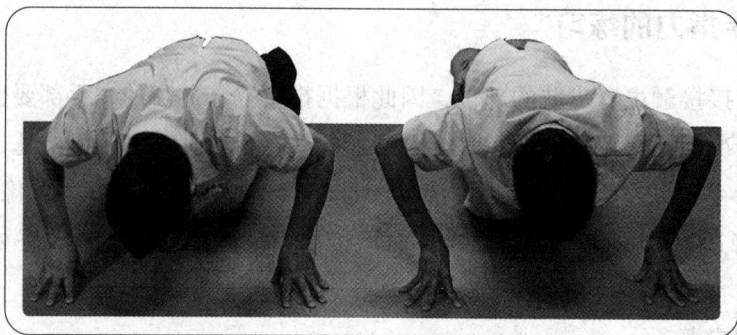

图2-7 五指俯卧撑练习

3.手指推墙

（1）目的：在手指着力点时，用腰腿发力，通过手指传递到。

（2）来源：与少林一指禅功练习方法相似。

（3）方法：手掌或手指着力，腿用力后蹬，推动物体向前活动。注意手指的承受力，加力要缓慢，避免受伤。(见图2-8)

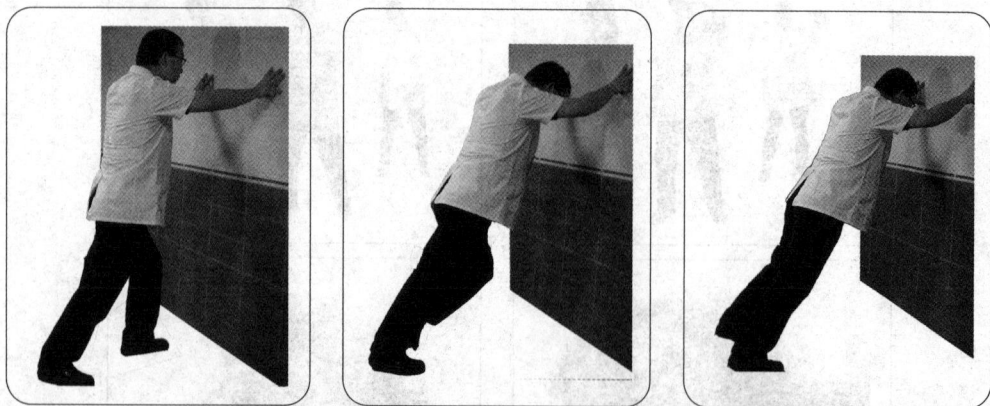

图2-8 手指推墙练习

4.双人顶指练习

（1）目的：在手指着力点不固定的情况下，仍能用指力点按。

（2）来源：与少林一指禅功练习方法相似。

（3）方法：两人正面相对弓步站立，身体前倾，双臂向前水平伸，肘关节略有弯曲，手指略微张开，顶住对方的十指。先用指力顶住，然后用臂力、肩力，待逐步适应后，两人同步用腰发力，腿发力，使手指的顶的力量逐步加大。在此过程中，应该力量逐步加大，同时手指要顶住，以免造成损伤。（见图2-9）

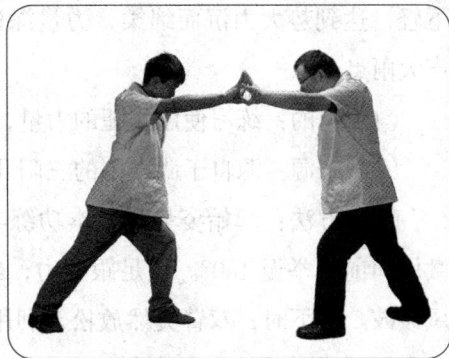

图2-9 双人顶指练习

四、指腹灵敏练习

1. 手指捻泥

（1）目的：提高手指指腹对不同硬度结节的敏感度，并判断其大小、形状、硬度等。

（2）来源：太极拳对推手要求的沾粘连随。

（3）方法：取半干的陶泥土块，加水调和。用手捻捏，直至所有泥土块全部捻碎，最终成为细腻的泥坯。泥坯越细腻，手感越好。此法反复练习，手感越来越敏感。本练习也可用面团代替陶泥。另外，也可以分出拇指盖大小陶泥块，其中夹些细砂，在手指间反复捻捏，体会其中的细砂。也可以捻自己的头发来练习。

2. 全掌吸附

（1）目的：推拿操作时，手掌或指要紧贴患者皮肤，呈"吸附"的感觉，避免皮肤擦伤。既要保持手掌与患者皮肤的紧贴，又不能用力按在皮肤上。这个感觉很微妙，需要多加练习和感悟。

（2）来源：与武当养生功法练习方法相似。

（3）方法：术者左手握拳，右手张开五指，放在左拳上。右手完全放松，右手指尽量贴近左拳，犹如"保鲜膜"一样。右手掌在左拳上来回移动，要求右手指贴近左手皮肤，但不能用力贴近。练习1~3分钟即可。如上所述，交换左右手进行训练。也可以将手贴近桌角、书包，以及同伴的肩部，进行练习。（见图2-10）

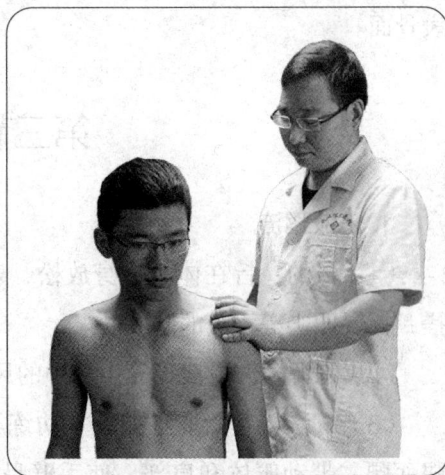

图2-10 全掌吸附练习

五、叩击练习

叩击是推拿常用的手法。运动医学推拿中，叩击要求用腰腿的力量，起势大而落下轻，达到势大力沉而绵柔，力量深达骨面，整个患部都有振动感的效果，好似"雷声大雨点小"。

（1）目的：练习使用腰腿的力量，通过肩臂传递到手的发力方式。

（2）来源：源自于武术中的三阳开泰。

（3）方法：起始姿势如基本功练习姿势，两足分开，微屈膝半蹲成骑马式。两臂微屈向前高举至180°。从足跟发力，经腿、腰、背、肩、臂至手，如同打击西北的威风锣鼓。落下时，双臂突然放松，利用双臂自身的重量自由下落。使叩击既势大力沉，又绵柔舒适。手部完全放松，呈半握拳姿势，掌面向下。叩击时的声音应该是沉闷而有震撼力。左右手臂节律地轮换叩击，叩击练习20次。

在实际叩击操作时，手的形式主要有五种：掌侧击、掌盖击、空拳盖击、空拳竖击、指尖叩击。

①掌侧击：腕关节固定于正常的伸直位置，四指微微用力并拢，拇指轻靠在食指侧。不要用力伸直手指，如同武术中的立掌，这样会使手僵硬，叩击时产生疼痛感。用小鱼际部位叩击患处，如在颈项部，则用小指外侧叩击。

②掌盖击：手及腕关节放松，手指微微用力伸直，手心形成一个小窝，如握手时姿势，掌面向下。

③空拳盖击：手及腕关节放松，微用力呈半握拳状，拳心向下。

④空拳竖击：手及腕关节放松，微用力呈半握拳状，拳眼向上。

⑤指尖叩击：手及腕关节完全放松，手指尖垂直向下。此手形主要用于头皮及浅表骨面。

第三节　全身练习

1. 随波逐流

（1）目的：旨在体会全身放松，躯体及四肢随着外力顺其自然地摆动的感觉。是搓、揉、叩击等手法的基本功。

（2）来源：源自武当养生功中的风摆杨柳。

（3）方法：起始姿势如基本功练习姿势，两足分开，全身放松。由足跟发力，至腿而腰，带动躯体和肩部，使手臂呈摆动。左右足跟交替发力，力量逐级向上传递，使全身随之有节律地摆动。好像小姑娘撒娇的样子。此练习也可作为每次练习后的放松动作。（见图2-11）

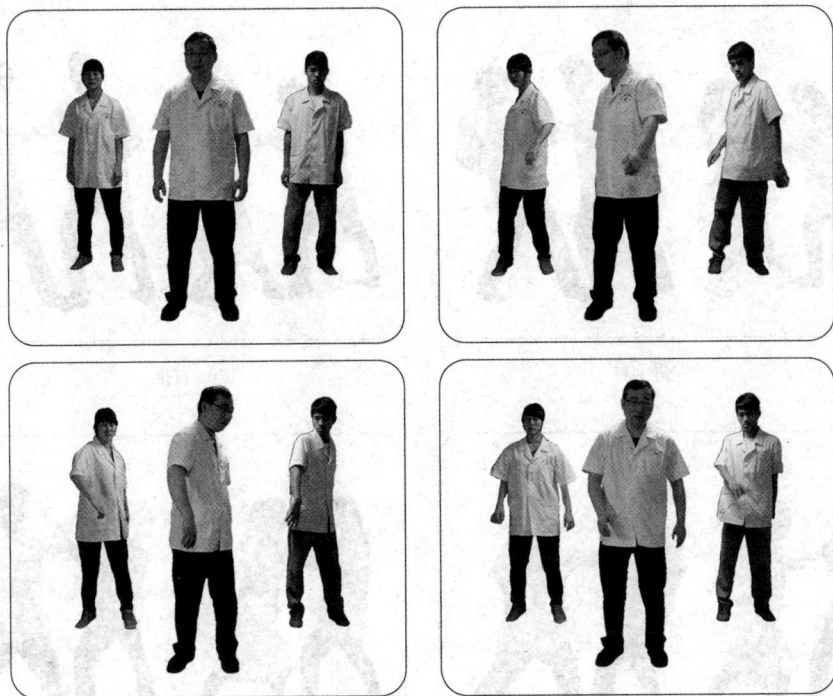

图 2-11 随波逐流练习

2. 太极推手

（1）目的：指在全身感受各方向的外力，同时放松躯体化解外力，体会"四两拨千斤"的感觉。

（2）来源：源自太极推手。

（3）方法：起式时两人正面相对站立，双腿齐肩分开。双手接触在一起，可握紧也可手背或手腕相靠，双足可移动。左侧练习者先发力，直向右侧练习者进攻，右侧练习者将对方进攻推向体外侧。相互发力或受力，感受在不固定状态下，对外力的化解。此练习将对软组织推拿中，起到重要作用。（见图 2-12）

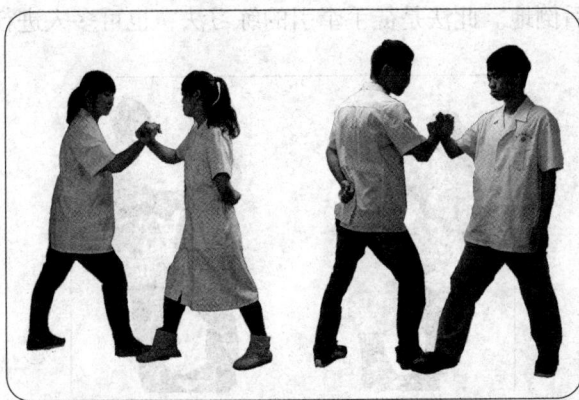

起式

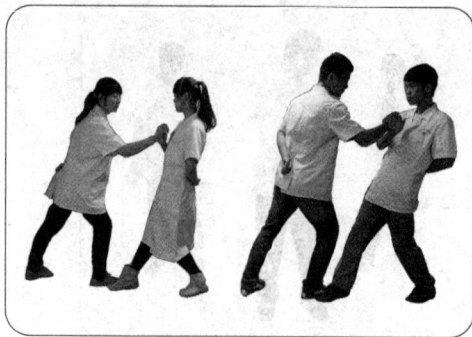

左进

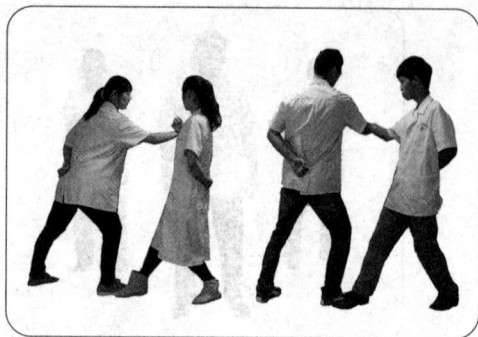

右推

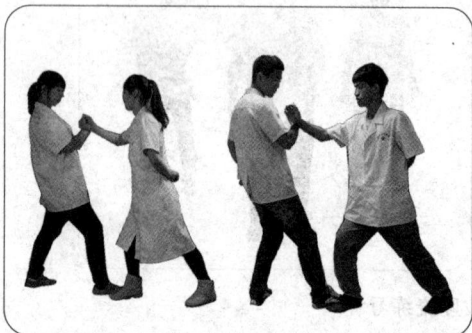

右进

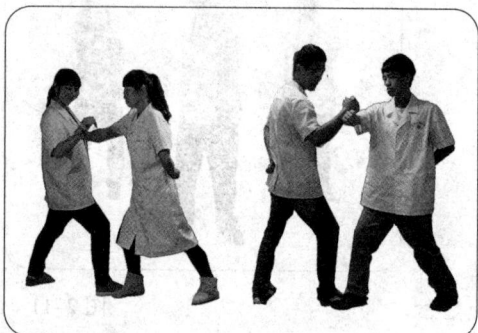

左推

图 2-12　太极推手练习

3. 拉手后蹬

（1）目的：感受身体重心身后倾斜，腿用力后蹬，进行牵引等操作。

（2）来源：此法源自于拔河动作。

（3）方法：两人正面相对站立，双腿齐肩分开，双方脚尖顶在一起，双手相互勾住。逐渐伸直手臂，身体后倾，保持身体姿势，不要弯腰。当手臂伸直后，缓慢下蹲至马步，并逐步用力蹬腿，双手勾紧，以免后倒。练习中，双方手指一定要勾住，一方放松则双方均向后倒地。此法是徒手牵引的练习法，也可多人进行。（见图 2-13）

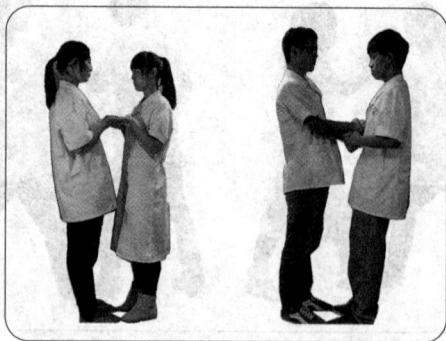

相对站立

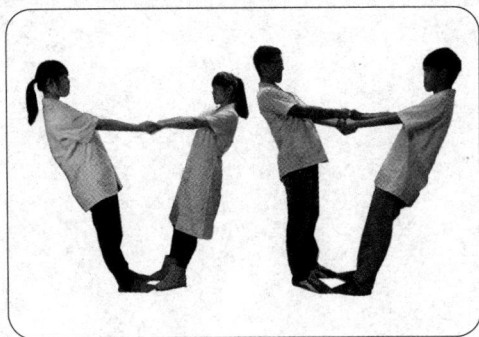
手臂伸直

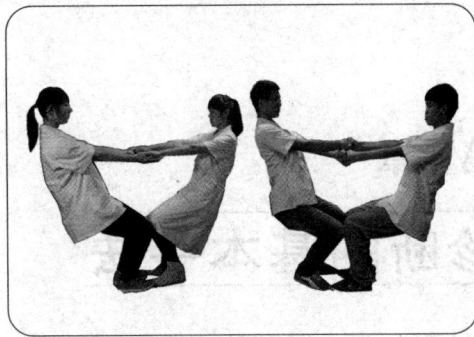
马步后蹬

图 2-13　拉手后蹬练习

第三章

诊断的基本手法

在医学上，满意的治疗效果的前提是精确的诊断。其中徒手诊断，历来都是临床医学的重要环节。传统中医诊断程序是望、闻、问、切，中医骨伤还需要动手触摸；而现代医学诊断程序是望、触、叩、听。医学影像学的迅速发展，给临床诊断提供了较为确切的依据。但在运动医学中，特别是临场工作中，缺少诊断设备的情况下，徒手检查就显得十分重要。

第一节 摸 法

摸法是最基本、最重要的诊断手法。目的是要了解骨的位置、大小、活动度、压痛；关节各骨的位置、关节间隙的宽度；软组织的张力、压痛等指标。此法不仅在诊断上是比较重要的一环，而且在整复上也是不可缺少的，是推拿的开始与结束手法。在诊断后，为了更进一步确诊病情，正确施行手法，不仅要摸清直接受伤部位，还要摸清易间接受伤的部位，在摸时，要认真仔细，否则会给患者带来痛苦。在复位后，还要进一步确认复位是否正确。

操作方法：是用单手或双手手指（四指和拇指指腹）在患处和患处周围的体表，作仔细的摸诊，从患部表面按至骨性标志，由此继续检查其他各组织结构的状态，以检查骨、关节、肌肉、肌腱、韧带的受伤程度，以便采取适当手法进行整复。

摸法诊断损伤病情，主要是摸出异常情况。这就要求熟悉掌握正常的人体体表标志。在活体体表可以观察、触摸到的骨性突起和凹陷、肌的轮廓以及皮肤皱纹等，均称为体表标志。应用这些体表标志，可以确定体内血管和神经的走行；内部器官的位置、形态和大小，也可作为临床检查、治疗和针灸腧穴定位的标志，故有实用意义。现按身体各部分述如下：

一、头部的体表标志

1. 骨性标志

眉弓：为位于眶上缘上方的弓状隆起，男性隆起较明显。

眶上切迹或眶上孔： 位于眶上缘中内 1/3 交界处，距正中线约 2.5cm，可触及。系眶上神经和眶上静脉通过处。

眶下孔： 位于眶下缘中部下方约 0.8cm 处，有眶下神经、眶下动脉通过，"四白"穴正当此点处。

翼点： 是额骨、顶骨、颞骨和蝶骨大翼 4 骨相交处所形成的"H"形骨缝，颧弓中点上方约两横指（约 3.5~4cm）处，"太阳"穴正当此点处。翼点是颅骨的薄弱部分，内有脑膜中动脉前支通过，此处受暴力打击易发生骨折，易损伤血管形成硬膜外血肿，也是颅骨骨折的好发部位。

乳突： 位于耳垂后方，为外耳门后方的骨性突起。

枕外隆凸： 位于枕部，为枕骨向后最突出的隆起，枕外隆凸是脑部解剖的重要骨性标志。

2. 肌性、皮肤及腱性标志

人中： 为人类所特有，为上唇外表面正中线上的纵行浅沟。其上、中 1/3 交界处为"水沟"穴，为临床上常用的急救穴。

鼻唇沟： 为鼻翼外侧向口角外侧延伸的浅沟，为上唇与颊的表面分界线。

耳屏： 为位于外耳门前方的扁平突起，在耳屏前方约 1cm 处可触及颞浅动脉的搏动；在其前方可检查颞下颌关节的活动。

咬肌和颞肌： 咬紧牙关，在下颌角的前上方、颧弓下方可摸到强硬的条状咬肌。在颧弓上方的颞窝内可摸到坚强的颞肌。

二、颈部的体表标志

喉结节点： 正中矢状面上，喉结节最向前突出的点，此点为测量颈宽、颈围的标志点。

颈阔肌： 位于颈部浅筋膜内，为一皮肌，薄而宽阔，起自胸大肌和三角肌表面的筋膜，向上内止于口角、下颌骨下缘及面部皮肤。拉口角及下颌向下，作惊讶、恐怖表情，并使颈部皮肤出现皱褶。

胸锁乳突肌： 位于颈部两侧，大部分被颈阔肌所覆盖，转头向对侧时，可见位于颈前外侧呈长条状的肌性隆起。起自胸骨柄前面和锁骨的胸骨端，二头会合斜向后上方，止于颞骨的乳突。一侧肌收缩使头向同侧倾斜，脸转向对侧；两侧收缩可使头后仰，当仰卧时，双侧肌肉收缩可抬头。该肌的作用主要是维持头的正常端正姿势以及使头在水平方向上从一侧转到另一侧观察物体运动。一侧病变使肌挛缩时，可引起斜颈。

斜角肌： 位于脊柱颈段的两侧，有前斜角肌、中斜角肌和后斜角肌。各肌均起自颈椎横突，其中前、中斜角肌止于第 1 肋，后斜角肌止于第 2 肋，前、中斜角肌于第 1

肋之间的空隙为斜角肌间隙，有锁骨下动脉和臂丛通过。前斜角肌肥厚或痉挛可压迫这些结构，产生相应症状，称前斜角肌综合征。

三、胸部的体表标志

1. 骨性标志

锁骨：位于胸廓前上方两侧，全长易在皮下摸到。内侧端粗大，突出于胸骨颈静脉切迹的两侧，锁骨的中、外 1/3 交界处较薄弱，为骨折的好发部位，该处下方有一凹陷称锁骨下窝，此窝深处有腋动、静脉和臂丛神经通过。摸到锁骨外突，压痛，骨宽而厚，摸时有骨声，其他现象同肩锁关节错位，则为锁骨错位骨折，有重叠现象，如摸到内凹时，也有上述现象，则为锁骨内凹骨折。

喙突：位于锁骨中、外 1/3 交界处的下方一横指处稍外侧，在此向后深按即能触及。

颈静脉切迹：为胸骨柄上缘中份的切迹，因胸廓上口后面高于前面约4cm，故成人男性此切迹平对第2胸椎，女性平对第3胸椎。

胸骨角：为胸骨柄与体交界处，略微隆起，其两侧接第2肋软骨，可依次查找其他肋和肋间隙。胸骨角相当于第4胸椎体下缘水平。

剑突：在胸骨体的下方两肋弓的夹角处，有一三角形的凹陷，于此处可摸到剑突。

肋及肋弓：除第1肋位于锁骨后方不易触及之外，其余各肋及肋间隙在胸壁均可摸到。摸到某肋骨有高突或内陷并有骨声，压痛（正面压），挺胸，呼吸疼痛时，则为肋骨骨折；如无异状，只有压痛和刺痛，则可能有骨裂现象。

2. 肌性及腱性标志

乳头：男性乳头在锁骨中线与第4肋间隙交界处，女性乳头的位置因乳房的形态不同而有所改变。

胸大肌：位置表浅，宽而厚，呈扇形，覆盖胸廓前壁的大部，起自锁骨的内侧半、胸骨和第1~6肋软骨等处，各部肌束聚合向外，以扁腱止于肱骨大结节嵴。

前锯肌：为宽大的扁肌，位于胸廓侧壁，以数个肌齿起自上8个或9个肋骨，肌束斜向后上内，经肩胛骨的前方，止于肩胛骨内侧缘和下角。若此肌瘫痪，则肩胛骨下角离开胸廓而突出于皮下，称为"翼状肩"，此时不能完全上举臂或做向前推的动作。

锁胸筋膜：胸部筋膜分浅、深二层，浅层覆盖胸大肌表面，较薄弱，深层在胸大肌深面，包裹胸小肌，向上附于锁骨，在胸小肌和锁骨之间增厚的部分为胸锁筋膜。

四、腹部的体表标志

1. 骨性标志

在腹前外侧壁上方可触及剑突、肋弓，下方可触到髂前上棘、髂嵴及耻骨联合上缘、耻骨嵴、耻骨结节等骨性标志。

2. 软组织标志

腹白线是由两侧腹壁扁阔肌的腱膜在前正中线交织而成的纤维带，附着于剑突和耻骨联合之间。脐一般平对第 3、4 腰椎之间。白线的两侧为腹直肌，肌的外侧缘为半月线，又称腹直肌线。髂前上棘和耻骨结节之间为腹股沟，沟的深面为腹股沟韧带。

五、项背腰骶部的体表标志

1. 骨性标志

棘突： 后正中线上的浅沟称后正中沟或背纵沟，在沟底可触及各椎骨的棘突。头俯下时，平肩处可以触及显著突起的第七颈椎（又称隆凸）的棘突，此常用为辨认椎骨次序的标志。胸椎棘突斜向后下，呈叠瓦状；腰椎棘突呈水平位；骶椎棘突退化后融合成骶正中嵴。嘱患者俯卧于床上，术者用两指卡住棘突从上向下摸，摸到骨向后突，体向前倾，此为后突；骨向前突，有凹陷之感，体向后仰，则为前突。左右突亦有，但后突为常见。有时可用四指同时搭在相邻四个棘突上，观察四个手指是否位于后正中线上。

肩胛骨： 位于皮下，可以摸到肩峰、肩胛冈和下角。肩胛冈的内侧端平第 3 胸椎棘突。下角对第 7 肋或平第 7 肋间隙。

髂嵴： 全长于皮下均可触及，其最高点约平第 4 腰椎棘突。

髂后上棘： 为髂嵴后端的突起，胖人为一皮肤凹陷，瘦人则为一骨性突起，两侧髂后上棘连线平对第 2 骶椎棘突。

骶正中嵴： 在骶骨后面正中线上可触及，其中以第 2、3 骶椎处最显著。

骶管裂孔和骶角： 骶骨的两侧有耳状的关节面，与髋骨连接；骶骨中央有一纵贯全长的管道，称为骶管；骶管向下开口形成骶管裂孔。裂孔两侧向下的突起为骶角，体表易触及。

尾骨尖： 位于骶骨下方，在肛门后上方约 4cm 处可触及。

2. 肌性和腱性标志

竖脊肌： 在脊柱两侧，呈纵形肌性隆起。

斜方肌： 自项部正中线及胸椎棘突向肩峰处伸展成三角形的轮廓，一般运动时可辨认。

背阔肌： 为覆盖腰部及胸部下面的阔肌，运动时可辨认其轮廓。

六、上肢的体表标志

上肢与胸部和颈部相接，与颈部的分界为颈部的下界，与胸部的分界为三角肌前后缘与腋前后壁中点的连线。上肢由近至远分为五部，即肩部、臂部、肘部、前臂、腕部和手部。肩部可分为胸前区、腋区、三角肌区与肩胛区，臂部、肘部和前臂部各又均分前区和后区；手部分为腕、手掌和手指，三部又各分为掌侧及背侧。

1. 骨性标志

肩锁关节：摸肩关节处锁骨头突起，患者含胸，头向患侧前方伸，并屈肘到体侧，上体倾向患侧，声音低小，则为肩锁关节错位。

肩峰：为肩部最高的骨性标志，在肩部后上方可摸到。

肩峰下滑囊：肩峰下滑囊又称三角肌下滑囊，是全身最大的滑囊之一，位于肩峰、喙肩韧带和三角肌深面筋膜的下方。肩袖和肱骨大结节的上方。肩关节外展并内旋时，此滑囊随肱骨大结节滑入肩峰的下方，不能被触摸到。肩峰下滑囊有许多突起，以伸入到肩峰下部分的最明显。另外，此囊附着于冈上肌的囊底较小，而游离缘较大，对肩部的运动很是有利。因此，肩峰下滑囊对肩关节的运动十分重要。

肩胛内上角：肩胛内侧缘薄而锐利，又称脊柱缘。上角为上缘和脊柱缘的汇合处，平对第2肋。肩胛内侧角为肩胛提肌的止点。

喙突：位于锁骨中、外1/3交界处的下方一横指处稍外侧，在此向后深按即能触及。

肱骨大结节：位于肱骨上端，肩峰的外下方。

肩关节脱位：分为内外前后上下六种类型。在摸肩关节时，肱骨头在前面突起，肩关节失去活动功能，不能外展，在肩关节后面有凹陷，手臂靠近腹部，肱骨头与肩胛骨的肩盂接触面减少，肩部斜向前方，身体也向患侧倾斜，此为肱骨后脱。摸到肩外面突起，肱骨与肩胛盂距离加大，摸上面有凹陷，肩不能外展，也不能内收，身体倾向外侧（患侧），则为肱骨头外脱。当摸到外部有凹陷，前后正常，手臂不能外展与内收，但紧靠躯体，则为肱骨头内脱。摸到肱骨头突出肩峰，即为上脱。摸到肱骨头与肩盂间隙加大，臂下垂，肩低，身体倾向患侧，完全失去功能，则为肱骨下脱。

肱骨内、外上髁：肘部两侧最突出的骨点。肱骨骨折时，就会失去活动机能，摸时一遇到障碍，患者就疼痛不已，肱骨骨裂时，则骨无其他异态，也无骨声。肱骨粉碎骨折时，一摸到骨折处就疼痛甚剧，可隐约听见骨擦声。摸时有些骨突（凸），局部充血，肿得很大，完全失去功能。在摸肱骨时，如果有骨响声，则骨折有重叠现象；如有小硬物随摸而动，可判定在骨折处有碎骨片。

桡骨头：肱骨外上髁的下方可以触及。

尺骨鹰嘴：肘后最明显的骨性突起。

肘后三角：肘关节屈曲呈直角时，肱骨内、外上髁和尺骨鹰嘴3点构成等腰三角形，称肘后三角。若三者的等腰关系发生改变，常提示骨折的可能。

肘关节：当摸桡尺骨到肘关节时，如果桡尺骨错位有高突，尺桡间隙缩小，肘关节外侧和后面凹入，肘不能屈伸，腕关节不能向外翻展，完全失去功能，此为内脱；桡骨头向外侧突起，尺桡间隙加大，腕关节不能内翻，完全失去功能，此为外脱；摸肘后有高突不能屈，前面有凹入，完全失去功能，此为后脱；摸肘前面高突，后面有凹陷，完全失去功能，尺骨鹰嘴脱位，此为前脱。前脱与后脱的诊断法一为：摸到鹰嘴窝与尺桡间隙加大，前臂微向外偏斜，有骨折现象则为前脱。摸到鹰嘴窝间隙加大，失去功能，则为后脱。

桡骨茎突和桡骨背侧结节：前者为桡骨远端外侧骨性隆起；后者在腕背中点的外侧可触及。

桡尺骨：此类骨折时，前臂不能抬起，失去旋转和伸屈功能。摸时从肘关节顺桡骨向下摸到腕关节，又往上顺尺骨摸到肘关节。在摸中如遇有障碍，摸时不顺手则有问题。摸到桡骨或尺骨局部骨宽而大，并伴有响声和局部高突时，则为斜形骨折，骨重迭并有移位现象。前臂不能屈伸，摸时有压痛和刺痛，又失去功能，即为骨裂。一般横骨折，摸时无异态，有压痛，没有完全失去功能。此骨折没有重迭和错位，对位对线是良好的。此情况不易摸出，必须仔细摸认，否则易加剧骨折。横折两折口错位和重叠时，局部必有高突和凹入现象。摸时骨折处一端高突，一端陷入，或者折口处两侧上下加宽、加厚，外观局部特别大。在摸时如有小硬物跟着滑动，可判定有骨折处有碎骨片（此情况需详细诊断，慎重处理）。

尺骨头和尺骨茎突：尺骨头位于尺骨下端，腕部尺侧偏后方。尺骨头的后内侧，可清楚触及尺骨茎突，它比桡骨茎突高约1cm。

腕关节：由8块腕骨组成。摸时要特别细致，因豆骨和月骨最易移位。此两骨移位时，就高突于表面，并有压痛，腕即失去一部分功能。舟骨和头骨最易骨折，骨折时无异态，也不显著，只压时疼痛，完全失去功能，手腕不能翻（伸腕），并有响声。摸时要仔细地诊断和检查。

手骨：位于桡腕关节掌侧面，两侧可摸到大多角骨、豌豆骨；握拳或伸掌时，可看到或摸到各掌骨及指骨，其中第二掌骨小头向桡侧最突出的一点为桡侧掌骨点，第五掌骨小头向尺侧最突出的一点为尺侧掌骨点。

2. 肌性和腱性标志

三角肌：在肩部使肩部构成圆隆状的外形，从前、外、后侧三方面包绕肱骨的上端。其止点在臂外侧中部呈现一小凹。

肱二头肌：在上臂的前面，在此肌的内、外侧各有一纵行的浅沟，内侧沟较明显。肱二头肌腱可于肘窝中央摸到。当屈肘握拳旋后时，可明显在臂前面见到膨隆的肌腹。

肱三头肌：在臂的后面，三角肌后缘的下方可见到肱三头肌长头，伸肘时更明显。

冈上肌：冈上肌起始于肩胛骨的冈上窝，肌腱在喙突肩峰韧带及肩峰下滑囊下面、肩关节囊上面的狭小间隙通过，止于肱骨大结节上部。其形状如马蹄形，其作用为固定肱骨于肩胛盂中，并与三角肌协同动作使上肢外展，由于活动频繁又是肩部肌肉收缩力量的交汇点故易损伤。

腕掌侧横纹： 屈腕时，在腕掌侧出现 2~3 条横纹的皮肤皱纹，分别称为近侧横纹、中间横纹和远侧横纹。

尺侧腕屈肌： 用力外展手指半屈腕时，在腕的尺侧，可见此肌的肌腱。

桡侧腕屈肌： 握拳时，在掌长肌腱的桡侧，可见此肌的肌腱。

鼻烟窝： 在腕背侧面，当拇指伸直外展时，自桡侧向尺侧可见拇长展肌、拇短伸肌和拇长伸肌等肌腱。在后二肌腱之间有深的凹陷，称鼻烟窝。

指伸肌腱： 在手背，伸直手指，可见此肌至第 2~5 指的肌腱。

大鱼际、小鱼际和掌心： 鱼际是手掌桡侧的肌性隆起。小鱼际是手掌尺侧的肌性隆起。手掌中部尖端向上的三角形凹陷区为掌心。

提携角： 臂轴与前臂轴的延长线相交形成一向外开放的角度，约 165°~170°，其补角为 10°~15°，即提携角。提携角在 0°~20° 之间时为直肘，小于 0° 为肘内翻，大于 20° 为肘外翻，属于病理范畴。

七、下肢的体表标志

下肢是指人体腹部以下部分。包括臀部、股部、膝部、小腿部和足部。股部分前、内和后区，膝部分为前、后区，小腿部分前、外和后区，足部分踝、足背、足底和趾。

1. 骨性标志

髂嵴： 全长于皮下均可触及，其最高点约平第 4 腰椎棘突。

髂前上棘： 为髂嵴的前端，是测量下肢长的重要标志。

髂结节： 在髂前上棘后上方 5~7cm 处，为髂嵴上向外突出的隆起。

耻骨联合上缘： 在两侧腹股沟内侧端之间可摸到的骨性横嵴，其下有外生殖器。

耻骨结节： 为耻骨联合外上方的骨性突起。

坐骨结节： 屈髋时，在臀大肌下缘可摸到，是坐骨的最低点。

髋关节： 此处不易摸出，应与望诊配合进行。摸到臀肌有凹陷，此为前脱，有高突现象为后脱，其他与肩关节摸法相类似。

髌骨： 前面可在膝关节前面皮下触及，此骨的前面中点是测量膝围的体表标志。摸到髌骨有裂缝，有骨声，膝不能伸屈和行走，则为髌骨骨折。

胫骨粗隆： 髌韧带下端抵止点处的骨性隆起，在皮下易触及，屈膝时更明显。

股骨内、外侧髁： 位于上端两侧皮下，内侧髁的内侧面和外侧髁的外侧面各有一粗糙隆起，分别叫做内上髁和外上髁。内上髁的上方有一三角形突起，叫做骨收肌结节，为内收肌腱附着处。

股骨： 与肱骨摸法相似，摸股骨时是两手进行，一手轻推，一手摸。摸索股骨颈时，拇指（或四指）紧摸腹股沟，四指（或拇指）紧摸臀部后外面。压时很疼，不能抬大腿，不能行走，摸时又无异态，则为股骨颈骨折，但对位对线良好。如有股骨向前或向后的现象时，骨宽大，则为错位骨折，无重叠现象。如摸到有高突，骨宽大而厚，有骨声，则骨折有重叠现象。

胫骨内、外侧髁： 屈膝时，可在髌韧带两侧触及。

腓骨头： 在胫骨外侧髁下方皮下可触摸到腓骨头，屈膝时较明显。

胫骨前缘： 在小腿前内侧皮下可触摸胫骨前缘的全长，是一条较锐的骨嵴。

胫骨内侧面： 在胫骨前缘的内侧，浅居皮下，容易触及。

胫腓骨： 摸桡尺骨，但摸胫骨时，一手用二指扶在胫骨前后嵴，另手用指从上向下摸前面，然后用二指摸前后嵴。摸时，要断定是否有突起。患者是否突感剧痛，骨有无宽厚，以判断骨折。

踝关节： 由7块骨构成，第二楔骨、距骨、骰骨易错位，跟骨、舟骨易骨折。一般，下端容易从踝关节向下向外移位，严重时能使腓骨下端骨折。摸时，横形骨折不易摸出，应细心摸两侧裂缝，斜形骨折则容易摸出。

内踝和外踝： 位于踝关节的内外侧，在胫骨下端内侧皮下的隆凸处可触摸到内踝，外踝可在腓骨下端外侧皮下隆凸触及，外踝比内踝略低。

跟骨跟结节： 在足后部皮下能触及，为直立时足跟最向后突出的一点，为测量跟腱长和足长的体表标志。

舟骨粗隆： 是足舟骨向内下方的突起，在内踝前下方约3cm处。

第五跖骨粗隆： 外侧跖骨点，第五跖骨小头向外侧最突出的点。内侧跖骨点，第一跖骨小头最向内侧突出的点。

2.肌性、腱性及皮肤标志

臀股沟： 界于臀部和大腿后面之间的横行沟，也称臀纹线，是测量大腿围的标志点。

腘窝横纹： 在腘窝呈横行的皱纹。

臀大肌： 使臀部形成圆隆的外形。

股四头肌： 位于大腿前面。在大腿屈和内收时，可见股直肌在缝匠肌和阔筋膜张肌所组成的夹角。股内侧肌和股外侧肌在大腿前面的下部，分别位于股直肌的内、外侧。

半腱肌腱、半膜肌腱： 附于胫骨上端的内侧，构成腘窝的上内界，并在此可摸到其肌腱。

股二头肌腱： 为一粗索附于腓骨头，构成腘窝的上外界，在此处可摸到其肌腱。

髌韧带： 为股四头肌腱的中央部纤维索，自髌骨向下止于胫骨粗隆。髌韧带扁平而强韧，其浅层纤维层越过髌骨连于股四头肌。

腓侧副韧带： 为条索状坚韧的纤维索，起自股骨外上髁，向下延伸至腓骨头。韧带表面大部分被股二头肌腱所掩盖，与外侧半月板不直接相连。

胫侧副韧带： 呈宽扁束状，位于膝关节内侧后束。起自股骨内上髁，止于胫骨内侧髁内侧及相邻骨体，并与关节囊、内侧半月板紧密相连。胫侧副韧带和腓侧副韧带在伸膝时紧张，屈膝时松弛，半屈膝时最松弛。

腘斜韧带： 由半膜肌腱延伸而来，起自胫骨内侧髁，斜向外上方，止于股骨外上髁，部分纤维与关节囊融合，可防止膝关节过伸。

髌上囊： 膝关节囊的滑膜层是全身关节中最宽阔最复杂的，附着于该关节面周缘，覆盖关节内除了关节软骨和半月板以外的所有结构。滑膜在髌骨上缘的上方，向上突起形成深达5cm左右的髌上囊于股四头肌腱和股骨体下部之间。

翼状襞： 在髌骨下方的中线两侧，部分滑膜层突向关节腔内，形成一对翼状襞，襞内含有脂肪组织，充填关节腔内的空隙。

髌下囊： 位于髌韧带与胫骨上端之间，是不与关节腔相通的滑液囊。

小腿三头肌： 在小腿后面，可明显见到该肌膨隆的肌腹及跟腱。腓肠肌二个头则构成腘窝的下界。腓肠肌内侧肌腹下缘为测量跟腱长的体表标志。腓肠肌最粗处是测量小腿围的标志点。

跟腱： 在踝关节后方呈粗索状，向下止于跟骨后端。

内侧韧带： 又称三角韧带，为坚韧的三角形纤维索，起自内踝尖，向下呈扇形展开，止于足舟骨、距骨和跟骨。是距小腿关节内侧重要的稳定结构。

外侧韧带： 由不连续的3条独立的韧带组成，前为距腓前韧带，中为跟腓韧带，后为距腓后韧带，3条韧带均起自于外踝，分别向前、向下、向后内止于距骨和跟骨，均较薄弱。

胫骨前肌肌腱： 在用力勾脚尖时，在小腿下端前面、胫骨外侧，明显可见此肌腱。

第二节 压 法

压法是判断运动损伤的重要检查方法。压痛点提示了损伤的位置，疼痛剧烈程度提示了损伤的性质。因此在患处局部按压的目的是为了判断有无损伤，及其范围、性质等。

压痛一般分为锐痛和钝痛两大类。锐痛如刀割针扎，疼痛剧烈，有明确疼痛点。一般提示骨折、神经损伤等严重损伤。钝痛如酸痛胀痛，无明确疼痛点，一般提示软组织肿胀，挫伤等。

（1）骨面压痛：骨面上的压痛，沿骨面一周均有明显锐痛则提示骨折。而仅有一部分骨面压痛则提示骨膜损伤或软组织损伤，常见于胫骨内侧面等处。

（2）肩峰压痛：肩部外侧肩峰与肱骨大结节之间的间隙处，提示肩峰滑囊炎、肩峰撞击综合征等。

（3）椎旁压痛：是指在脊椎棘突的两侧的压痛点，往往提示脊柱小关节紊乱。

（4）棘突压痛：是指在脊椎棘突上或棘突之间的压痛，通常提示棘上韧带炎。

第三节 叩 法

骨折伴有严重的软组织肿胀和疼痛、深层组织的病变等往往是诊断的难点。根据骨传导力量较快的特性，用手握空拳、掌根在患者局部或骨的另一端进行叩击，叩击的力量通过骨传导到患处，如果出现疼痛则提示病变的可能。

怀疑骨折时，叩击时用力不宜过大，以免造成医源性损伤。

（1）局部叩击：在患处局部的骨性标志上叩击，如果患处出现疼痛，说明可能有骨折或关节脱位。在腰椎小关节或腰骶关节及骶髂关节处叩击，如有疼痛则说明此关节有病变。

（2）纵向叩击：在怀疑骨折的骨的另一端，沿骨的纵轴进行叩击。如果患部疼痛，则说明可能有骨折。如早跟骨叩击检查股骨颈骨折。

第四章

软组织损伤推拿手法

第一节　软组织推拿手法概述

软组织是指除骨以外的肌肉（肌腹）、肌腱、韧带、关节囊、滑膜、滑囊、脂肪垫、筋膜等组织。运动损伤中最常见的是肌肉挫伤、肌腱韧带关节囊拉伤、滑膜炎症、筋膜挛缩等。根据不同组织，不同类型损伤的特点，采用不同软组织推拿手法，才能取得较为理想的疗效。

根据软组织的解剖组织学特性，分别采用不同的手法。本章阐述将分述针对各种不同软组织损伤的运动医学推拿手法。可分为对肌肉（肌腹）的手法、对肌腱韧带的手法、对滑膜脂肪垫的手法三个部分。

一、推拿手法的原则

术者应该用手指的指腹、手掌的掌根等处进行推拿操作，不能为图省力而用指尖。除头皮及少数特殊部位外，忌用手指甲等尖锐硬质的部位进行推拿。

推拿时应以手或器械紧紧吸贴在被推拿者皮肤上，推动患者皮肤以下的筋膜层或肌肉层，避免被推拿者皮肤的擦伤。推拿后，局部皮肤呈微红色是最好效果。如果皮肤深红，或出现出血点，则提示皮肤损伤。用酒精擦拭，损伤的皮肤会出现疼痛。如果出现皮肤损伤，必须中止推拿手法，等待皮肤完全恢复后再进行。

应该在患者肌肉等软组织上进行推拿，骨头突出处不要揉捏。此时要"欺软怕硬"，遇软则深入，遇硬则绕开。

推拿手法的行进方向，一般是顺着皮肤纹路或肌肉走行的方向进行推拿，也可横向拨动。

推拿手法的基本要领：双腿平肩分开站立，或前后分开站立，腰部挺直，含胸收腹、松肩、沉肘，五指自然微屈。发力时，自双腿发力，过腰而至肩。肩部发力，过肘而至腕。手指可起到调节作用。手指或手掌要紧紧贴住患部皮肤，使患部皮肤与手掌一起摩动。感到力达深部肌肉组织，使欲推拿的肌肉出现相对摩动。推拿后，局部皮肤仅呈微红为佳。一般手与皮肤不能产生相对摩擦，这样易伤及患部皮肤，影响后续治疗。

二、适应证与禁忌证

临床实践证明，推拿手法的治疗范围较广泛，且具有较好疗效。但是应用不当也可能产生严重后果。因此，明确认识和严格掌握推拿的适应证和禁忌证，才能做到辨证施治，避免事故。相比之下，对禁忌证更要时刻保持清醒的认识，牢记在心。

1. 适应证

（1）急性损伤：扭伤，挫伤，闪腰岔气，胸肋震伤，落枕，肌肉痉挛。

（2）慢性损伤：颈、腰椎间盘突出症，梨状肌综合征，颈椎病，腱鞘炎，腱鞘囊肿，肩周炎，风湿性关节炎，风湿性腰腿痛，神经衰弱症，面神经麻痹。

（3）后遗症：脑震荡，脊髓灰质炎，脑溢血或脑梗死，损伤性神经麻痹，骨折愈合后功能障碍，关节脱位后整复障碍，缺血性肌挛缩。

2. 禁忌证

（1）各种感染性、化脓性疾病和骨结核、严重骨质疏松等患者。

（2）各种开放性软组织损伤、骨关节或软组织肿瘤等患者。

（3）有局部皮肤破损、皮肤病、严重出血倾向的患者。

（4）胃、十二指肠等急性穿孔的患者。

（5）有严重的心、脑、肝、肾、肺等脏器病症的患者，急性脊柱损伤伴有脊髓症状的患者，有精神疾病等不能与医生合作的患者。

（6）孕妇，妇女月经期的腰骶部和下肢。

（7）关节处：如肘关节，手足的小关节（指间关节、掌指关节）。

（8）过度饥饿、饱食，或疲劳及酒后的患者。

（9）原因不明、未予明确诊断，并伴有疼痛、发热、眩晕等症状的患者。

三、手法的次数、强度和持续时间

推拿手法的强度，是指每个推拿手法的用力轻重。每次推拿手法的强度和持续时间有密切关系，强度越大的手法，持续时间越短，反之亦然。这直接影响疗效的好坏。推拿手法的次数太少、持续时间过短，强度过小，可能达不到治疗作用；反之，次数太频、时间过长或强度过大，则易损害患者身体，导致推拿损伤。因此，只有合适的推拿，才能起到良性刺激作用，收到应有的治疗效果。

目前推拿的强度尚无统一标准，多数是术者根据患者的性别、年龄、健康状况、损伤部位及程度等各项因素，进行综合考虑。主要是要询问和观察患者的反应来调整，这是最重要的依据。推拿开始时用力由轻到重，最后逐渐减轻。整套过程中，绝大多数是强度较低的轻手法，其中只有几个的重手法。重手法的疗效较好，轻手法是为了减轻重手法产生的疼痛和组织水肿等不良反应。

每次推拿操作所持续的时间，无统一的规定，根据患病情和患者个体的不同，而有明显的差异。初学者需要不断练习才能掌握。一般来说，治疗性推拿用力强度大，或对肌肉薄弱部位的推拿，持续时间约为 5~10 分钟，不超过 15 分钟。而放松性推拿用力相对较小，或对肌肉丰厚部位，所花的时间较长，一般 20 分钟左右。而要提高运动成绩，帮助运动员的运动推拿，常必须进行全身推拿，持续时间约需 25~40 分钟。（见图 4-1）

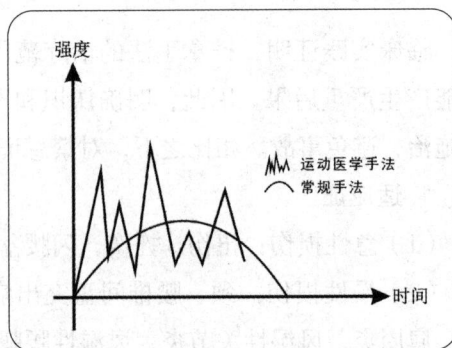

图 4-1　推拿手法和保健按摩的
强度与时间的关系

推拿的次数，以患者损伤部位推拿后，不出现皮肤或深部组织疼痛为原则，使患处有充分的时间恢复。通常每 1~3 天推拿按摩 1 次，比较合适。如果患者损伤部位经推拿后，仍未恢复，则需要间隔更长时间。

四、推拿手法的要求

1. 设施的要求

推拿需设专门的按摩床，室内空气要流通。要备有保暖毛毯、线毯或被褥等以防患者着凉。室内还要准备适当的椅子和凳子，以便在坐位推拿时使用。

2. 术者的要求

在工作前必须作好准备工作，要关心和热情接待病人。详细询问病情，认真检查病症，作好病历记录，并收集好各种辅助诊断的报告。加以分析，尽量作好施术前明确诊断。应随时注意个人卫生，特别是手和指甲的清洁。指甲应常剪，指上不戴任何装饰品，以免擦伤病人的皮肤。

3. 患者的要求

皮肤要清洁，如有擦伤和裂痕，在没有采取适当的处理和保护之前，一般不进行推拿。要进行推拿手法的部位，需要裸露于外，既可以增加推拿效果，又便于发现身体为推拿所禁忌的缺陷。隔着衣服或治疗巾进行推拿，手法强度不能太大，否则易致皮肤损伤。

4. 体位与姿势的要求

术者和患者所取的体位和姿势，将对手法效果起到关键作用。为了保证推拿的顺利进行，取得良好的诊治效果，要根据推拿操作的环境，部位和手法等不同情况，术者和患者选择合适的体位和姿势。患者的体位应力求舒适，肌肉应充分放松，并将被推拿的部位充分暴露于外，便于操作。术者一定要选择一个便于发挥力量的体位和姿势，要考虑患者位置高低，距离远近等因素。患者常取卧位或坐位。术者常站立于患者体侧，体后或相向站立，站姿以基本功练习为基础。如患者平卧于地上，术者则可全蹲或跪着进行推拿。

5. 操作的要求

推拿时术者要全神贯注，应保持平静的呼吸，专心操作。忌面对病人张口呼吸。术者要随时观察患者的表情变化，询问患者的主观感觉，并及时调整推拿手法强度和部位。

五、推拿手法的常用介质

为了避免术者手对患者皮肤的擦伤，同时增强推拿的效果，在推拿时可以选有适当的润滑剂。优良的润滑剂除了可以减少皮肤损害以外，还有通经活络、祛风散湿、消肿止痛等功效。在推拿过程中使用，可达到更好的疗效。

根据这些润滑剂的物理性状，可分为药酒、油剂和粉剂等三类。用药酒外擦推拿治疗时，除应辨证论治，随证选用外，还要考虑季节因素，酌情选用。在春夏秋季气候温暖，可以采用舒活酒。在气候寒冷和一般陈旧性损伤后遗症发冷具有风湿表现者，或纯粹风湿性关节炎，可采用活络酒、冬青油。小孩在气候热时，多用爽身粉。

1. 药酒

是常用的推拿手法介质，除起润滑的作用外，还能达到舒筋活络的作用。

（1）麝香舒活精：这是武汉体育学院医院临床常用的药酒。此方源于郑怀贤先生的舒活酒。

性能：凉、热的统一体。

作用：化瘀，活血，解热，止痛，消肿等功效。适用于一般新伤、骨折，关节脱位和软组织损伤的早期阶段。能较快地消除新伤后的炎症反应。在运动训练以后，以此为介质作推拿，能迅速地消除运动后出现的疲劳和肌肉胀、酸、硬等。

使用方法：喷涂麝香舒活精后，使患处皮肤裸露在空气中，则会感觉到丝丝凉意；如果经风吹，则冰凉透骨，呈现出凉性，主要是针对3天以内新伤者。喷涂后如果将患处皮肤包裹起来，则会感觉到火辣热感，呈现出热性，对陈旧伤有较好疗效。使用时一定注意，特别陈旧伤者，使用后切勿裸露，以免加重病情。

（2）活络酒

性能：温。

作用：有祛风除湿，通经活络，解痉止痛的功效。它是一种和缓强壮药酒，对于风湿注于肌肤、经络中，肌肉关节窜痛，酸胀、陈旧性伤患的后遗症有效，亦可内服。

（3）三七酒

性能：温。

作用：活血持气，祛风湿强，适用于新旧损伤，关节疼痛，亦可内服。

2. 油剂

选用一些治疗和季节有关的，无刺激性的油类，掺入适当的药末，成为药油液或药油膏，起滋润和辅助治疗的作用。如冬青油、松节油、活络膏等。

3. 粉剂

粉剂多为以下粉剂多用于运动推拿。

（1）爽身粉：具有吸水、清凉、增加皮肤滑润的作用。在夏季或运动员训练后，皮肤有不同程度的汗液分泌，所以，此时推拿选用爽身粉作推拿介质，是较为恰当的。

（2）滑石粉：即医用滑石粉，主要起滑润的作用。

第二节　对肌肉的推拿手法

肌肉是人体中较为广泛的组织，也是推拿手法的主要部位。因此很多手法对是针对肌肉进行操作的。从解剖上讲，肌肉分为肌腹和肌腱两个部分。肌腱的组织结构是平等排列的胶原纤维，与韧带相似，因此放在韧带部分讲述，本节阐述的主要是对肌腹的推拿手法。

一、抚摩

1. 目的

改善皮脂腺和汗腺功能，恢复皮肤敏感性，使患部皮肤适应接下来的推拿手法；同时缓解肌肉疼痛和紧张状态，有助于局部消肿、止痛、消除麻木；而且对神经系统还有镇静、催眠的作用，推拿的开始和结束，都运用此手法，推拿开始时抚摩是为了使患者皮肤适应，推拿结束时抚摩是为了减少重手法的疼痛。

2. 抚摩实验

为验证抚摩减少皮肤敏感性的作用，特设计抚摩实验来证明：

（1）双手捏自己双大腿：嘱实验者双手轻轻放在自己大腿上，老师将缓慢数三声，期间实验者可做好充分的心理准备；数三声后实验者用力捏自己的大腿，记录各自感受。

（2）双手捏别人大腿：嘱实验者将双手轻轻放在同伴的大腿上，再完成以上实验，记录各自的感受。

（3）双手用力搓揉后，再让别人来捏大腿：先嘱实验者用双手在自己的大腿上快速抚摩 30 次，然后将双手放在同伴的大腿上，再完成以上实验，记录各自的感受。

实验结果说明：抚摩将可减少患者皮肤对外界手法的敏感性，帮助术者更好地完成手法。

3. 操作方法

术者松肩，肘关节微屈，腕部维持伸直型，五指自然稍分开。用全掌、掌根、拇指腹或四指腹，轻轻贴放在患处皮肤上，轻轻地作来回线形的或圆形的或螺旋形的抚摩动作。摩动时发力于腰腿，由肩而肘而手，作用于患者皮肤。摩动时手要贴附在患者皮肤上，使皮肤与深层之间相互移动，更换位置时手要略微离开患者皮肤。抚摩的力量要均匀，动作要轻缓而柔和，使患者的皮肤有轻松舒缓的感觉。抚摩的速度可快可慢，应视病情的需要灵活应用，慢的每分钟抚摩 50~70 次，快的每分钟可达 150 次。（见图 4-2）

4. 应用

适用于全身各部分，可视部位大小不同，而选择手形，在较大部位，可用全掌或四指指腹揉摩四肢躯干等部位；在小部位，可用拇指指腹操作。新伤或骨折后骨痂形成之前，就只用抚摩。长时期包扎后，肌肉萎缩，感觉迟钝，麻痹，最适宜作这种抚摩，对表面皮肤的新陈代谢，消除皮下淤血，止痒止痛等方面都有显著的效果。

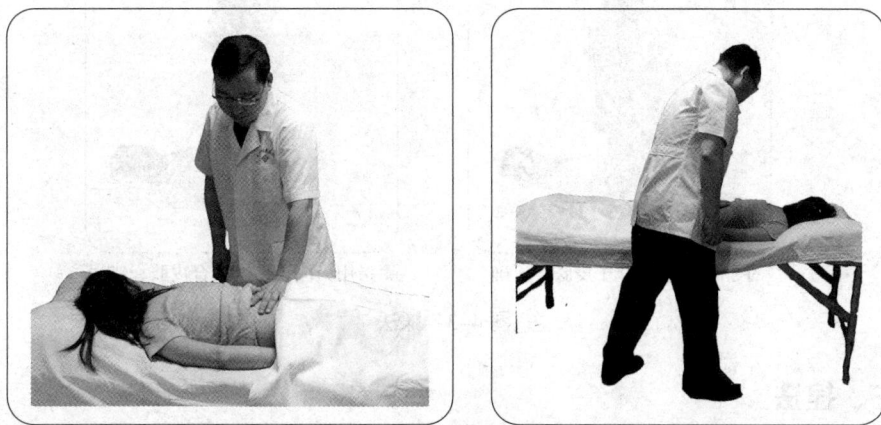

图 4-2 抚摩手法

注：发力于腿，自下而上传递到手，手与患者皮肤紧密贴合。注意右图腿的姿势，可用练习方法中的静立功的站姿。

二、揉法

1. 目的

消除外伤引起的肿胀和气血凝滞，促进血液、淋巴液通畅，也有缓和强手法的刺激和减轻疼痛的作用。

2. 操作方法

术者用手掌、掌根或指腹（拇指腹或四指指腹）贴于皮肤上，轻轻回旋的揉动，也可用与肌纤维纵轴相交的横向移动。依不同部位，采用适合手形，根据具体情况，力量可轻可重，频率可快可慢，组织受于可深可浅。揉动时的手指或手掌不离开接触的皮肤，可使该处的皮肤随指或掌的揉动而移动。一般每分钟 60 次左右。（见图 4-3）

3. 应用

四肢、躯干、腹部、头部等处，均可用此法。尤其是伤处瘀血凝滞经久不散，或腹部胀满，习惯性便秘，及腕部（腱鞘囊肿）都可用此法缓解病情，促使痊愈。

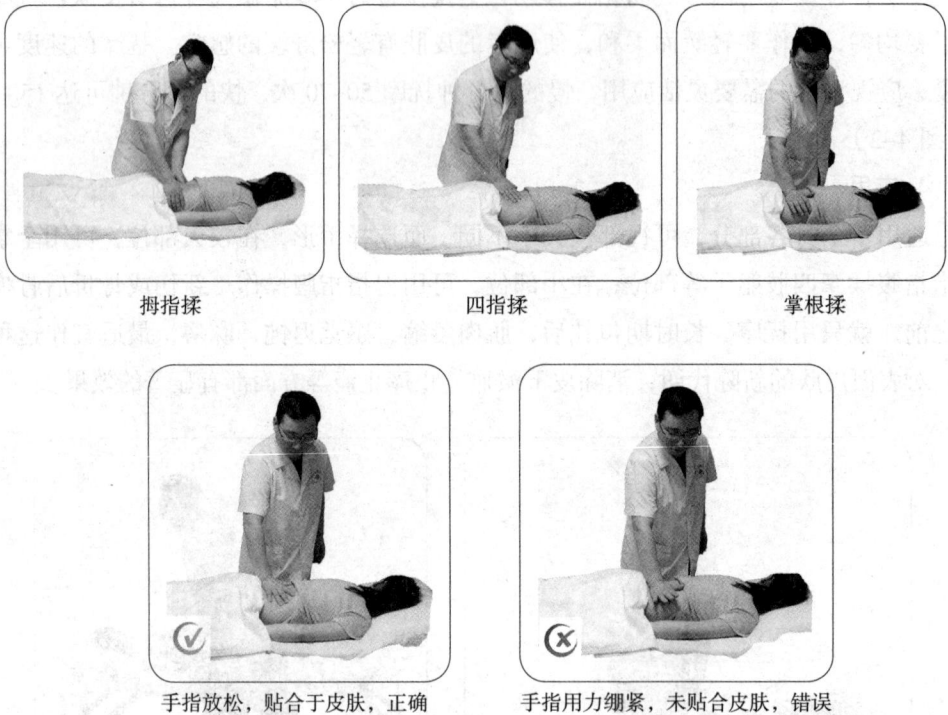

| 拇指揉 | 四指揉 | 掌根揉 |

手指放松，贴合于皮肤，正确　　　　手指用力绷紧，未贴合皮肤，错误

图 4-3　揉法

三、捏法

1. 目的

促进萎缩肌肉张力的恢复。同时也可以消除组织的肿胀和肌肉酸胀的疲劳感，缓解肌腱挛缩等。使深部组织、血管、神经均受到良好的刺激，能松解深部的肌肉，肌腱。关节和韧带粘连时，可通经活络，使深部组织的新陈代谢旺盛，是消除疼痛麻木和散瘀的手法。

2. 操作方法

术者松肩，垂肘，并保持一定的力量，手掌自然伸开，四指并拢，拇指外展，成钳形，用拇指和四指捏握患者肢体，五指齐用力作间断的对合用力，作不移动的揉捏，或线型向前移动的揉捏，或螺旋形向前移动的揉捏。揉捏到一定的距离时，手掌不离

开皮肤迅速抽回，如此反复进行。也可与揉同时操作，揉捏时拇指和四指力量要平衡，频率约每分钟60次。(见图4-4)

3.应用

多用于丰厚肌肉劳损，风湿证和陈旧性损伤瘀血迟迟不散。凝滞久不宣通，软组织内有硬块，硬条样病变，关节伤后肌腱和韧带紧缩和粗硬等病例，无论伤在四肢、关节和腰背部，均可用此法。

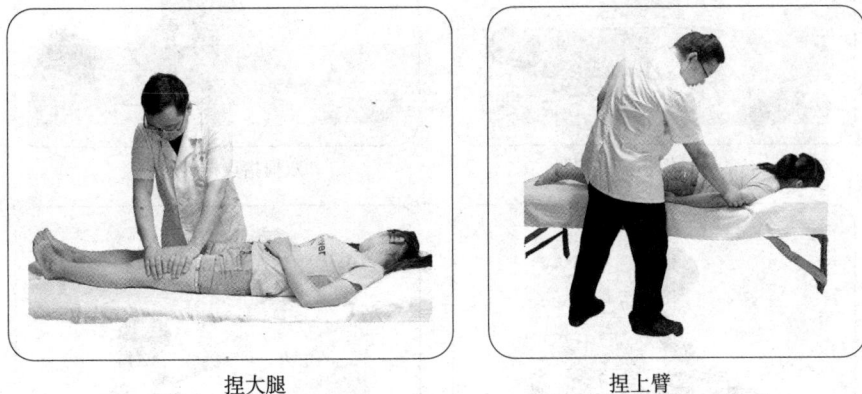

捏大腿　　　　　　　　　　　　　捏上臂

图4-4　捏法

四、点按

1.目的

对肌肉挛缩的部分进行点按，使之软化，达到迅速恢复的目的。

2.操作方法

患者取坐位或卧位，全身放松。术者立于体侧，用拇指或四指点按在痉挛的结节处，由腿发力，经腰肩肘腕至手指，逐步加力点按。患者有明显酸痛感，以能承受为限。操作中，注意腰部挺直，不能前屈；肩部前伸，不能夹在两侧；手臂自然伸直，不能屈曲；手指顶住，不能用指甲。逐步加力，随时观察患者的表情，以及时调整用力。(见图4-5)

3.应用

用于肌肉急慢性痉挛、慢性肌肉劳损、急慢性拉伤等。主要点按肌束的起止点和肌腹的块状结节。

4.举例

(1)肩胛内上角：此为肩胛提肌的起点，是颈椎病常见的推拿处。按上述要求，以拇指点按在肩胛骨内上角的内上侧，肩胛提肌上，不要点按在骨面上。逐步加力，以患者可承受为限。

(2)腰3横突：一般情况下，第3腰椎的横突最长，也是众多腰部肌肉的附着点，腰肌劳损时常见的疼痛点。术者手指从第3腰椎平面，骶棘肌外侧缘处点按，斜向内45°用力点按，到骶棘肌底部时水平向内侧平推，即触到腰3横突。

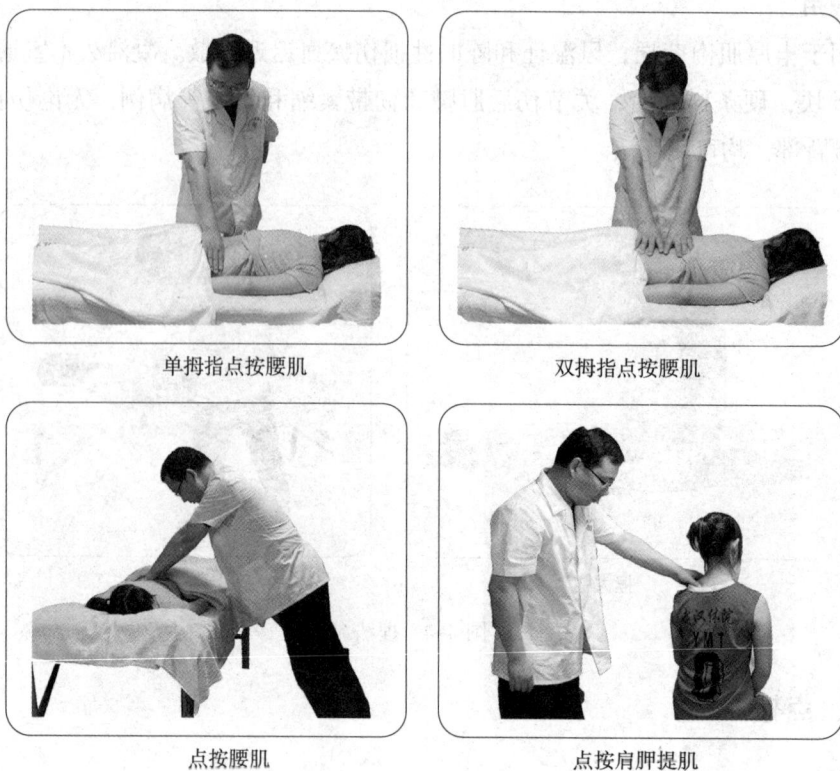

单拇指点按腰肌

双拇指点按腰肌

点按腰肌

点按肩胛提肌

图4-5　点按法

五、弹拨

1. 目的

弹拨痉挛的肌肉或肌束，使之不断地被拉长，达到松解的目的。

2. 操作方法

患者取坐位或卧位，放松。术者用拇指或四指紧贴于硬结性肌束的皮肤，足根发力，经腰肩肘至手指，深压住要弹拨的肌肉，垂直于肌纤维走行方向做横向弹拨3~5次。弹拨一处后，沿肌纤维走行方向移动，再做横向弹拨，直至硬结性肌束松解下来。此手法可引起剧烈酸痛，弹拨时注意观察患者表情，要以患者能承受为度，不可盲目用力。在弹拨时，用力要沉稳缓慢，以减轻患者酸痛。(见图

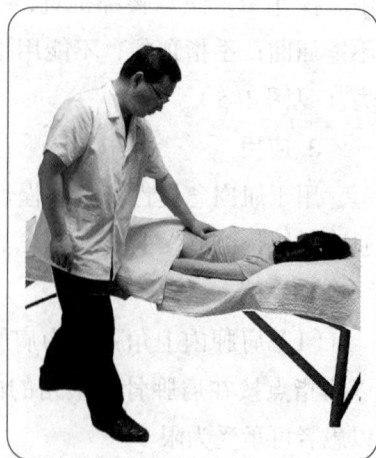

图4-6　弹拨

4-6）

3.应用

用于肌肉慢性痉挛、慢性肌肉劳损等。肌肉急性痉挛时要慎用，以免引起医源性损伤。

六、拉伸

1.目的

将收缩痉挛的肌肉或肌束尽量拉长，达到松解的目的。

2.操作方法

患者取坐位或卧位，放松全身。先用摸法寻找痉挛的肌束，一般呈硬结条索状。根据肌束的起止点，设计具体拉伸方法。术者一手固定此肌束的近端，另一只手握住其远端，缓慢用力拉伸引肌束，直到关节活动的最大范围。如果患者出现剧烈酸痛，则以患者可以承受的范围为限。操作时一定要逐步缓慢拉伸，动作切忌过快，以避免医源性拉伤。特别是在肌肉急性痉挛或拉伤时，更要缓慢拉伸。（见图4-7）

3.应用

用于肌肉急慢性痉挛、慢性肌肉劳损、急慢性拉伤等。运动康复中，比赛训练前后都常用此法进行放松恢复，近年来得到广泛重视，并成为一项专门技术。

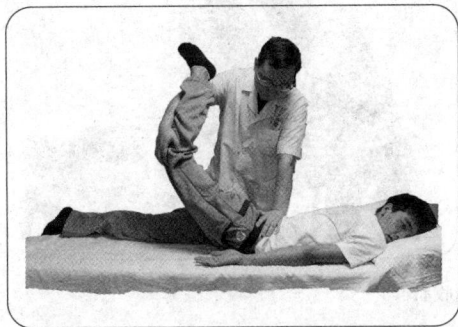
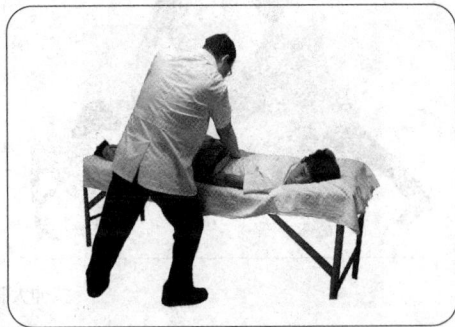

拉抻腰大肌

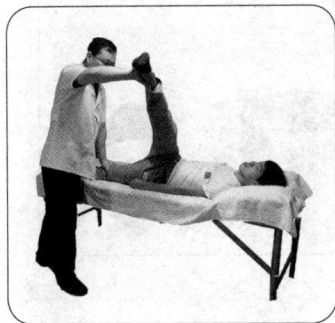
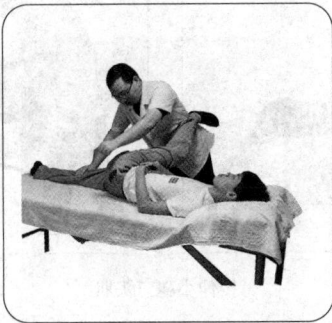
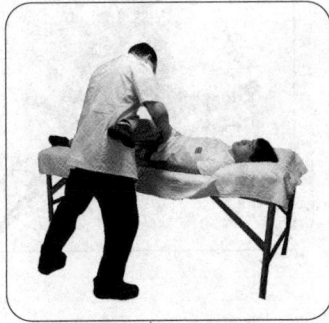

拉抻臀肌

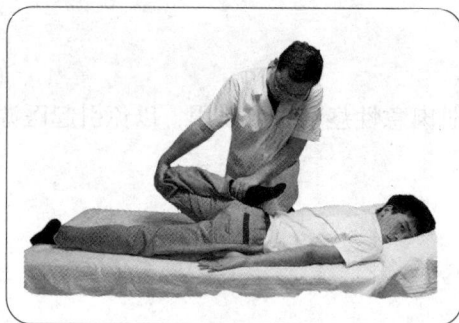

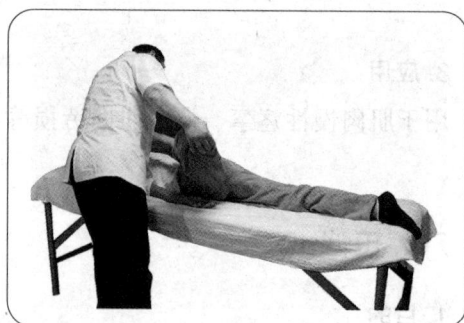

拉伸股四头肌

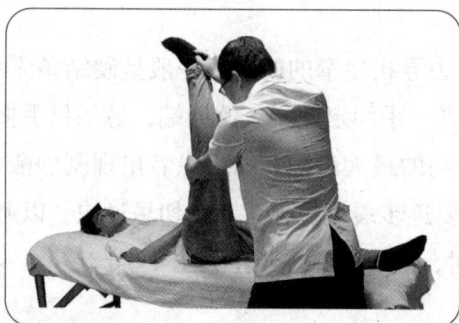

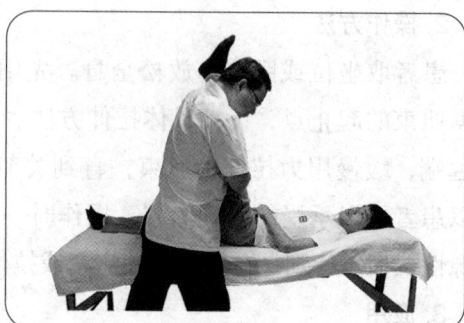

拉伸股后肌群

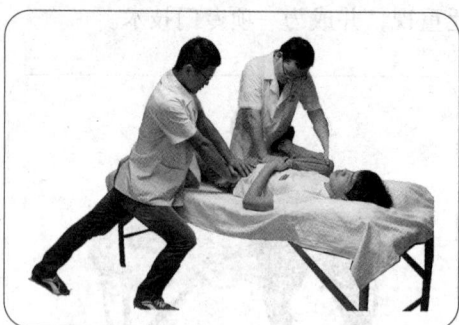

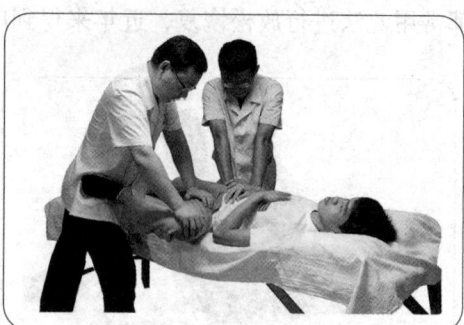

拉伸大腿内收肌群

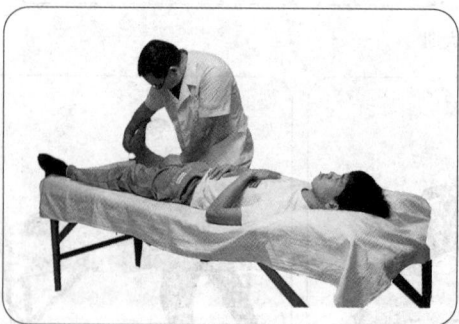

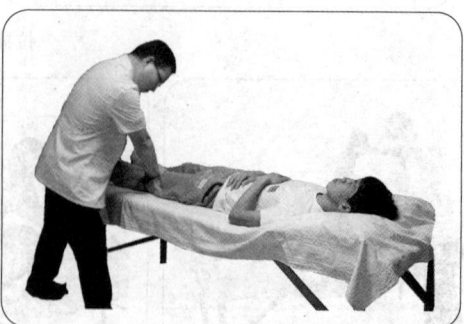

拉伸小腿三头肌

图 4-7　拉伸法

注：背影图注意身形步法，足跟发力，自下而上，带动全身。

七、按压

1. 目的

重按收缩痉挛的肌肉或肌束，达到松解的目的，特别是较丰厚的肌肉作用更明显。

2. 操作方法

患者取坐位或卧位，放松全身。术者呈前后弓步，双臂自然伸直，双手抚在患者肌肉表面，手指放松以贴在皮肤表面，也可以叠放在一起。逐步向前移动身体重心，同时不断观察患者表现，及时调整用力大小，直至全身压在患者身上。持续一会再缓慢向后移动重心，减少压力；如此重复数次，肌肉可放松。（见图4-8）

按压频率有两种：一种是慢速间断法，频率慢，力要足，有间歇，每分钟约作3~5次，重复次数不宜过多，每次做1分钟即可；另一种是快速连续法，发力连贯，频率快，每秒钟2~3次，持续30秒~1分钟，力达深部。此外，还可用双手重叠紧紧贴按腰部，作较大幅度地来回按压。

3. 应用

用于放松体积较大的肌肉群，如腰肌、臀肌、腿部肌肉等。

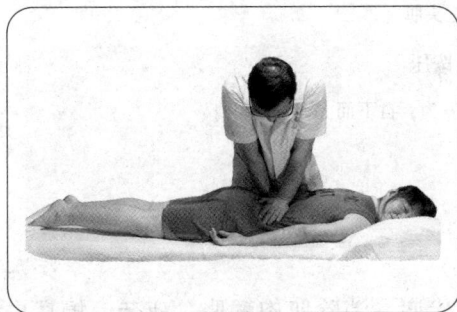
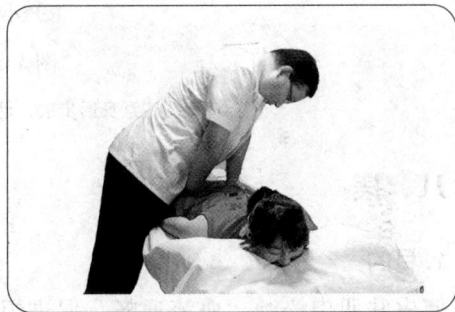

按压腰大肌

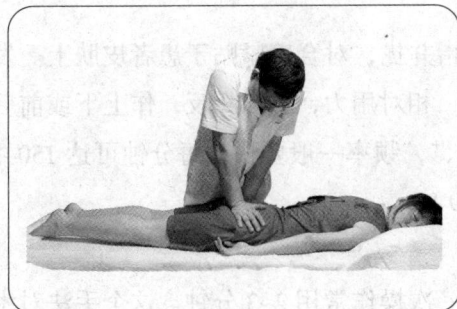

按压臀肌

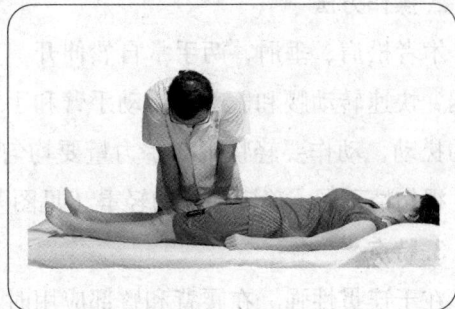

按压股四头肌

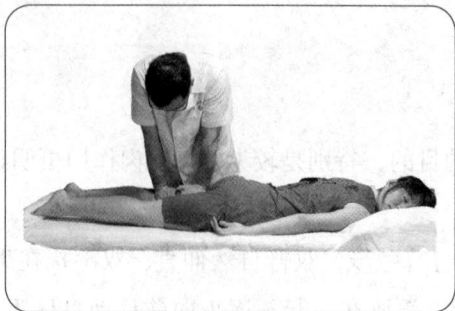
按压股后肌群

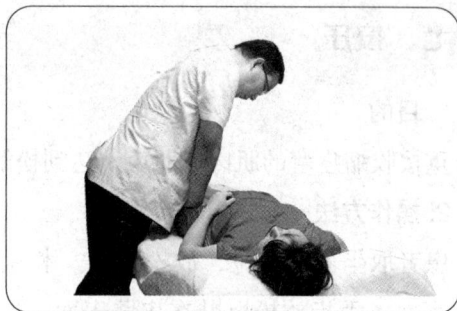
按压大腿内收肌群

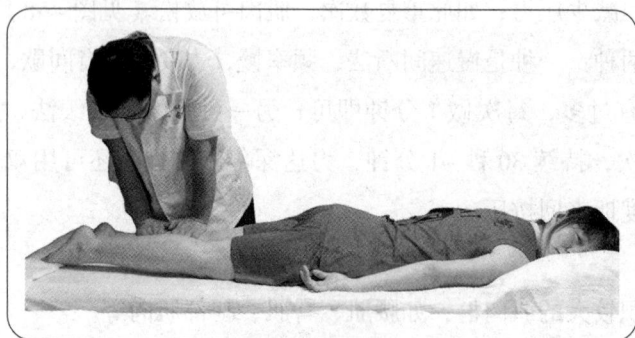
按压小腿三头肌

图 4-8　按压

注：背影图注意身形步法，足跟发力，自下而上，带动全身。

八、搓

1. 目的

使皮肤肌肉松弛，血流通畅，促进组织代谢，消除肌肉酸胀、疲劳，提高皮温，肌群的工作能力。

2. 操作方法

术者松肩、垂肘，两手掌自然伸开，五指并拢，对合着紧贴于患者皮肤上。发力于腿，快速转动腰和髋部，带动手臂和手掌，相对用力，方向相反，作上下或前后往返的搓动，动作要轻快，双手力量要均匀连贯，频率一般要快，每分钟可达 150~200 次。视伤情不同，确定手法的轻重。(见图 4-9)

3. 特点

在于连贯性强。在腰背和臀部应用时，一次操作常用 2~3 分钟。这个手法对术者的负荷很大，初学者较难熟练掌握。因此，平时应加强训练。

4. 应用

在四肢胸部和腰背部的肌肉，以及肩、膝关节等多用搓，它常在推拿后阶段应用。

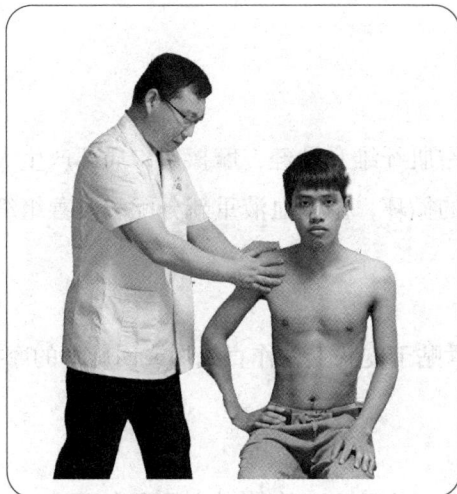

搓肩部

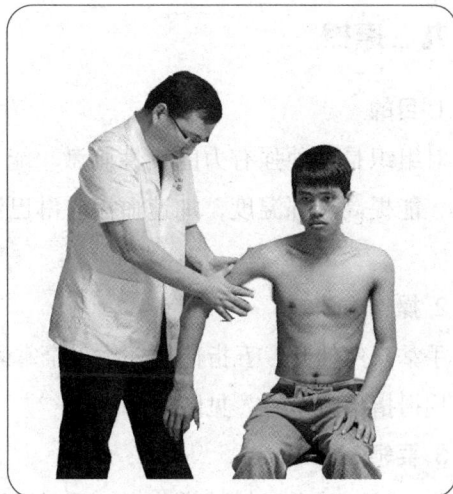

搓上臂

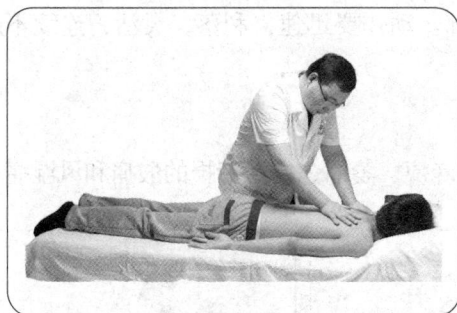

搓背部

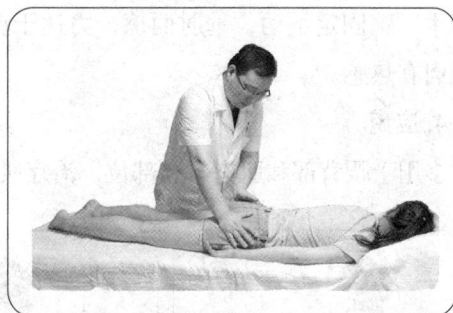

搓臀部

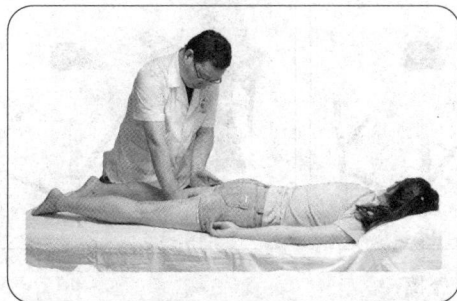

搓大腿后部

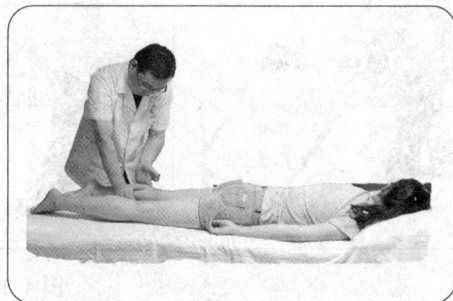

搓小腿后部

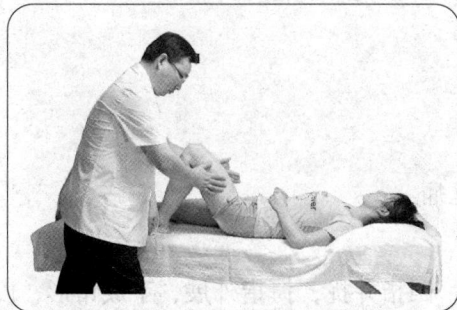

搓大腿前部

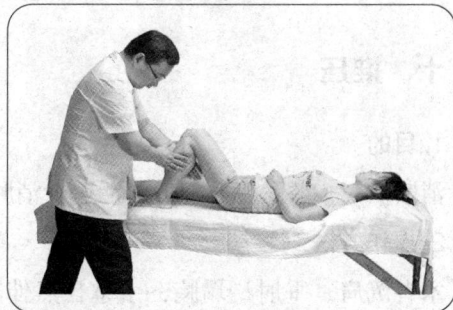

搓小腿前部

图 4-9 搓法

注：注意身形步法，足跟发力，自下而上，带动全身。

九、摩擦

1. 目的

对组织是一种强有力的良性刺激。能兴奋肌纤维和神经，摩擦后，局部产生大量的热，能提高局部温度，加速血液、淋巴液的循环，调整血液重新分配和改善组织营养等。

2. 操作方法

手掌自然伸开，五指伸直并拢。全掌紧紧贴于皮肤上，作直线形或回旋形的摩擦，也有用拇指指腹作的。（见图4-10）

3. 要领

先摩动，然后摩擦。操作时，手掌要紧贴于皮肤上，摩擦时力量要大而均匀，以肘带手，腕固定不动，垂肘而擦，力达于深部。动作要迅速，利落，灵活，连续不断，使肌肉有热感。

4. 应用

多用于腰背部和肌肉丰满部位，治疗肌肉麻痹、萎缩、慢性劳损的酸痛和风湿痛等。

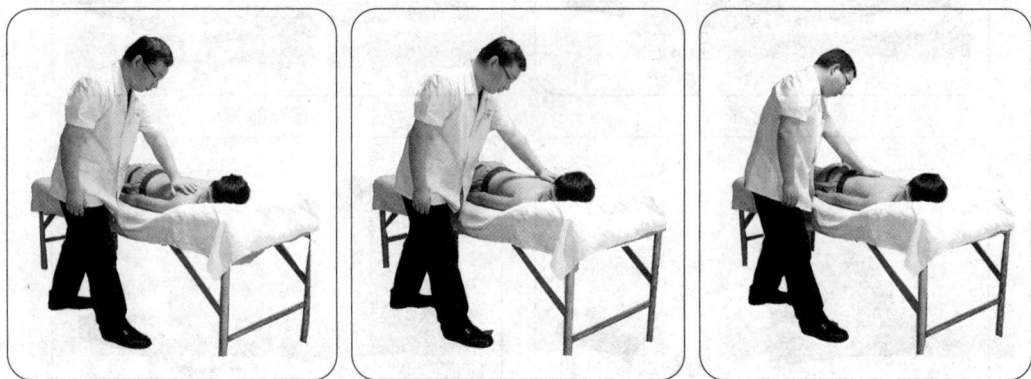

图4-10　摩擦

注：注意身形步法，足跟发力，自下而上，带动全身。

十、推压

1. 目的

消散积气，散发瘀血，舒筋活血，消肿止痛。

2. 操作方法

术者沉肩、垂肘、塌腕，手掌自然伸开，四指并拢，拇指外展，手成钳形，以手的掌根和小鱼际肌侧紧贴于皮肤上，作直线向前的推压。操作时要扎根在足，发劲在腿，主宰在腰，形于手指。操作时，手紧贴于皮肤。推压要有节奏地间断地一推一压，

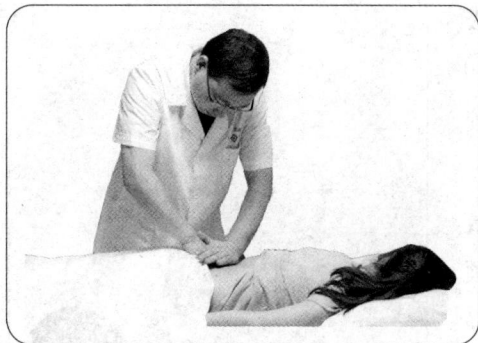

图4-11 推压

或不间断地推压，同时并举，缓缓向前推动，推动时不宜过快过猛，推压至一定距离时，将手撤回，撤手动作缓如帛丝，如此重复进行。在四肢作推压时，虚证向心性，实证离心性。运动推拿则是向心性。一般来说，阴经分布于阴面是向心方向，阳经分布于阳面是离心方向，所以推压手法在阴面是向心性的，在阳面是为离心性的。在脊柱上推压的方向，是由上而下。分别在左右两侧进行。在腹部从上到下，且要求动作柔和轻缓。推压腰背时，下肢取弓步，是用双手拇指分开呈"八"字形，沿脊柱两侧推压。(见图4-11)

3. 应用

用于消除腹部胀满，腰部疼痛，亦适用于消除四肢肌肉疼痛和淤血肿胀等症。

十一、叩击

1. 目的

能使肌肉受到较大振动，有兴奋肌纤维、神经的作用，消除因伤而引起的淤血凝滞，促使血液循环畅通，消除疲劳、酸胀和神经麻木。

2. 操作方法

是用手指指尖或握成空拳叩击肌肉的一种推拿手法。根据手形的不同，可以分以下五种：

（1）空拳盖击：各指向拳心屈曲，呈空拳状各指中节指背和掌声根部叩击肌肉。(见图4-12)

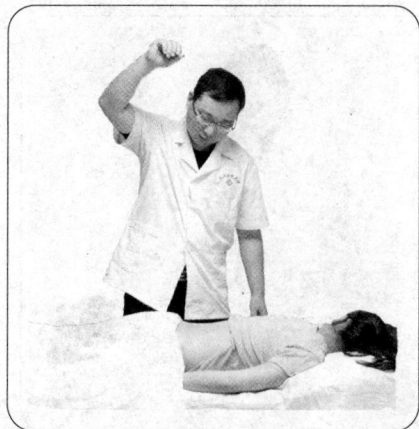

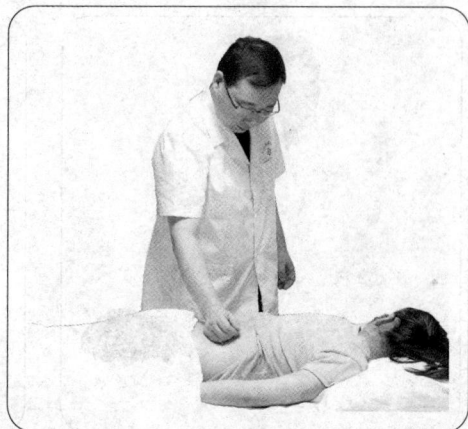

图4-12 空拳盖击

（2）空拳竖击：手握成空拳状，与盖击手法相似，但在叩击肌肉时，是以手之侧方（小指侧）锤击，与肌肉接触面较空拳盖击小，振动组织较深而重。（见图4-13）

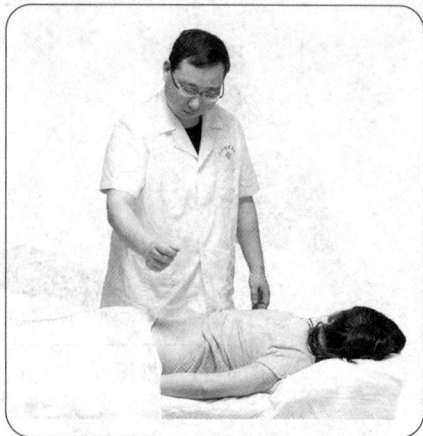

（3）掌侧击：两手各指伸直，并自然地微微分开，以手的侧方（小指侧）叩击肌肉。侧击颈部时，应以小指外侧叩击，抛腕用力，动作宜轻快。而其他部位，如肩、腰、腿部，可用小鱼际肌叩击，以肘关节带动前臂，腕关节不锁死，动作幅度稍大，好似"剁肉馅"的动作。（见图4-14）

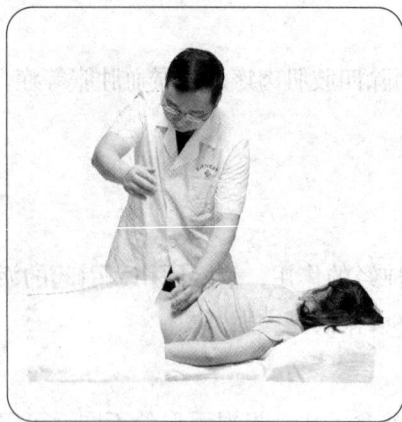

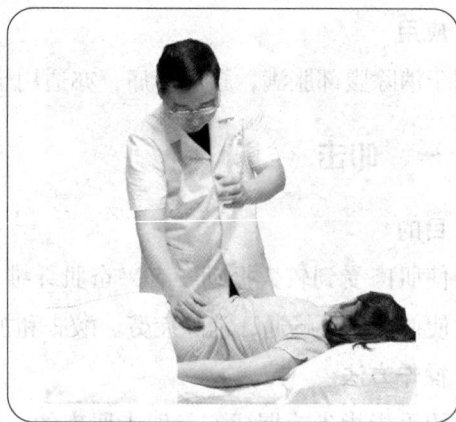

图4-13　空拳竖击

图4-14　掌侧击

（4）拍击：以手指或手掌在肢体上作有节律的轻轻拍击动作，用单手或双手操作均可。（见图4-15）

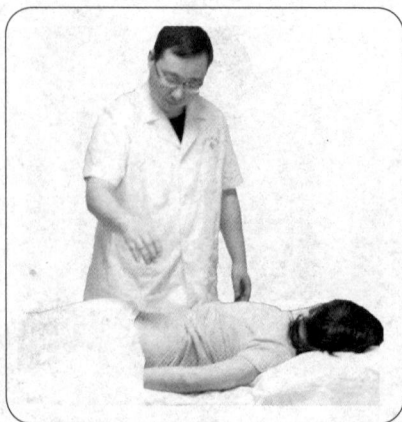

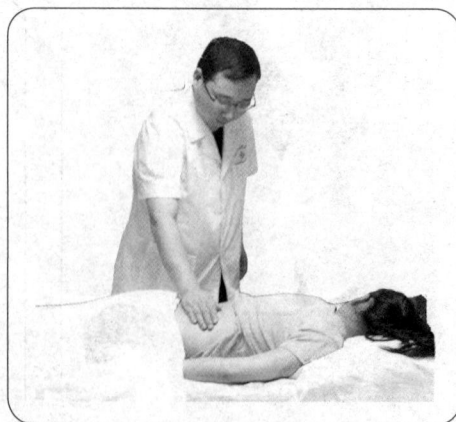

图4-15　拍击

（5）指尖叩击：各指略微分开，并微屈手指指关节，用指尖叩击。用于头部。

①要领：空拳盖击、竖击和掌侧击，多以双手进行，指尖叩击和拍击则常用单手操作。手法动作应轻松、协调，并有节奏，手腕应灵活而不僵硬。手法力量要均匀，由轻到重，不可用猛力，快慢要适中。空拳盖击，指尖叩击和拍击发力在腕；空拳竖击和掌侧击发力在肘。五种手形的用力，以掌侧击最重，拍击和指尖叩击最轻。

②应用：在腰部、臀部、腿部等肌肉肥厚的区域，用空拳盖击、竖击或掌侧击；胸背部用拍击；头部用指尖叩击。

第三节　对肌腱韧带的推拿手法

从组织学上看，肌腱和韧带的结构相似，都是平行排列的胶原纤维。因此其治疗原理较为相似，故而归为一类。其病变主要是由于胶原纤维强直收缩，引起局部血供障碍；或长期收缩导致纤维粘连，出现疼痛症状，甚至影响肌腱韧带的正常功能。

推拿手法治疗就是解除粘连、彻底改善局部微循环。主要手法有掐法、提弹、分拨、捋法、错法、顶压。前四种手法是针对肌腱韧带体部的操作，而顶压是针对末端区的操作。

一、掐法

1. 目的
分离粘连的肌腱和韧带，促进血液循环，加速恢复，减少疼痛。

2. 操作方法
患者取平卧位。术者用拇指掐在肌腱或韧带的起止点，或腱上的疼痛点上，逐步用力掐3~5次，直至疼痛减轻。（见图4-16）

3. 应用
用于末端病、韧带炎、韧带陈旧性拉伤、肌腱炎，肌腱周围炎等。

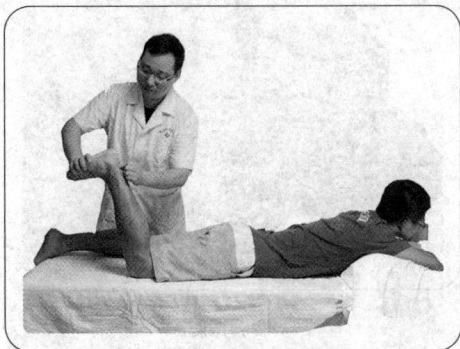

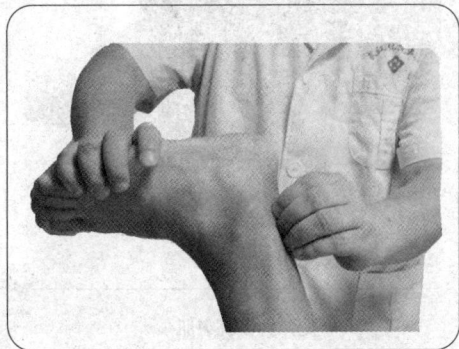

掐跟腱

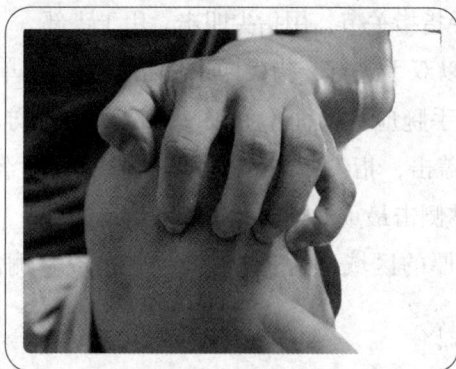

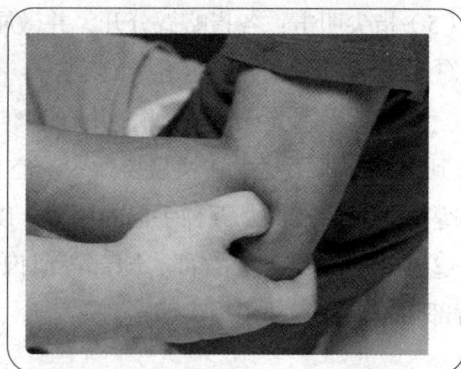

掐髌尖   掐肱骨外上髁

图 4-16 掐法

二、提弹

1. 目的

能强烈地刺激神经、肌肉和肌腱，有助于使紧张的肌肉松弛，促进血液畅通，恢复神经感觉，强健萎缩的肌腱。

2. 操作方法

根据部位的不同需要，用拇、食、中三指或拇指与其余四指，将肌肉或肌腱提起，然后，当放开时用手指一弹（似提弹弓弦）。抓着肌肉或肌腱，提弹时要有力而迅速，快提快放。具体应用时，可单作提而不弹，也可单作弹而不提。继以拨动的手法，并且拨动的手指应在肌腹的中间部位。（见图 4-17）

3. 应用

适用于胸锁乳突肌、斜方肌、三角肌、胸大肌、背阔肌、肱二头肌、股直肌、竖脊肌、小腿三头肌和跟腱等的劳损紧缩和麻痹，以及坐骨神经痛等病变。

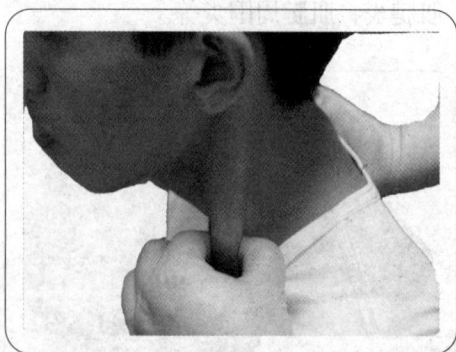

提弹胸锁乳突肌   提弹跟腱

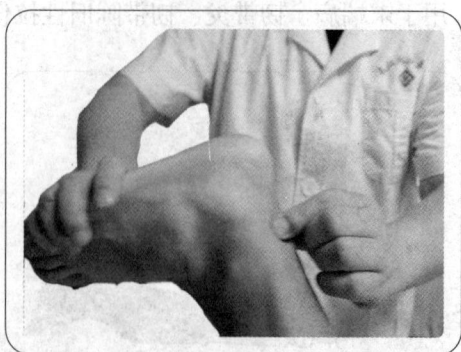

图 4-17 提弹

三、分拨

1. 目的

分离粘连的肌腱和韧带，促进血液循环，加速恢复，减少疼痛。

2. 操作方法

患者取平卧位。术者用拇指点按住肌腱或韧带，左右拨动，分离粘连。直至结节松解。(见图 4-18)

3. 应用

用于韧带炎、韧带陈旧性拉伤、肌腱炎，肌腱周围炎等。

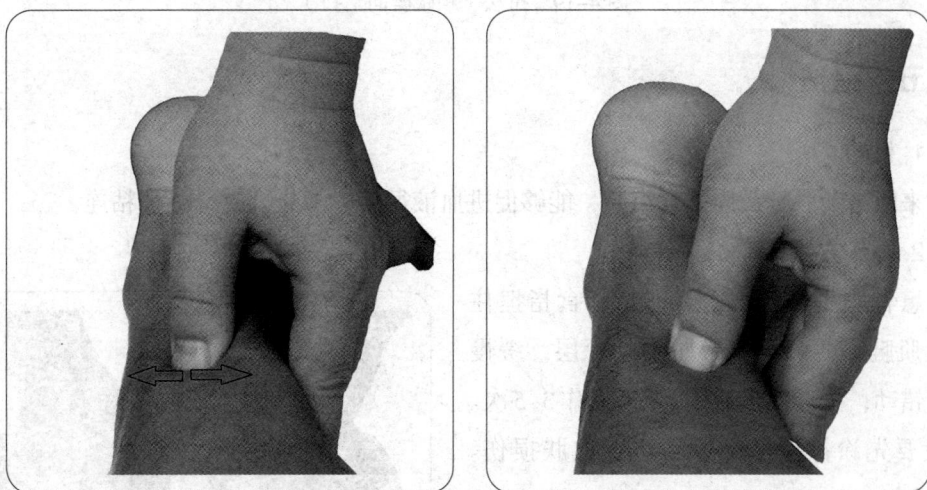

图 4-18　分拨（顺腱纤维方向分拨）

四、捋法

1. 目的

捋压肌腱及周围软组织，能够促进血液循环，加速恢复，减少疼痛。

2. 操作方法

患者取平卧位。术者拇指和食指捏住患者肌腱，要触及韧带肌腱的深层，缓慢来回捋压，推动血液流动。重复操作 3~5 次。一般要先涂擦按摩介质，防止皮肤损伤。(见图 4-19)

3. 应用

用于肌腱炎、肌腱周围炎等。

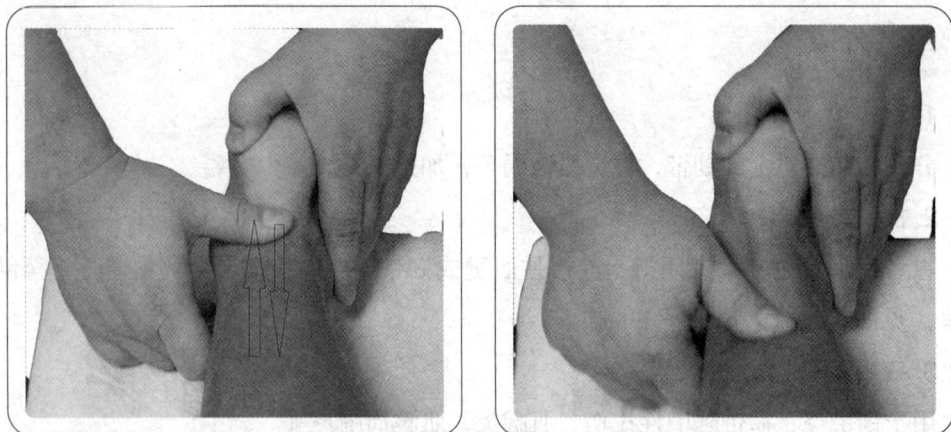

图 4-19　捋法（顺跟腱向上捋）

五、错法

1. 目的

来回错动肌腱及周围软组织，能够促进血液循环，加速恢复，减少粘连。

2. 操作方法

患者取平卧位。术者拇指和食指捏住患者肌腱，要触及韧带肌腱的深层，缓慢来回错动，推动血液流动。重复操作3~5次。一般要先涂擦按摩介质，防止皮肤损伤。（见图4-20）

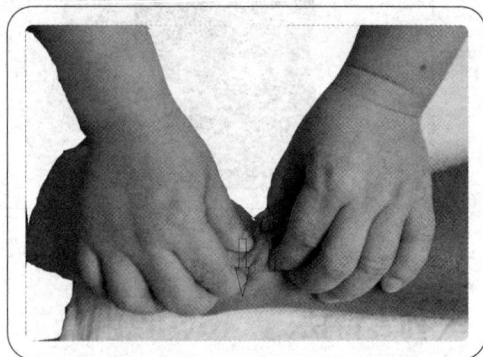

3. 应用

主要用于跟腱炎、跟腱周围炎等。

六、顶压

图 4-20　错法（垂直于腱纤维的方向错动）

1. 目的

顶压肌腱起止点的末端区，减少疼痛。有时也可松解肌腱或韧带上挛缩的结节。

2. 操作方法

患者取坐位或卧位，全身放松。术者立于体侧，用拇指或四指点按在痉挛的结节处，由腿发力，经腰肩肘腕至手指，逐步加力顶压。患者有明显酸痛感，以能承受为限。（见图4-21）

3. 应用

用于肌肉急慢性痉挛、慢性肌肉劳损、急慢性拉伤等。主要顶肌腱起止点的末端区，有时用力顶压肌腹肌腱的块状结节也有明显疗效。

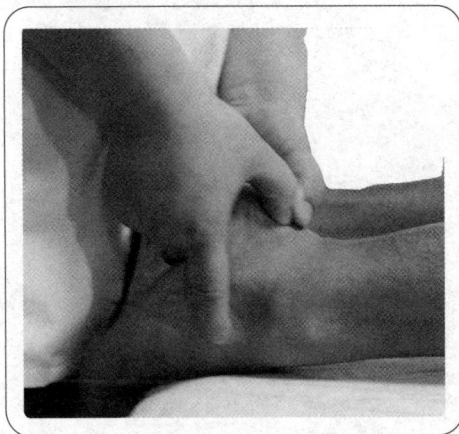

顶压跟腱末端区   顶压髌腱末端区

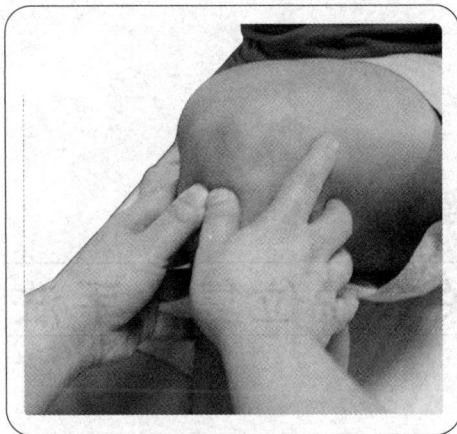

图 4-21   顶压

第四节   对滑膜脂肪垫的推拿手法

滑膜脂肪垫是关节中的辅助结构，从组织学上属于疏松结缔组织，与关节中的营养代谢密切相关。其病变主要是由于关节内结构发生病变后，引起滑膜脂肪垫的水肿和无菌性炎症，出现关节肿胀疼痛等表现，水肿加剧了血液循环障碍，阻碍了炎症消退。

因此，手法治疗的关键就是彻底改善血液循环，使消肿和炎症消退。主要的手法有：顶压、碾压。顶压与上节"顶压"所述相同，不再赘述。

碾压

1. 目的

碾压挛缩的滑膜脂肪垫，特别是形成的囊泡状结节，使之散开。

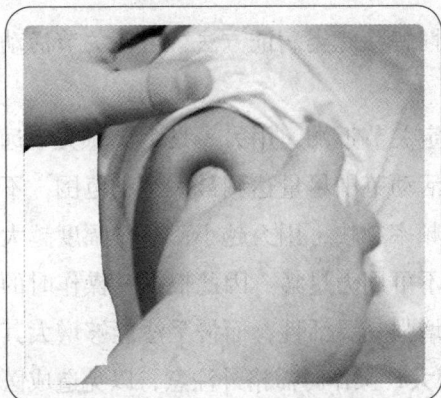

2. 操作方法

患者取坐位或卧位，全身放松。术者立于体侧，用拇指或四指点按在滑膜脂肪垫处，由腿发力，经腰肩肘腕至手指，逐步加力碾压，意图将囊泡碾破。患者有明显酸痛感，以能承受为限。（见图 4-32）

3. 应用

用于关节滑膜炎、脂肪垫炎等，消除其囊泡状结节。

图 4-32   碾压（碾压肩峰滑囊）

第五章

关节脱位复位手法

第一节　关节复位手法概述

关节损伤是常见的运动损伤。主要表现为关节粘连、关节脱位等症，造成关节功能障碍、活动不利等现象。关节松解术可解决关节粘连的症状，消除关节活动范围减小、灵活性下降的问题。

根据关节的构造和复位手法的操作原理，将关节分为球窝关节、平面关节和脊柱关节三大类。针对每个类型关节的脱位，将采用相应的复位手法进行纠正。

本章将根据运动损伤中常见的脱位，分述各类型的推拿手法。

第二节　关节松解术

由于原发性或外伤后等因素，或大强度训练疲劳后，关节出现功能障碍或灵活性下降。功能障碍表现为关节活动范围减小，不能完成正常的动作等现象；而灵活性下降表现为活动时产生不适感，甚至疼痛等症状。

关节松解术是以推拿手法为主要手段，针对性解除此类病证方法，可使关节活动范围和灵活性快速恢复到正常水平。

关节松解术的原则是：①一般术者用一手固定关节近端，用另一只手握着关节远端，使关节活动，粘连松解，韧带松弛。②关节活动范围尽量达到最大运动范围，不能超过其生理活动范围。③松解动作幅度越小则频率越快，用力越小；动作幅度越大则频率越慢，用力越大。④动作要和缓有节律。不可用力过猛。因此根据其操作时的动作频率可分为快手法和慢手法，快手法目的是增强其灵活性，而慢手法能够增大其活动范围，比较见表5-1。相比之下，慢手法难度大，操作时需格外注意，以免造成医源性损伤。

表 5-1 关节松解术中，快手法与慢手法的比较

	快手法	慢手法
目的	增加灵活性	增大关节活动范围
	动作频率快	动作频率慢
操作	用力小	用力大
	活动幅度小	活动幅度尽可能大
患者感受	疼痛较轻微	剧烈疼痛，以患者可忍受为限
手法举例	晃法、抖动	摇法

一、摇法

（一）目的

松解关节滑膜、韧带、关节囊的粘连和皱缩，恢复关节的活动范围。

（二）操作方法

一手握着关节近端肢体，另一手握着关节远端肢体，作回旋转动或屈伸运动。动作幅度大，频率较慢。主要关节的摇法分述如下。

1.肩关节

患者坐位，全身放松。术者立于身后偏患侧，一手固定患者健侧肩部，另一手从患肩上方跨过，握住患肢手腕桡骨远端。依次完成如下动作，可使肩关节达到最大活动范围（见图 5-1）：

（1）搭肩：握住患肢手搭在患者健侧肩上，同时使患肢肘部贴于胸壁。

（2）梳头：握住患肢逐步向上举，做梳头动作，使手摸到健侧耳尖。患者头部保持直立，头部不可侧偏。

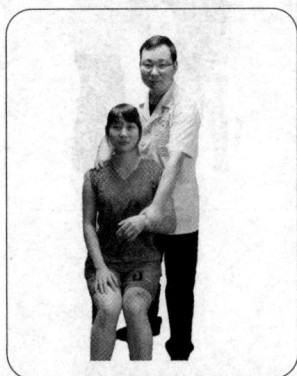
手从肩上方握患者手腕

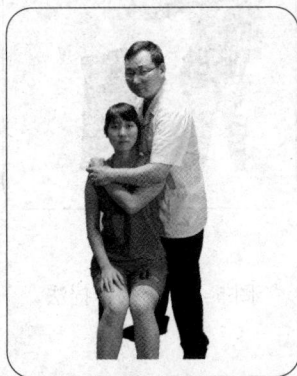
手搭对侧肩

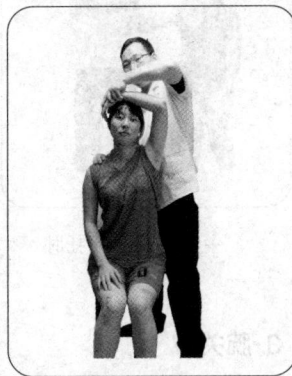
梳头

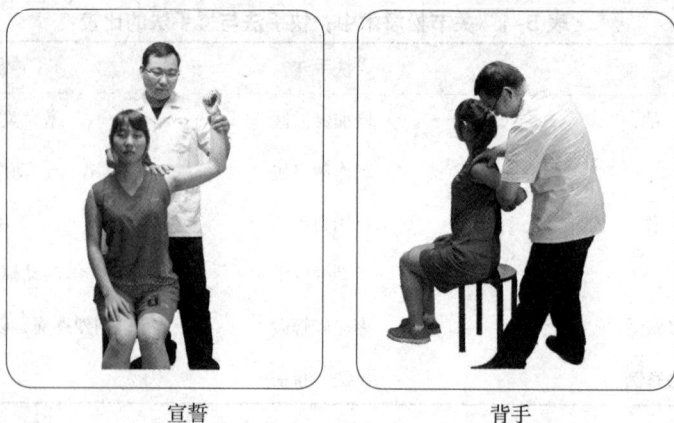

宣誓   背手

图 5-1　肩关节摇法

（3）宣誓：握住患肢逐步向体外侧移动，使患肩外展 90°，患肢上臂处于躯体的冠状面上；然后屈肘 90°，握住患肢使肩外旋，患肢前臂垂直向上，也处于同一冠状面上。

（4）背手：握住患肢，使肩关节内旋后伸，手放在背后，使其手指尽量靠近患者的对侧肩胛骨下角。如可触及，再将患者手背离开患者背部。

2. 肘关节

患者取坐位，全身放松。术者立于患侧，前后弓步。术者一手握着患肢的腕部桡骨远端，另一手托着肘关节后部，然后使前臂旋后，同时屈肘，至患肢手指能触及患侧肩，再旋前伸肘，动作类似船夫摇橹。操作时要下肢发力，全身而动；只用手臂的力量操作易使术者产生疲劳，不能持续操作。（见图 5-2）

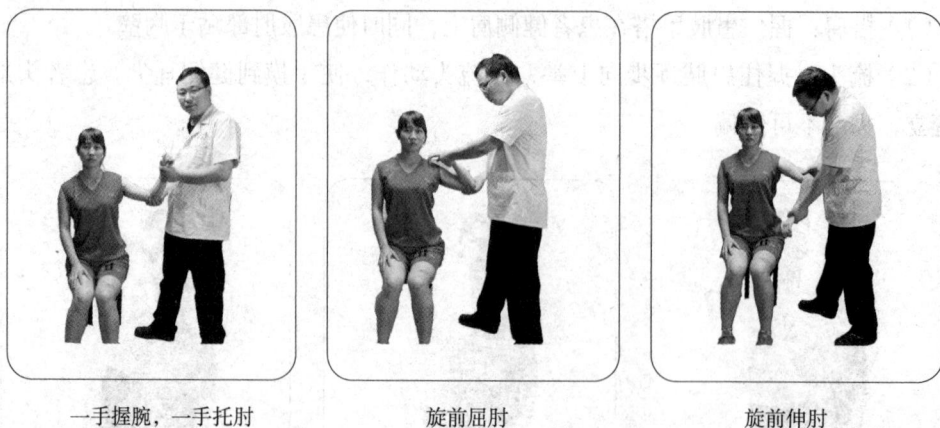

一手握腕，一手托肘   旋前屈肘   旋前伸肘

图 5-2　肘关节摇法

3. 腕关节

患者取坐位，自然抬起患肢。术者一手握患肢腕部桡骨远端，另一手捏着患手四指，做旋转或上下摇，依次达到腕关节屈、外展、伸、内收的位置。（见图 5-3）

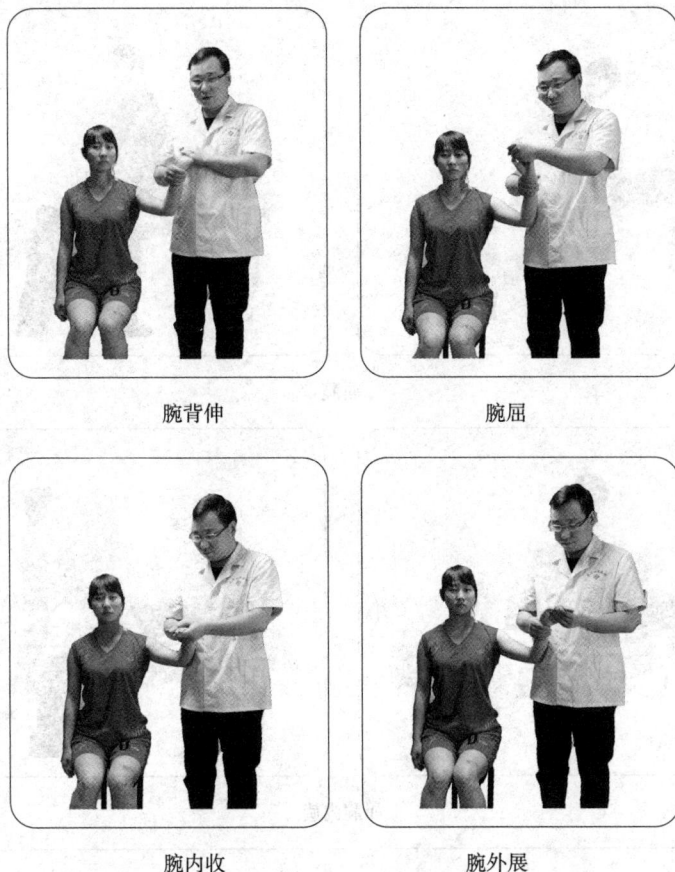

腕背伸

腕屈

腕内收

腕外展

图 5-3 腕关节摇法

注：注意步法，可节省体力。

4. 髋关节

患者仰卧或侧卧，助手立于患者头前扶其肩部。术者半骑马式站立，两手握住踝关节轻轻后拉，作上下左右摇晃。或一手握踝关节上部，另一手按于膝关节上部，膝关节始终保持屈成锐角，作由内向外，或由外向内的运动，使髋关节旋转。（见图5-4）

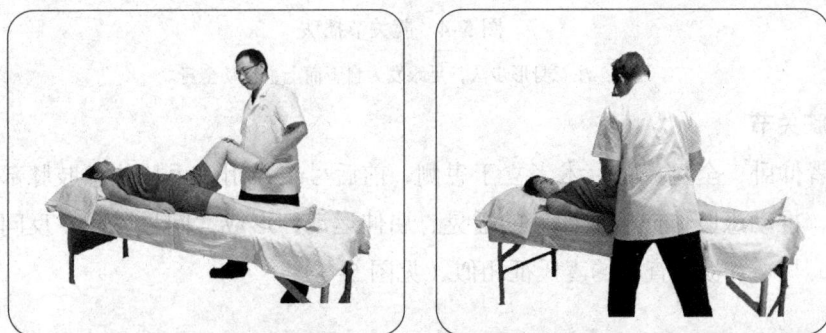

手握踝部，另一手扶住膝部

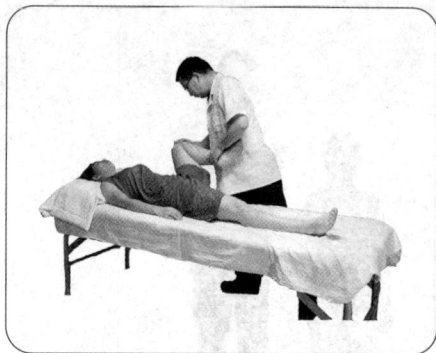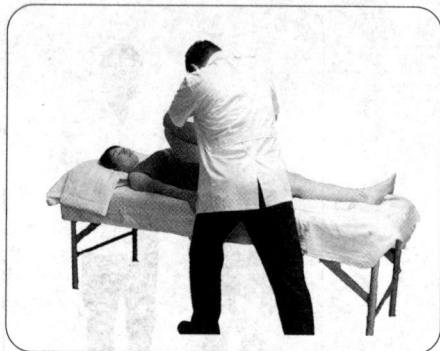

屈髋

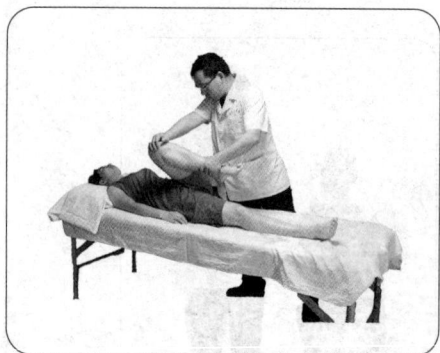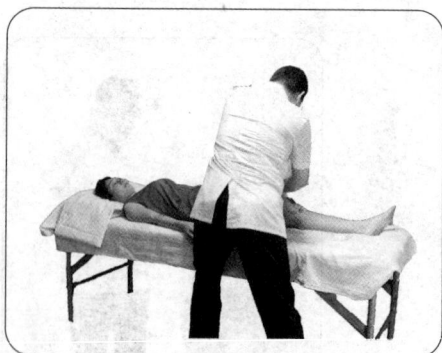

屈髋内旋

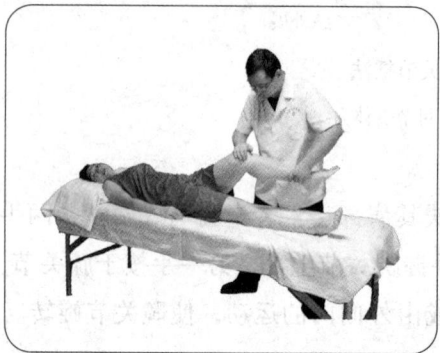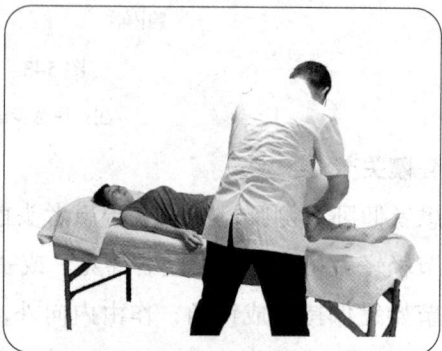

伸髋

图 5-4　髋关节摇法

注：注意身形步法，足跟发力自下而上，带动全身。

5. 膝关节

　　患者仰卧，全身放松。术者立于患侧，前后弓步，用一手扶住患肢膝部，另手握住踝部，推动患肢作向内或向外的摇晃、屈伸运动，形成"问号"和"反问号"的动作轨迹，与半月板检查中的麦氏征相似。（见图 5-5）

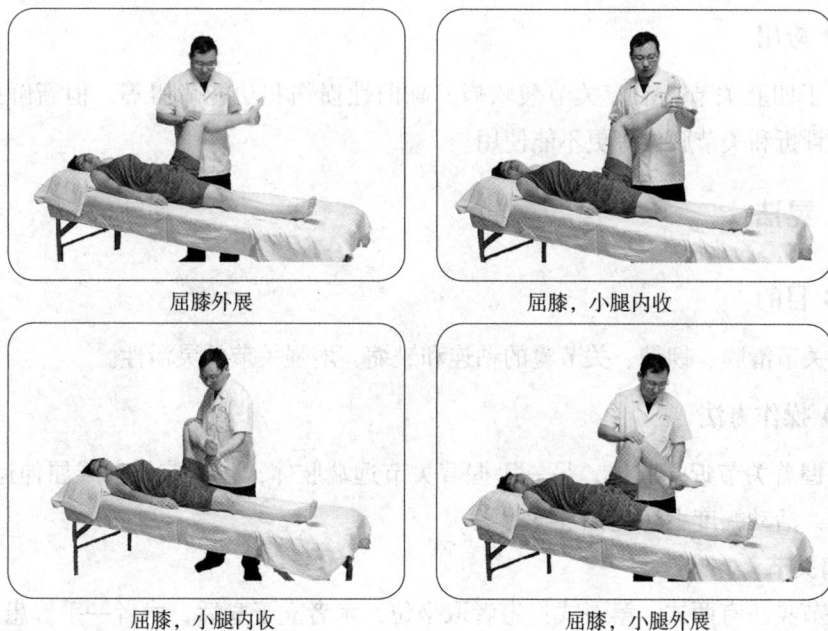

屈膝外展

屈膝，小腿内收

屈膝，小腿内收

屈膝，小腿外展

图 5-5 膝关节摇法

注：注意身形步法，足跟发力带动全身，形似摇橹。

6. 踝关节

患者坐位或卧位，患肢足部悬于床外，下肢放松。术者立于床边，一手握踝部胫骨远端，一手握足部跖骨处，做跖屈、背伸、内翻、外翻、旋转等动作。握足趾影响发力，一般不采用。摇时可发生关节弹响，如果无疼痛可视为正常。（见图 5-6）

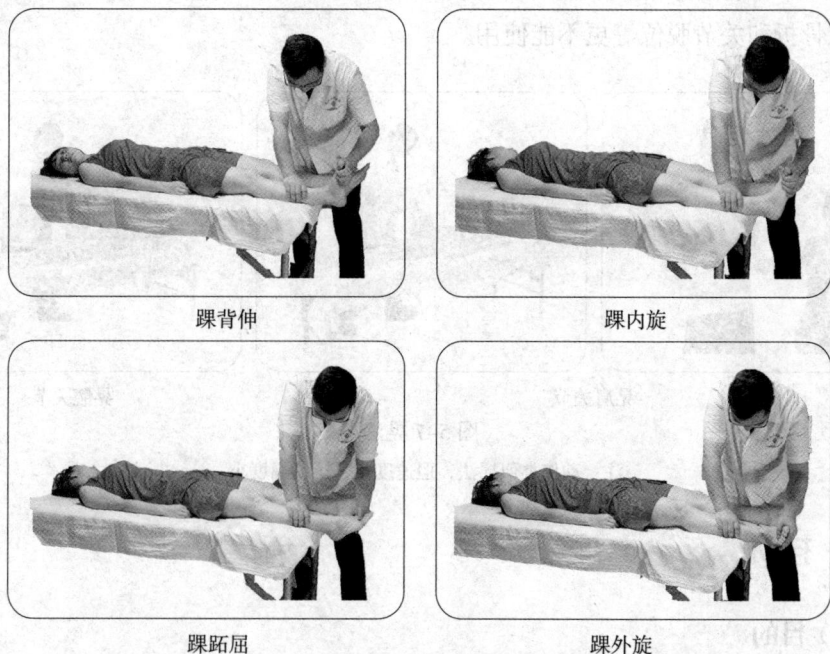

踝背伸

踝内旋

踝跖屈

踝外旋

图 5-6 踝关节摇法

（三）应用

多用于四肢关节，治疗关节酸软痛、陈旧性损伤和功能障碍等，但新鲜撕裂伤，关节附近骨折和关节脱位等更不能使用。

二、晃法

（一）目的

松解关节滑膜、韧带、关节囊的粘连和皱缩，增强关节的灵活性。

（二）操作方法

一手握着关节近端肢体，另一手握着关节远端肢体，作回旋转动或屈伸运动。动作频率快，活动幅度小。（见图5-7）

1. 肩关节

肩关节晃法有两式：第一式：患者取坐位，术者立于身后，术者一手握患肢肘部，使手臂伸直，另一手按着近侧肩头以固定，作肩臂的环绕旋转运动。第二式：患者取坐位，术者立于体侧，一手抓住患肢手腕，伴单臂大回环动作。

2. 髋关节

髋关节晃法：患者取卧位，术者手握住患肢踝部，作环转运动。

（三）应用

多用于四肢关节，治疗关节酸软痛、陈旧性损伤和功能障碍等，但新鲜撕裂伤，关节附近骨折和关节脱位等更不能使用。

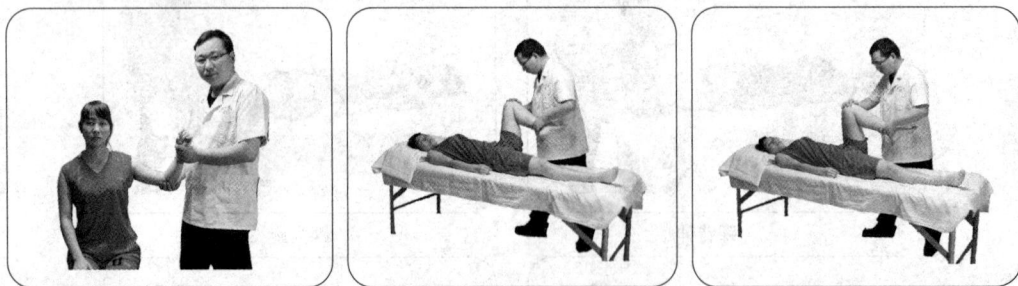

晃肩关节　　　　　　　　　　　　　　　　　　　　晃髋关节

图5-7 晃法

注：动作类似摇法，但速度快，运动幅度小。

三、抖动

（一）目的

快速抖动，致细小粘连松解。

（二）操作方法

抖动适用于以下部位。操作时患者要充分放松，肌肉松弛。抖动前，术者先将患者肢体牵拉起来，在需要抖动的关节处放松弯折，使力量在此处集中，以利于抖动的效果。术者用巧劲而不用猛力，抖动的幅度渐增，避免患者有不适的感觉。

1. 上肢

患者坐位，手放松自然下垂。术者握住患肢手部，足跟有节律地发力向上带动腰肩至手，将力量传递至患肢，达到需要抖动的关节处。抖动的频率可根据患者的感受而调整，以患者感觉舒适为宜。（见图5-8）

2. 腕部

患者坐位，手放松自然下垂。术者双手握腕部桡骨远端，利用患手的惯性，有节律地上下的柔和抖动。

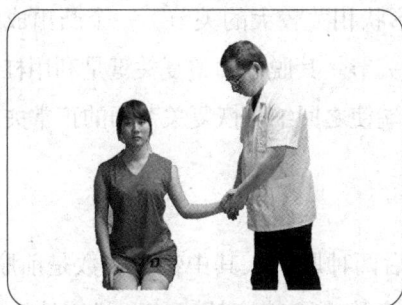

握住患肢手

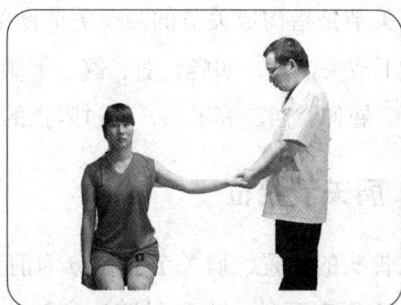

拉直患肢

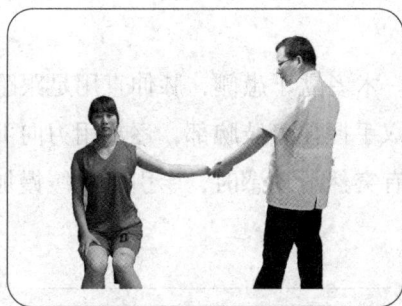

足跟发力带动全身，传递至患肢

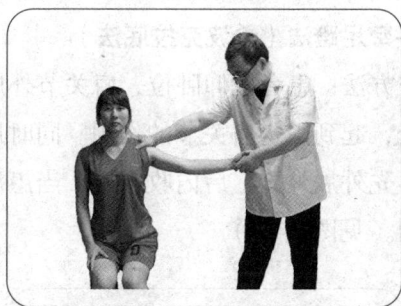

可用手固定患肢肩部抖动

图5-8 上肢抖动

注：足跟发力带动全身，传递至患肢。

（3）下肢和腰部：患者取仰卧或俯卧姿势，医生双手握着患肢踝部，提起下肢抖动。抖动腰部时，需要将下肢拉起，使患者腰部后伸形成折角，此为抖动力量集中处。（见图5-9）

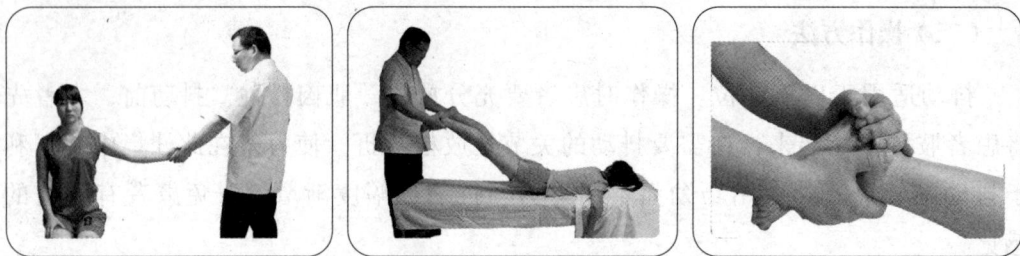

图 5-9　下肢抖动

注：将患者拉起，其身体弯折处即为力量集中处。

（三）应用

多用于四肢关节，常与摇晃法联合应用，以取得协同的效果。

第三节　球窝关节的手法

球窝关节是指构成关节的两个关节面的形状相关较大的关节，一个凸出成关节头，另一个凹下成关节窝，如肩、肘、髋、下颌等关节。其脱位的整复关键是利用杠杆原理，通过牵引、屈伸、回旋等手法，绕过阻挡的骨端使之回纳，恢复关节面的正常关系。

一、肩关节脱位

按肱骨头的位置，肩关节脱位分为前、后两种脱位，其中绝大多数是前脱位。其复位手法主要有两种：手牵足蹬法和挂法，也称为希波克拉底法和科克法。复位后，当即嘱患者活动肩关节进行验证。

1. 手牵足蹬法（希波克拉底法）

操作方法：患者取仰卧位，肩关节外展。术者立于患侧，膝伸直用足跟蹬在患肢的腋窝处，起到固定肩关节的作用。同时用双手握住患肢腕部，逐步用力向下持续牵引患肢，先外展外旋，后内收内旋，当患肩有突然滑动感时，牵引患肢缓慢加压，即复位成功。（见图 5-10）

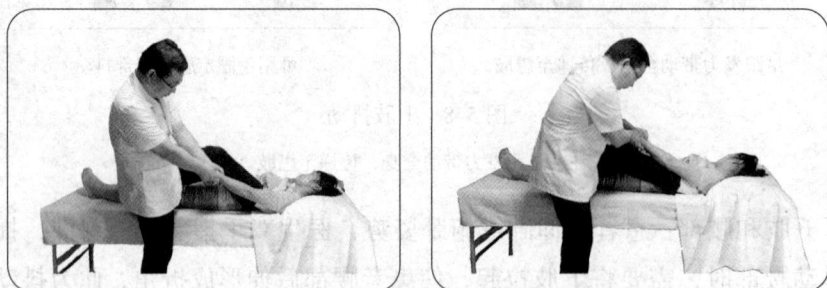

手牵足蹬法

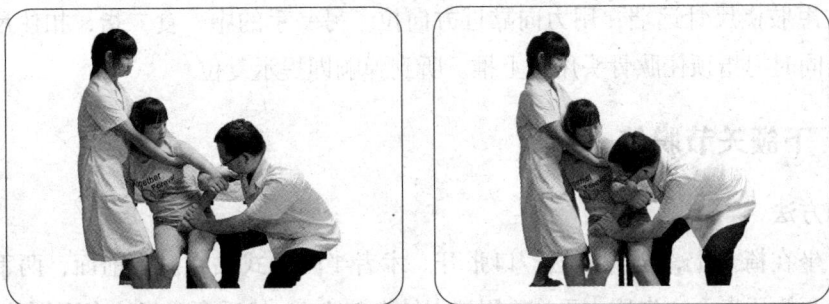

挂法

图 5-10　肩关节脱位复位

2.挂法（科克法）

患者坐位，助手站在患者背后，用双手合拢斜挂住患肩，起固定作用。术者站在患侧，一手握患者手腕上部，另一手握住患者肱骨远端，然后两臂向内下方逐步加力牵拉，听到患肩有突然滑动感时，再向上轻轻推送即复位。（见图 5-10）

二、肘关节脱位

肘关节脱位的操作方法分为单人操作法和双人操作法两种。复位后，术者一手握住患者肘关节，一手捏住桡尺骨远端，轻轻摇晃后再向内搬，使手指触肩即表示复位成功。

1.单人操作法

术者单手握住患肢腕部桡尺骨远端，翻转前臂至中立位。术者另一只手用虎口紧紧握住患肢的肱骨髁上，虎口平对肘横纹，向远离术者的方向推，不要打滑，用豌豆骨部位顶住患肢尺骨的冠突下部，向下用力压，尽量使冠突低于肱骨滑车平面。同时握住腕部的单手向靠近术者的方向牵拉尺骨，将尺骨冠突拉过肱骨滑车，即可听到弹响即复位。（见图 5-11）

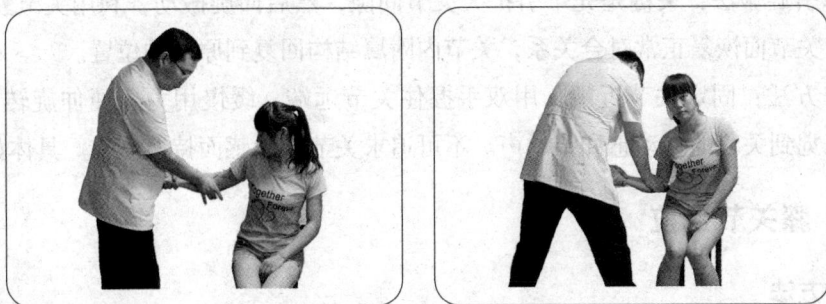

图 5-11　肘关节脱位复位法

2.双人操作法

单人操作失败，或肘部肿痛严重而无法复位时用此法。助手站于患者背后，两手扣住患肢腋部用力向后上方向拉，起到单人操作中推的作用。术者站立于患者前面，一手握住患肢桡尺骨远端，用力向靠近方向拉。另一手的中、食二指，扣住尺骨头用力下拉，同时拇指顶住肱骨头用力上推。听到弹响即提示复位。

三、下颌关节脱位

操作方法

患者坐在椅子上，全身放松，口张开。术者半骑马式站在患者前面，两手拇指放在下颌骨两侧牙齿上，先用力下搬（用消毒纱布垫上），然后两食指按在下颌关节突上，快速推送，两中指用力上托，手法要快而协调，立即使杆挂于臼窝内。挂时，要做到：搬力稍大，猛放，快送。（见图5-12）

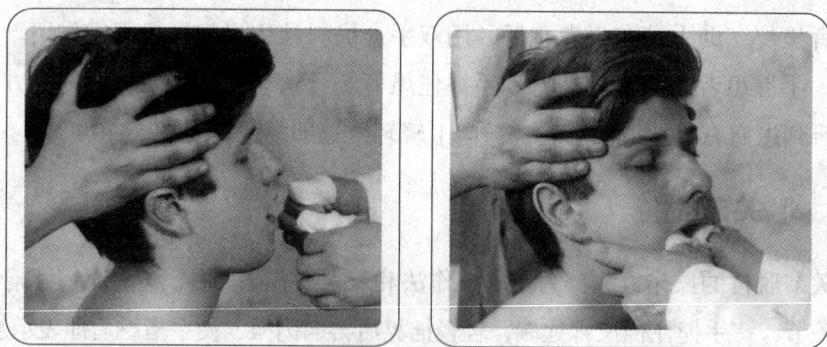

图5-12　下颌关节脱位复位法（此图扈克文先生操作）

第四节　平面关节的手法

平面关节是指构成关节的两关节面形状相对较平的关节，如膝、踝、腕、掌指间关节等。其脱位往往是关节面之间的轻微错位，或是关节内附属结构的错位。其复位方法是牵引旋搬法，关键是先牵引扩大关节间隙，然后回旋搬动，利用关节囊和滑膜应力，使关节面恢复正常对合关系，关节内附属结构回复到原有的位置。

操作方法：固定关节近端，用双手握住关节远端，缓慢用力作屈伸旋转等活动，有时可感觉到关节的错动感和错动声。不可追求关节错动感而持续操作。具体如下：

一、膝关节错位

操作方法

过伸痛或过屈痛是诊断半月板错位的方法。患者仰卧位，助手按在患者的双侧髂前上棘以固定患者躯体。术者立于患侧，一手握住患肢踝部，并使患肢呈屈膝位，另一臂穿过屈膝用力向下牵引患肢，在牵引时回旋搬动患膝3~5次，即可复位。术后嘱患者过伸过屈膝关节，验证复位效果。（见图5-13）

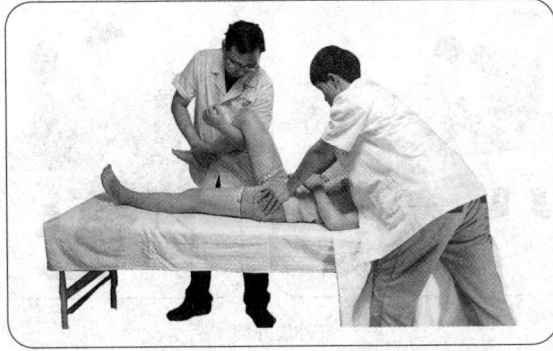

一手固定患肢踝部，一手肘部穿过患肢膝腘部

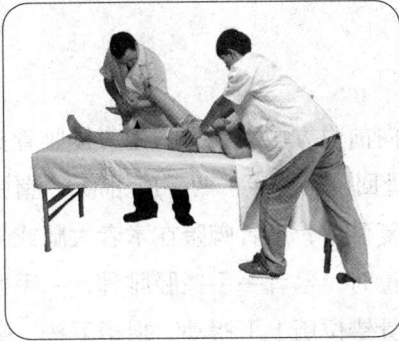

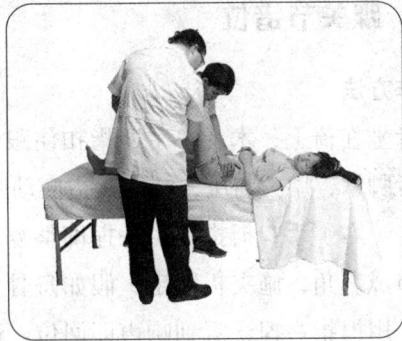

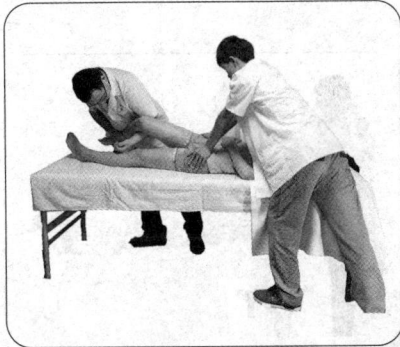

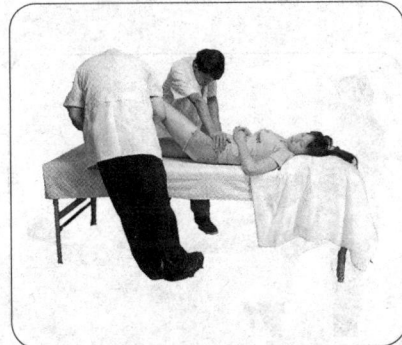

内收内旋

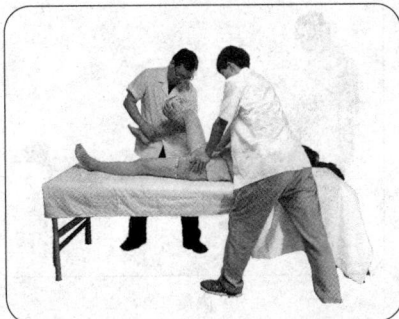

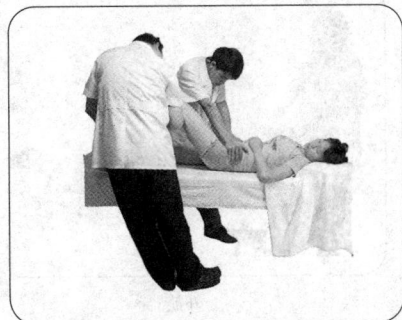

向下拉伸

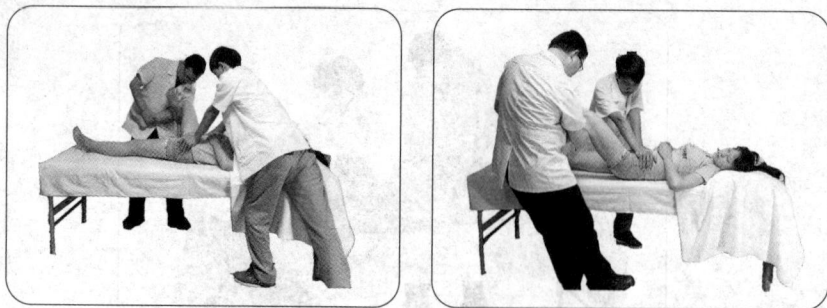

外展外旋

图 5-13 膝关节错位复位法

二、踝关节错位

操作方法

  患者坐在椅上，术者一手四指扣住跟骨向前内方搬动，拇指用力推腓骨头，前臂贴于患者脚掌，用力前压，帮助四指搬动跟骨回位。然后，两手成钳形，握住踝关节，并压住左（右）手，拇指用力一捏即整复。复位后，患者脚蹬在术者大腿或凳上，保持踝关节成直角，施夹板固定。假如舟骨错位时，术者一手握胫腓骨，一手握距骨向上搬动，用拇指一捏，听到响声即回位。骰骨错位用上下搬动，拇指下按，听到响声即复位。（见图 5-14）

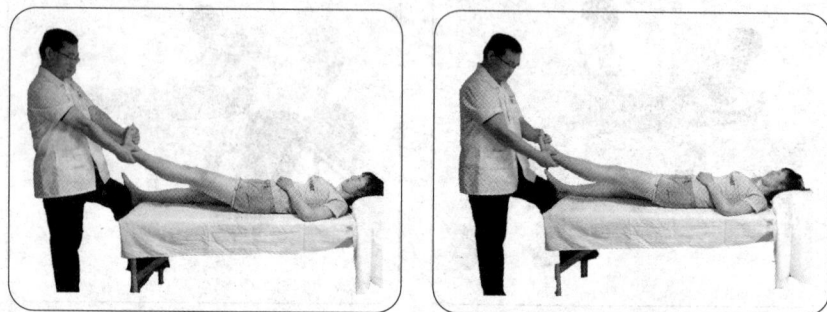

跖屈   背伸

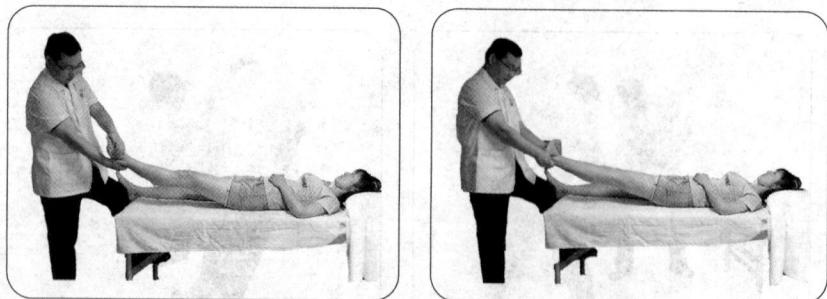

外旋   内旋

图 5-14 踝关节错位复位法

三、腕关节错位

操作方法

术前嘱患者做屈腕、伸腕、内收外展等动作，以确定错位。患者取坐位。术者一手握住患者五指，一手握桡尺骨远端，用力牵引的同时作回旋搬动，有时有关节弹响即复位。术后重复术前检查以验证复位效果。（见图 5-15）

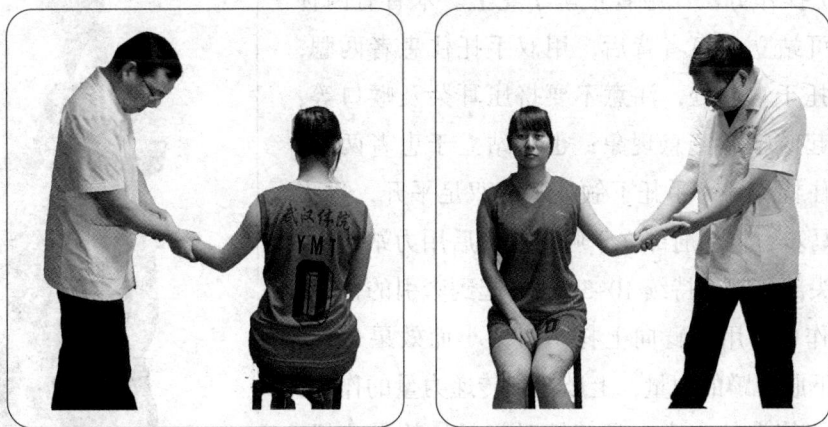

图 5-15　腕关节错位复位法

四、指间关节错位

操作方法

患者取坐位或平卧位，手臂外展放松。术者单手握住患肢手掌，拇指食指二指捏住关节上部；用另一只手握住错位的患肢手指，拇食二指捏住关节处，中指屈着推关节下部，四指在下靠于虎口，向后拉，一般可听到弹响声即复位。让患者自行屈伸 1~2 次，检查复位情况。

第五节　脊柱关节错位复位法

脊柱是由 23 块椎骨构成的，主要起支撑躯干的作用。每个椎骨间均通过关节突关节相连，也称为小关节。

脊柱小关节错位，是常见的疾病，俗称"闪腰岔气""落枕"等。主要表现为突发性的颈部或腰部活动障碍、胸闷等。中医传统手法复位的效果佳，常常是复位即治愈。但在 X 片、CT 和 MRI 等影像学检查中极难发现，因此常常被忽视。

针对脊柱的手法非常多。除了纠正脊柱小关节错位外，还治疗内科妇科等病症，并已形成"整脊"流派，在欧美等国家得到广泛认可。本章节主要介绍脊柱各节段小关节错位后的复位手法，而整脊手法对内科妇科等症的治疗不在此讨论。

一、颈椎关节错位复位法

1.端法

（1）目的：主要用于颈椎拉伸，缓解颈肌痉挛引起的颈椎不稳定。

（2）操作方法：患者正坐于凳上。术者有两种姿势：可站立于患者背后，用双手托住患者两腮，下颌角托于掌心处，注意不要挤压耳朵及喉口等，以免引起咳嗽或窒息现象；也可站立于患者两侧，一手托住枕骨，一手托下颌。术者双足平开，逐步下蹲至马步，将双肘部立于胸前。然后用力站起来，将患者头部托起，持续10~30秒，起到牵引的作用。此法操作中，用双臂向上托举力太小而效果欠佳，应该用下肢起蹲的力量，上肢起到传递力量的作用，这样才能使端的力度大且持续时间长，效果才好。（见图5-16）

（3）应用：主要用于颈部不适、落枕、颈椎反弓等症。

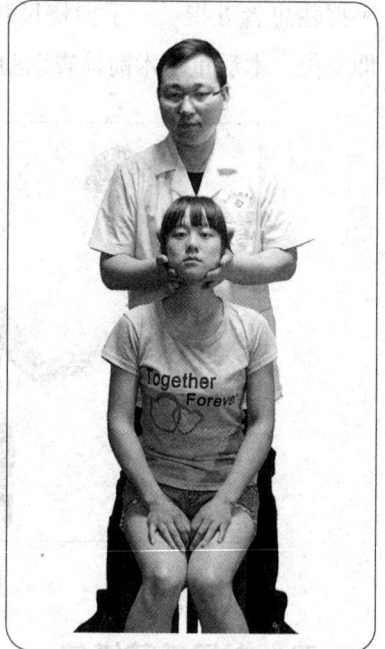

图5-16　颈椎错位复位法——端法

2.搬法

（1）目的：纠正小关节的旋转移位。

（2）操作方法：患者坐在凳上，术者站在患者背后（或左、右两侧均可），先作按摩放松颈部肌肉（头夹肌、头半棘肌、头最长肌、提肩胛肌、胸锁乳突肌）。然后，术者一手托住患者下颌，一手按住枕骨作轻轻地左右前后旋转，最后，再向较痛的一侧搬动（用力不能过大），听到响声，即颈椎回位或肌肉放松（右边痛，则头向右边端；左边痛，则头向左边端；头后仰痛，则头向后端；头俯痛，则将头向前端）。最后再向对侧搬动1次。（见图5-17）

（3）注意事项：当头向前低垂，说话声音低微，面色苍白，则不能动手搬动，必须进行会诊，否则会发生事故。因这时可能脊髓受伤或脑底骨伤而影响大脑。

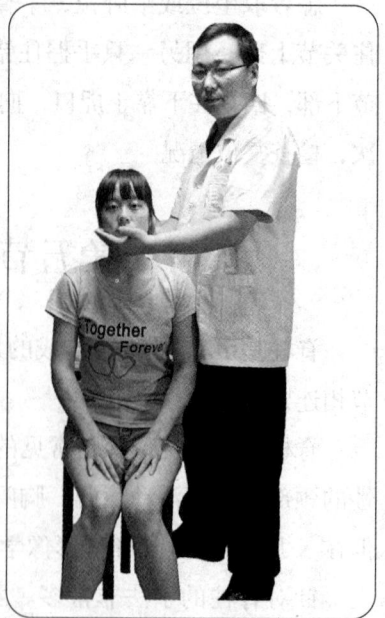

图5-17　颈椎错位复位法——搬法

（4）应用：主要用于颈部不适、落枕、颈椎反弓等症。

3.端搬法

（1）目的：搬法不易纠正时，可先牵引使小关节面相互分离，再搬则易达到效果。

（2）操作方法：将患者头部端起后（同端法），术者的双上肢端起患者头部不动，移动身体重心，调整步伐，带动患者头部向两侧旋转几次，寻机借力朝健侧搬。有时可听见颈椎复位后"咔嚓"声。本手法注意侧搬时不能用力过猛，要借头转动时的惯性，稍加一点力量即可，不能为追求"咔嚓"声而加大力量。（见图5-18）

（3）应用：主要用于颈部不适、落枕、颈椎反弓等症。特别是颈椎错位时间较长，或颈部肌肉挛缩较紧，或小关节局部韧带水肿使关节不易搬动时，可先端法牵引2~3次，然后在端的同时进行搬动。

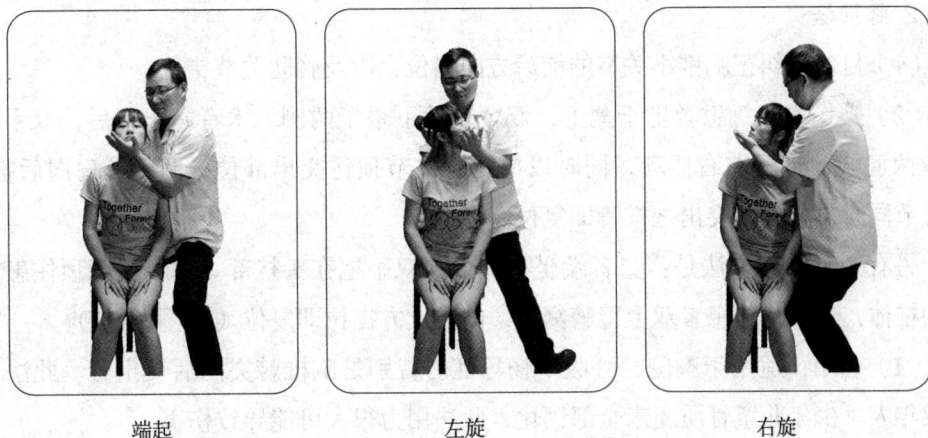

端起　　　　　　　　　左旋　　　　　　　　　右旋

图5-18　颈椎错位复位法——端搬法

二、胸椎关节错位复位法

胸椎小关节包括胸椎的关节突关节、胸肋关节。一般情况下，胸肋关节错位发病率较高，主要表现为胸闷、呼吸不畅等症。胸椎关节突关节错位可表现为胸背部持续性疼痛、不适，活动不利，有时伴有一过性呼吸困难。

1.搬肩法

（1）目的：纠正胸椎小关节的旋转错位。

（2）操作方法：患者坐位于板凳上，双腿并拢放于前方，健侧手臂置于患侧腿外侧，患侧手臂自然下垂。术者站立于患者前面，用双腿夹住患者双腿以固定其躯干，术者的手搭在患侧肩部前部，另一手搭在健侧肩部的肩胛骨部，双手逐步用力，使之患者躯干向患侧旋转。当患者躯干向患侧旋转到极限时，稍加用力使之继续旋转，即可达到复位，大多数时候可听见"咔嚓"声。（见图5-19）

（3）应用：主要用于胸闷、呼吸不畅等症。

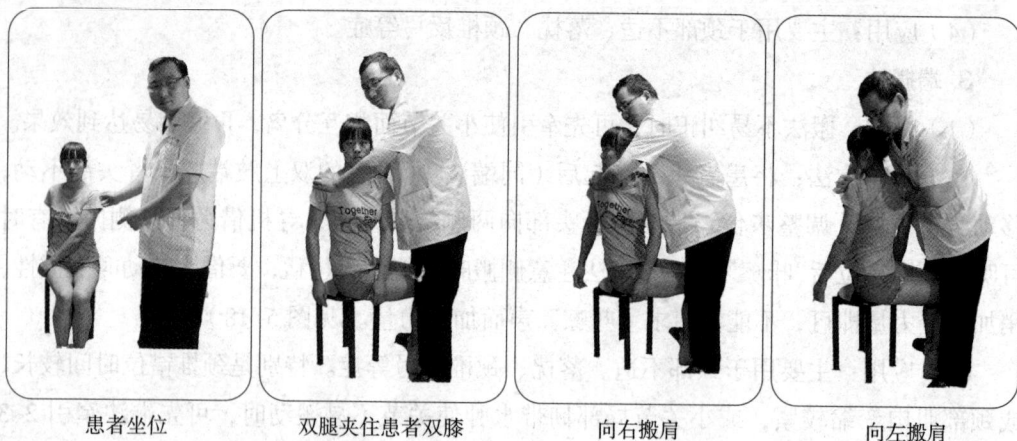

| 患者坐位 | 双腿夹住患者双膝 | 向右搬肩 | 向左搬肩 |

图 5-19　胸椎错位复位法——搬肩法

2. 膝顶法

（1）目的：纠正胸椎小关节的前后方向错位，以及胸肋关节错位。

（2）操作方法：患者坐于凳上，双臂自然下垂于两侧。术者站于背后，双手握住患者两肩峰，轻轻左右摇动，同时以单腿膝关节顶住突出部位，两手拉肩向后挺胸，膝关节同时向前一顶突出之椎骨即复位。

另有一种操作方法是：患者端坐在凳上，双手抱在头枕部。术者用膝顶住患者错位的椎体，双手抱住患者双上臂腋窝处，向后上方提拉即复位。（见图 5-20）

（3）应用：适用于胸闷、呼吸不畅等症。特别是胸椎棘突向后突出者。此法适用于成年人。少年儿童骨质还未全部钙化，此法用力很大可能导致伤害。

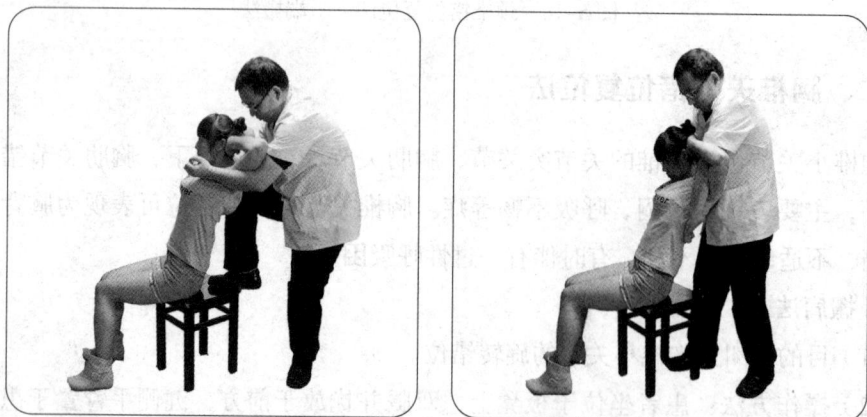

图 5-20　胸椎错位复位法——膝顶法

三、胸肋关节复位法

1. 挤按法

（1）目的：纠正胸肋关节错位。

（2）操作方法：术者双手交叉置于患者胸椎两侧，随着患者呼吸起伏 1~2 次，在呼气末患者胸廓降到最低点时，双手交错向下用力压，可听见"咔嚓"声即复位。从上向下的方向，每 2~3 个胸椎节段分别操作 1~2 次。（见图 5-21）

（3）应用：适用于胸闷、呼吸不畅等症。对长期坐姿伏案工作者的胸背部不适有较好疗效。

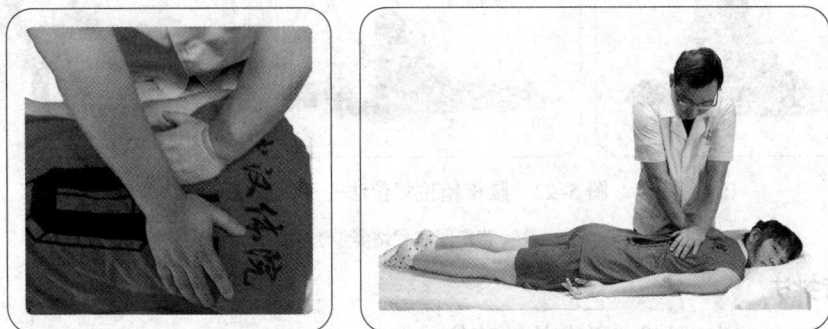

图 5-21 胸肋关节错位复位法——挤按法

2. 垫压法

（1）目的：纠正胸肋关节错位。

（2）操作方法：患者仰卧位，双臂交叉放于身体前方，双肘尽量靠近，全身放松。术者立于身旁，在错位的胸椎节段垫上"U 型枕"。然后压住患者双肘部，缓缓地磨几周后，用力向下压，听见"咔嚓"声即复位。复位时也可用手握空拳代替"U 型枕"。（见图 5-22）

（3）应用：适用于胸闷、呼吸不畅等症。也可用于运动训练后的拉伸康复。

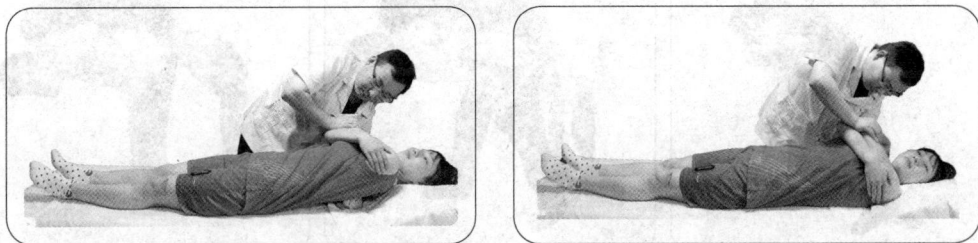

图 5-22 胸肋关节错位复位法——垫压法

四、腰椎关节错位复位法

1. 侧搬法

（1）目的：纠正腰椎小关节旋转移位。

（2）操作方法：患者侧卧于诊断床上，下面的手搭在对侧肩部，上面的手放在身后，下面的腿自然伸直，上面的腿微屈搭在下面腿的踝部。术者立于患者前面，前后斜弓步位站立，用一侧手臂的肘部及前臂顶在患者肩部前方（不能仅顶在肱骨头上），另一侧手臂的肘及前臂压在患者臀部外侧1/2。逐步用力，将患者肩部向外推，臀部向内压，使患者腰部向一侧旋转。先轻轻地摇几次，待患者腰部放松后，稍加用力扭转侧搬，使腰椎复位。有时可听到"咔嚓"声。（见图5-23）

（3）应用：适用于闪腰岔气、腰痛不适者。

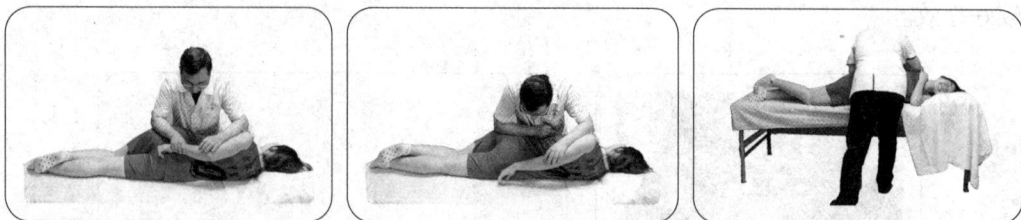

图5-23　腰椎错位复位法——侧搬法

注：背影图注意站姿步法。

2. 背抖法

（1）目的：纠正腰椎小关节旋转移位。

（2）操作方法：术者与患者背对背，双手相互挽紧。术者向前小弓步，让患者仰卧于术者背上，术者用臀部顶在患者错位腰椎的上一节段，然后向前弯腰将患者背起，再将后腿向前迈步呈平开。足跟提踵快速下落，颠抖几次，使错位的腰椎借下半身的重量，自行牵引复位。操作过程中，术者紧紧抱住腰部错位椎骨的上部，不能滑动。提颠时用力要短促、迅速，力度要集中爆发。（见图5-24）

（3）应用：适用于闪腰岔气，腰痛不适者。

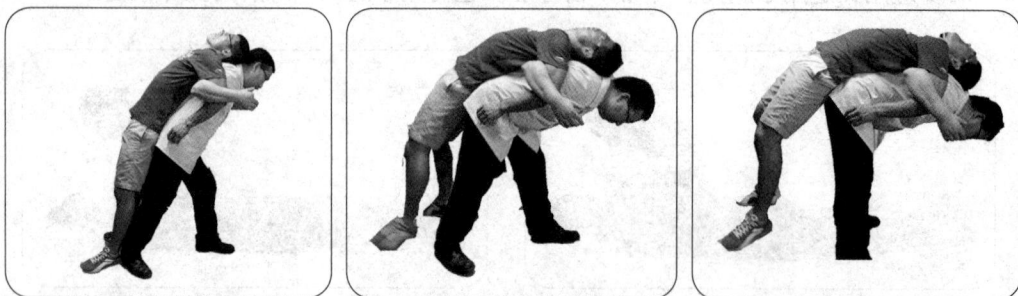

向前一步，让患者靠在身上　　　　　弯腰将患者背起，双足离地　　　　　再上一步，提足抖动

图5-24　腰椎错位复位法——背抖法

五、腰骶关节紊乱复位法

1. 屈膝屈髋旋转法

（1）目的：纠正腰骶关节错位。

（2）操作方法：患者仰卧位，双上肢平放于身体两侧，双侧屈膝屈髋，保持放松。术者双手把住患者一条小腿，前臂压在患者双小腿上，稍用力使身体压在患者双小腿

上。连续操作 3~5 次。注意患者头部尽量平卧，避免膝部碰击头面部。完成后，使患者保持屈髋屈膝位置。术者环抱住患者双小腿，向斜上方扭转 3~5 次；然后再反抱向斜下方扭转 3~5 次。一般可复位。（见图 5-25）

（3）应用：适用于起坐、洗脸刷牙、上床起床、床上翻身过程中疼痛者。

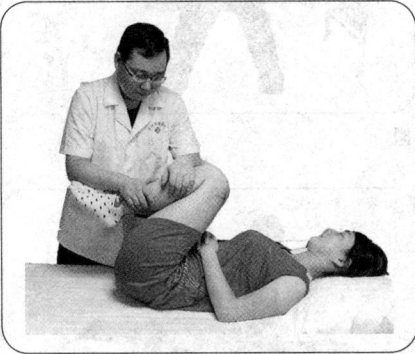

患者屈膝屈髋

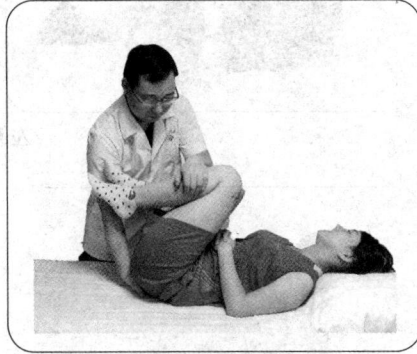

术者单手置于患者骶部

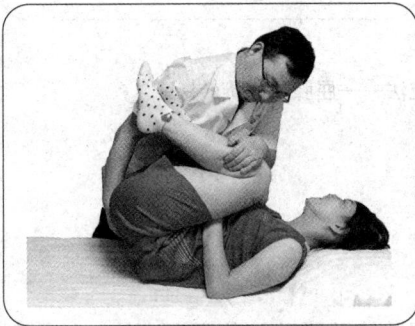

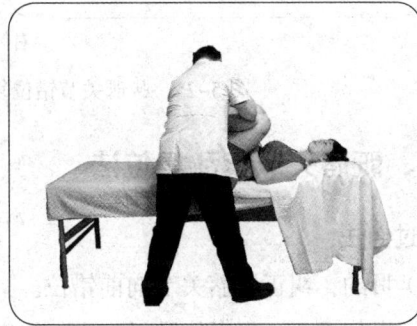

摇腰

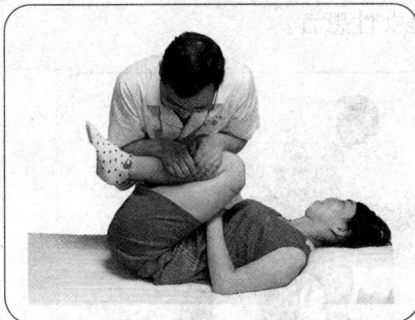

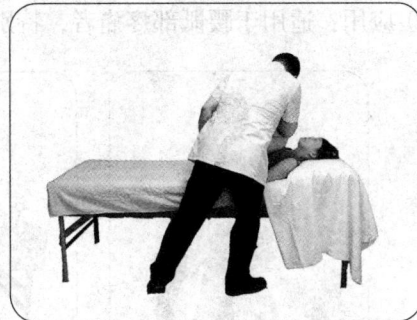

下压

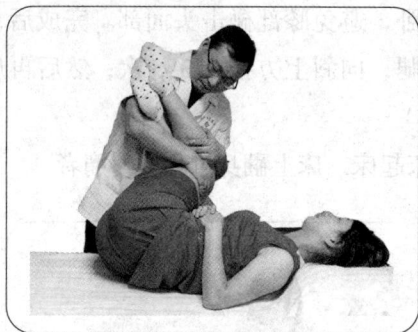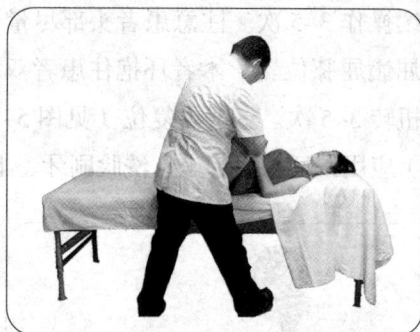

左侧旋搬

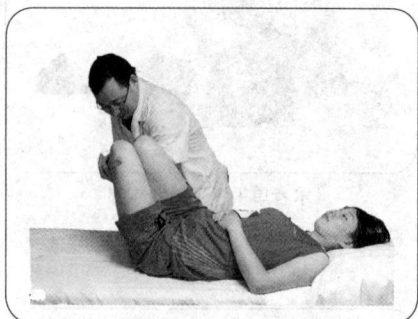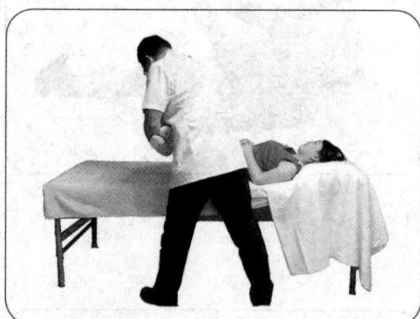

右侧旋搬

图 5-25　腰骶关节错位复位法——屈膝屈髋旋转法

六、骶髂关节紊乱复位法

1. 过伸法

（1）目的：纠正骶髂关节向前错位。

（2）操作方法：患者仰卧于床边，使患侧肢体及骶髂关节置于床外，健侧下肢膝关节屈曲位于床内，骶髂关节位于床沿上方。术者站立于患侧，一手按住健侧膝部，一手将患肢膝部用力向下快速按压，连续操作 3~5 次，直至骶髂关节复位。（见图 5-26）

（3）应用：适用于腰骶部疼痛者，特别是女性患者。

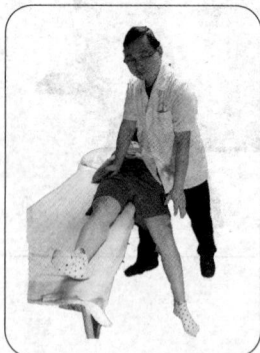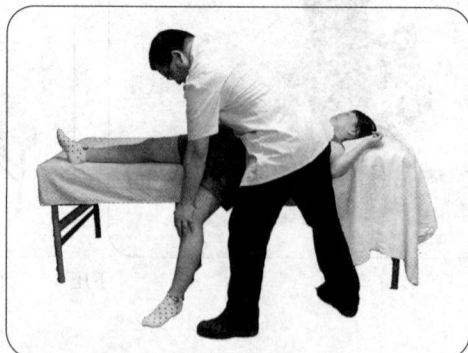

图 5-26　骶髂关节错位复位法——过伸法

2. 屈膝屈髋法

（1）目的：纠正骶髂关节向后错位。

（2）操作方法：患者仰卧位，双上肢平放于身体两侧，患侧单腿屈膝屈髋，保持放松，在其骶骨部垫 U 型枕。术者一手把住其膝部，另一手握住其踝部，稍用力垂直下压。连续操作 3~5 次。注意患者头部尽量平卧，避免膝部碰击头面部。（见图 5-27）

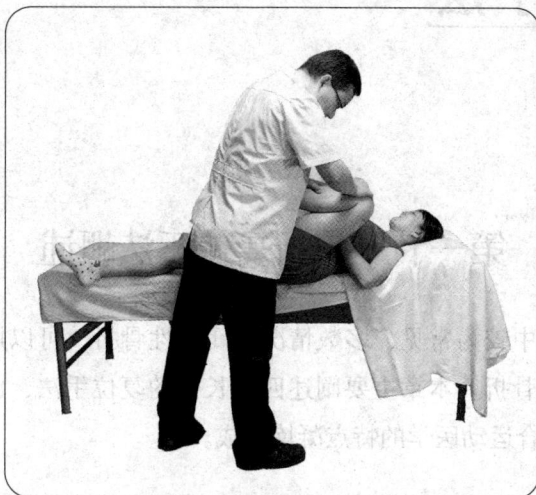

图 5-27　骶髂关节错位复位法——屈膝屈髋法

（3）应用：适用于腰骶部疼痛者，特别是女性患者。

第六章
骨折复位手法

第一节 骨折复位手法概述

骨折在运动医学中较为常见，多数情况是闭合性骨折，可以用手法复位和保守治疗，特别是四肢长骨骨折。本章主要阐述四肢长骨的复位手法，此手法吸纳众多中医传统手法的特长，结合运动医学的特点凝炼而成。

一、骨折复位手法的分类

骨科学中骨折复位的定义是将移位骨折端恢复原来的位置。因此，骨折复位手法的实施对象为骨，其主要目的是结合各骨的特点，纠正骨折端的移位，使其恢复到正常的位置，同时要求避免刺伤血管神经等重要器官，减少周围软组织损伤。

四肢长骨骨折后，主要出现 5 种移位方式：短缩移位、成角移位、侧方移位、旋转移位和分离移位。其中短缩移位和成角移位时，骨的长度会缩短，影响对线；侧方移位和旋转移位时，骨折端的对合面将错开，影响对位；而分离移位时，骨的长度将变长，骨折端分离将影响骨生长。据此，针对性纠正其移位的整复手法操作程序。可归纳为三个步骤：牵引手法、对合手法、挤压手法。牵引手法纠正短缩移位和成角移位，解决对线问题；对合手法纠正侧方移位和旋转移位，解决对位问题；挤压手法纠正分离移位，加快骨生长（见表6-1）。

表 6-1 运动医学手法之骨折复位三步骤

步骤	移位方式	目的	手法
1	短缩移位、成角移位	纠正对线	牵引
2	侧方移位、旋转移位	纠正对位	对合
3	分离移位	纠正分离	挤压

二、注意事项

为使骨折整复手法获得良好结果，减少患者痛苦，在手法操作上应注意下列事项：

（1）复位前要制定备用复位方案。做到实际情况灵活运用。以确切的解剖生理知识为基础，在精确诊断患者骨的移位情况后，根据实际情况，以患者痛苦最小、对患处损伤最小的原则，制定有效地复位方案。

（2）作好复位前的物品的准备。为保证手法复位顺利进行，操作前要准备好绷带、三角巾、棉花、夹板、石膏等，并且要对照健侧肢体先做好。目前还有成熟的一次成型的夹板，以及护具，用于固定，术前应该准备完善。

（3）分散患者的注意力。术者应果断、沉着、敏捷、细致地对待患者，要做到胆大心细。为了减少患者的痛苦和顾虑，术者可施诱导法转移患者的注意力。例如：患者最怕术者用力过大而加剧疼痛，关心患处的严重程度，担心自己的病情的转归等等。因此术者可在边作手法，边交谈或用助手交谈来分散患者的注意力。

（4）熟练地操作正骨手法。正骨手法操作时，需用力较大，但应避免使用暴力或用力过猛；也应防止复位过程中用力失控。所以应尽量利用关节的位置特点，用"巧"力复位。只有熟练地掌握正骨手法，才能对患者正确地施行手术，才会取得很好的疗效，才会杜绝操作不当造成二次损伤。

（5）复位操作时用力一定要缓慢而持续。如同太极中的推手之力，绵沉有力。一是减少患者痛苦，从而减少患者因痛而产生的抵抗；二是防止复位过快导致医源性损伤。

第二节　牵引手法

牵引是为了纠正骨折后，出现的短缩移位和成角移位，骨的长度相对缩短。主要手法有推拉、顶法、端法等。推拉可单独使用，也可同时使用，作用力方向相反，可使骨折断端或脱位后短缩的两骨，恢复正常的长度，至可以纠正侧方移位或旋转移位为止，以利于移位的复位或后续的整复。

一、推拉

1. 操作方法

推法是固定长骨靠近术者的一端后，用手掌握住另一端，向远离术者的方向推动；拉法则相反，固定远离术者的一端，握住骨的近侧端向术者自身的方向拉回，使短缩的骨端推回正常长度。可同时使用推拉的手法，近侧端向术者方向拉，而远侧端向远离方向推。一般情况下，相对固定长骨的近侧端，移动远侧端。（见图6-1）

2. 应用

主要用于前臂双骨折、掌指骨折后的短缩移位和成角移位，是最常用的牵引手法。

二、牵引

1. 操作方法

牵引上肢时，需要两人用腿力合作完成（见图6-2）。而下肢肌肉力量较大，单纯用手牵引不易恢复下肢骨折的长度。因此要以躯体为固定点，双手握住患肢骨折的远端，用力向下牵拉，以恢复患肢的长度，现在多以骨牵引或皮牵引替代。

2. 应用

主要用于肱骨、胫腓骨骨折后的短缩移位和成角移位。

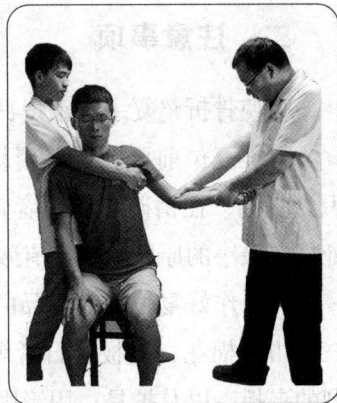

图6-1 推拉
注：术者左手向后拉，右手向前推。

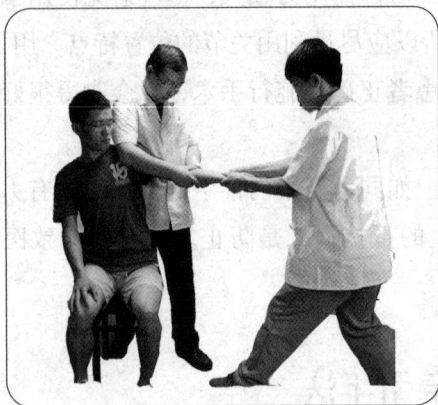

牵引前臂

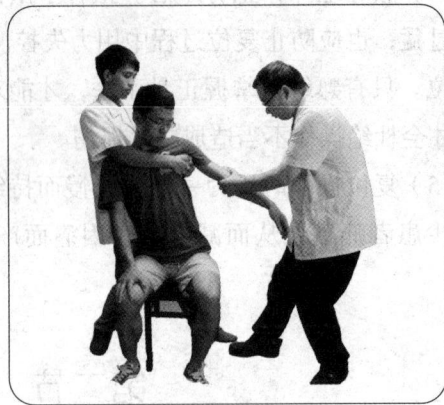

牵引上臂

图6-2 牵引

三、顶搬

1. 操作方法

患者取坐位，双臂自然垂于两侧。术者用膝部顶在患者两肩胛之间的第2胸椎棘突上，双手握住患者双侧肩部肱骨头和肩峰。用力向后搬，以达到牵引双侧锁骨的效果。注意不可为省力，搬患者上臂，以免力量通过肩关节时损耗，并造成肩关节的损伤。（见图6-3）

2. 应用

主要用于锁骨骨折后的短缩移位和成角移位。

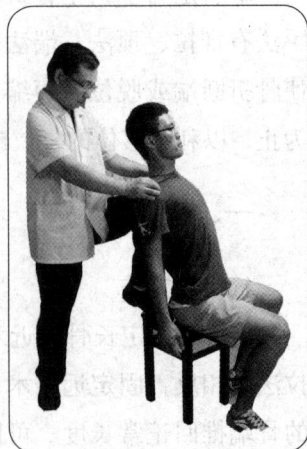

图6-3 顶搬

四、折顶

1.操作方法

患者坐位或卧位，将患肢外展于操作台上。由助手固定骨折的近侧断端，术者以手捏住骨折的远侧端，以上部为支点向上折，分离两骨折端。再将下部的骨折断端达到解剖对位，再以下部为支点向下折，最后对合上部的断端（见图6-4）。此法对骨折断端的挤压较大，可能导致骨折断端新的损伤。因此尽量要求一次成功。多次复位可导致医源性骨折不愈合。

2.应用

在桡骨和胫骨远端骨折时，因骨折远端较小而不易抓住，往往造成复位失败。因此用折顶法以求精确复位。

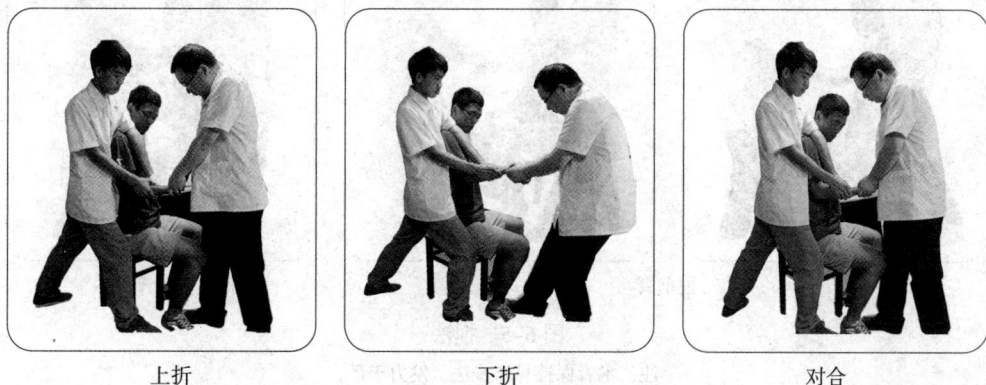

上折   下折   对合

图6-4 折顶

第三节 对合的基本手法

对合是为了纠正侧方移位和旋转移位，主要手法有捏法、按法、提法、顶法、搬法、抱法等。在纠正了短缩和成角移位后，将侧方移位和旋转移位的骨折断端，或脱位的骨恢复到原来的位置。

一、捏法

1.操作方法

用单手或双手的拇指和其余四指（并拢）的指腹在骨折脱位的移位处紧捏对合，以纠正侧方移位。（见图6-5）

（1）肱骨内外髁骨劈及肱骨骨折：如骨折端一端外突出，术者可一手握患肢，一手（或双手）拇指捏骨折端处突出部即可整复。

（2）上肢长骨骨折后，骨折端一端高突时，可令一助手轻拉患肢，另一助手抱腰部，术者一手按患肢骨突上端，一手紧按骨突，即可整复，复位后上好夹板。在按时，患肢下面应铺设柔和的东西，这有助于手法操作，亦能减轻患者痛苦。

（3）股骨、胫骨、腓骨骨劈或斜形骨折的骨折一端高突时，术者两手四指托住骨折端下端，两拇指压住骨凸端用力一捏即复位，也可用两手成钳形，虎口相对，掌心相对，捏骨折高突处，捏后用夹板固定。四肢长骨骨折或肌肉、肌腱受伤时均可施捏法，但在肌肉、韧带上手法要轻，要多滑动着捏。

2. 应用

适用于上肢骨折后的侧方移位，或肘、腕、踝及指（趾）关节脱位。

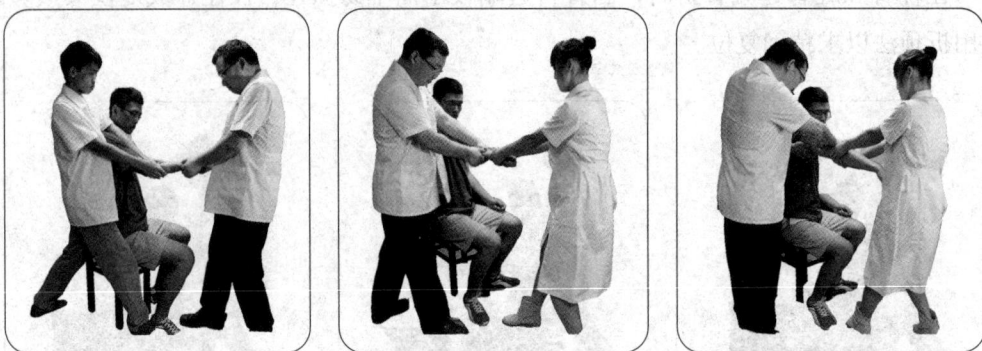

捏前臂　　　　　　　　　　　　　　　　　　捏上臂

图 6-5　捏法

注：术者保持身形步法，发力于足。

二、按法

1. 操作方法

用单手或双手的掌根、掌心、手指（一指或四指）按患处或两端。治疗关节脱位、错位、骨折、骨凹或骨凸。

（1）股骨骨折：术者用两手掌心和手指紧贴患处，按骨凸，听到响声，患者不自觉地一惊即复位。

（2）锁骨骨折：患者坐于凳上，助手站在背后，用膝抵患者 7、8、9 胸椎处，用双手将患者双肩向后搬，以助扩胸和拉开重叠之骨；术者用掌根按其患处，即可整复。复位之后，用绷带纱布团固定。（见图6-6）

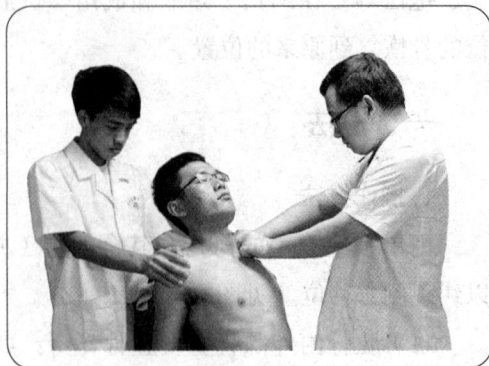

图 6-6　按法

（3）肋骨骨折：肋骨骨折端外突（在左侧或右侧骨突）时，嘱患者仰卧或坐在椅上，术者一手轻推健侧肋骨，一手用掌根轻按骨折端外突处，即可复位。严禁施暴力猛按（因肋内有内脏器官）。对少年患者，可用两手掌根按，对儿童患者，应一手抱住小孩，摸准患处后，用掌根按即可复位。

2. 应用

主要用于肌肉力量较大的下肢骨折后的侧方移位，以及无法捏住的锁骨、肋骨骨折。

三、提法

1. 操作方法

提法是用大拇指和食指（或中指）夹住内陷骨折端向外提，使折端复位。根据病情症状，有时也可用两手拇指、食指夹住骨折两端。此法多用于治锁骨、肋骨、桡尺骨、胫腓骨、掌骨、跖骨等骨折。

（1）锁骨骨折：骨折端一端下凹，一端外凸时，嘱患者坐于凳上，尽力扩胸，术者站在患者前面，一手提骨折端内陷端，一手按骨折端外突端，即可整复。（见图6-7）

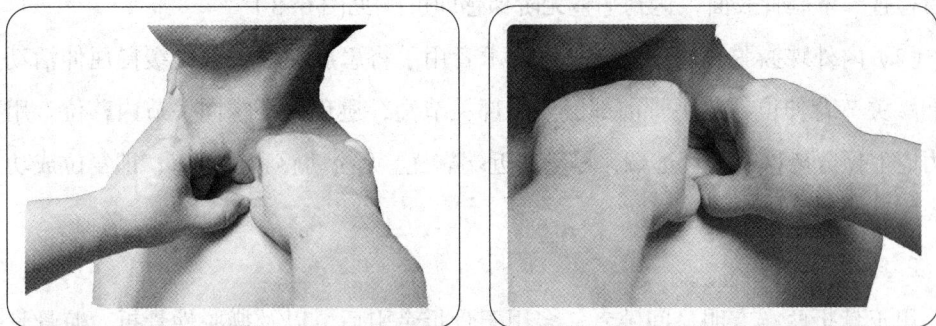

图6-7 提法

（2）肋骨骨折：第五肋骨以下的肌骨内陷骨折时，对体弱者用提法。第五肋骨以上的肋骨骨折端内陷和身体胖者，提患处，即复位。

（3）桡尺骨骨折：骨折端内陷时，可用提法，如果骨折端上端内陷，术者一手提骨折端上端，一手握骨折端下端向内推（配合提推），即可复位。如果骨折端下端内陷，术者则一手握骨折端上端，一手提骨折端下端，即可复位。

（4）胫腓骨骨折：整复手法同桡尺骨。注意事项：如两骨骨折有重叠现象，不能先用提法，应拉后再提，以防止两骨交叉畸形愈合。

2. 应用

主要用于锁骨、肋骨骨折，以及尺桡和胫腓骨骨折的分离。

第四节　挤压手法

某些骨折后出现分离移位（如撕脱性骨折），而且大部分骨折复位过程中，牵引手法都会增大骨折断端之间的间距，这将延缓骨折的愈合。挤压是为了纠正分离移位和复位过程中产生的间距，使骨折两断端之间更加紧密地结合，以利于骨痂生长。主要手法有挤法、叩法等。

一、挤法

1. 操作方法

术者用手把握住骨折两个断端，一般将骨折近端固定，将骨折远端向近侧用力挤压，尽量减少骨折断端的间距。少数骨折部位，如髌骨骨折，则必须固定远端，用近端向远端靠。

（1）髌骨骨折：患者平卧，在患肢跟骨处垫高，使膝关节处于过伸位。术者站立于患肢侧。一手向上抵住远端髌骨，另一手将近端髌骨向远端挤压，使两端完全对合。最后检查一下髌骨表面，达到平整无阶梯感即可。（见图6-8）

（2）内外踝撕脱骨折：患者平卧，术者用手将患肢的踝关节做缓慢屈伸活动，固定在踝关节背伸位，使距骨前部嵌入踝部关节窝，避免内外踝向关节内移位。用拇指用力向上顶分离移位的骨远端，尽量向近端靠拢。无松动感和骨擦感，即复位成功。（见图6-8）

2. 应用

用于骨折两端有明显间隙者。多用于骨折牵引后，以及撕脱性骨折、髌骨骨折等分离移位的骨折。

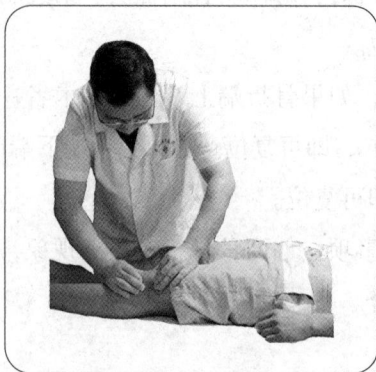

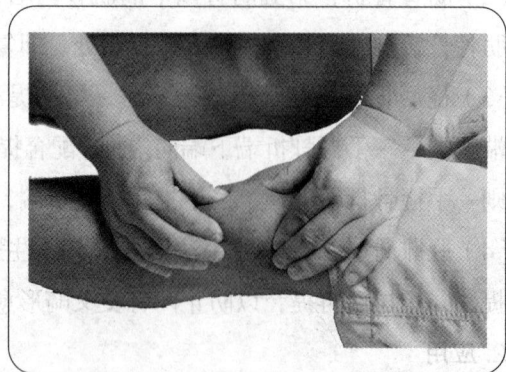

挤髌骨

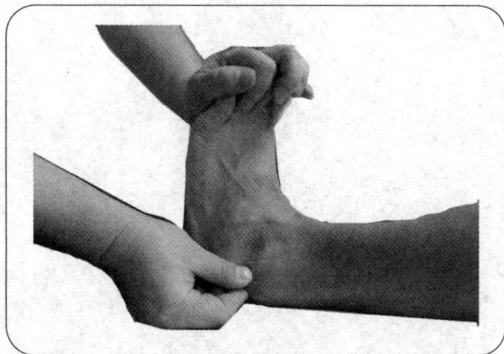

挤外踝

图 6-8　挤法

二、叩法

1. 操作方法

在骨折牵引对合后，术者用一手把握住骨折断端，另一手在骨折远端的关节处轻微叩击5~10次，以患者无明显疼痛为限。

肱骨外科颈骨折：患者坐位或平卧。术者向下牵拉肱骨远端，直至断端对位后，用空拳轻叩肘部，减少两骨端之间的间隙。（见图6-9）

2. 应用

多用于骨折牵引对合后的常规手法，可进一步减小骨折端之间的细微间隙，使之结合更加紧密。如果断端有明显间隙则先用挤法，再用叩法。

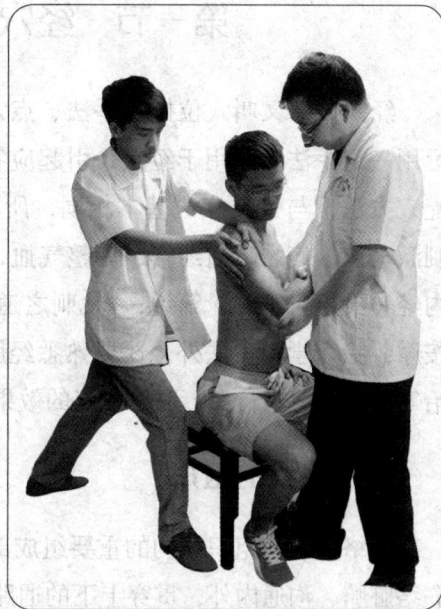

图 6-9　叩法

注：术者左手以掌根叩击患者肘部，
将力量传递到肱骨上。

第七章

经穴手法

第一节 经穴按摩手法的基本穴位

经穴按摩又叫穴位按摩手法、点穴按摩手法、指针按摩手法和指针疗法等。它是运用一定手法，作用于经穴，引起应答性反应，达到防止伤病的目的。其理论基础和配穴方法，与针灸疗法基本相同，所不同的是，以手指运用适当的力量和各种手法，刺激穴位，使之疏通经络，调整气血，故医者对经络穴位应当熟悉，不可不通。《黄帝内经·灵枢·本论》篇说："凡刺之道，必通十二经络之所终始。"因此，要掌握经穴按摩，除需学习手法外，还要熟悉经脉起止部、循行方向、相互衔接和常用穴位的主治等，才能运用自如，取得良好的效果。

一、经络的组成

经络是人体组织结构的重要组成部分，包括经脉和络脉两部分，是人体运行气血、联络脏腑、沟通内外，贯穿上下的通路。经，犹如直行的径路，是经络系统的主干。络，则有网络的含义，是经脉的细小分支。《黄帝内经》载："经脉者，人之所以生，病之所以成，人之所以治，病之所以起。"而经脉则"伏行分肉之间，深而不见，其浮而常见者，皆络脉也"，并有"决生死，处百病，调虚实，不可不通"的特点。经络内属腑脏，外络肢节，行气血，通阴阳，沟通表里内外，网络周布全身。所有的这种关联，使生命有机体的各部分相互联系，相互协调，相互促进，相互制约，从而成为一个统一的、内部协调而稳定，并与外部环境息息相关的有机整体。

经络的组成主要包括：

1. 经脉

经脉可分为正经和奇经两类。

（1）正经有十二。即手足三阴经和手足三阳经，合称"十二经脉"，是气血运行的主要通道。十二经脉有一定的起止、循行部位和交接顺序，在肢体的分布和走向上有一定的规律，同体内脏腑有直接的络属关系，即《灵枢·海论》："夫十二经脉者，内属于脏腑，外络于肢节。"具体地说，心经属于心脏，络小肠；肝经属于肝脏，络于胆；肺经属于肺脏，络于大肠；脾经属于脾脏，络于胃；肾经属于肾脏，络于膀胱；心包经属于心包，络于三焦；胃经属于胃，络于脾；大肠经属于大肠，络于肺；小肠经属于小肠，络于心；胆经属于胆，络于肝；三焦经属于三焦，络于心包；膀胱经属于膀胱，络于肾。

十二经脉是以阴阳来表明它的属性，凡是与脏相连属，循行在肢体内侧的经脉叫作阴经；凡是与腑相连属的，循行在肢体外侧的经脉叫作阳经。同时根据内脏的性质和循行位置，又分为手三阴、手三阳、足三阴、足三阳经。（见表 7-1）

表 7-1　十二经脉的阴阳属性

	阴经	阳经	循行部位
手	手太阴肺经	手阳明大肠经	上肢前线（阴在内、阳在外）
	手厥阴心包经	手少阳三焦经	上肢中线（阴在内、阳在外）
	手少阴心经	手太阳小肠经	上肢后线（阴在内、阳在外）
足	足太阴脾经	足阳明胃经	下肢前线（阴在内、阳在外）
	足厥阴肝经	足少阳胆经	下肢中线（阴在内、阳在外）
	足少阴肾经	足太阳膀胱经	下肢后线（阴在内、阳在外）

说明：足三阴经的循行在内踝上八寸以下，其位置有所变化，即厥阴在前线，太阴在中线。足三阳经循行于躯干的分布位置，阳明行于身之前，少阳循行于身之侧，太阳循行于身之后。

（2）奇经有八条。即督、任、带、冲、阴跷、阳跷、阴维、阳维，合称"奇经八脉"，有统摄、联络和调节十二经脉的作用。

2. 经别

经别是十二经脉别行深入体腔，循行胸腔及腹腔、头部的重要支脉，具有补充十二经脉内外循行联系，加强经脉所属络的脏腑在体腔深部之联系的功能。十二经脉由四肢循行于体腔脏腑深部，上出于颈项浅部，它能补正经之不足。

十二经别的循行特点，可用"离、入、出、合"来概括。十二经别一般从四肢肘膝以上与十二正经分开（只有足厥阴经别是个例外），称为"离"；然后进入体腔脏腑深部，称为"入"；接着浅出体表而上行头项，称为"出"；最后阴经经别合入互为表里的阳经，阳经经别合于本经经脉，称为"合"。这样，十二经别按阴阳表里关系两两相合为六对，称为"六合"。

3. 络脉

络脉是经脉的分支，有别络、浮络、孙络之分。别络是较大的和主要的络脉。十二经脉与督脉、任脉各有一支别络，再加上脾之大络，合为"十五别络"。浮络是循行于浅表部位而常浮现的络脉，孙络是最细小的络脉，它们主要是加强各部联系和网络经脉不及的部分。

4. 经筋和皮部

是十二经脉与筋肉和体表的连属部分。

（1）经筋是十二经脉之气"结、聚、散、络"于筋肉、关节的体系，是十二经脉的附属部分，所以称"十二经筋"。经筋有联缀四肢百骸、主司关节运动的作用。

（2）全身的皮肤是十二经脉的功能活动反映于体表的部位，也是经络之气的散布所在，所以把全身皮肤分为十二个部分，分属于十二经脉，称"十二皮部"。众所周知，皮肤是机体的最外一部分，也是人体三大免疫系统的第一道防线。皮肤犹如现在网络中使用的防火墙，防火墙可以保护网络安全，防止病毒的侵入；皮肤可以保护机体，抵抗病邪入侵。

二、经络的作用

1. 生理作用

经络有沟通表里上下、联络脏腑器官、运行气血、抗御外邪、保卫机体的作用。人体的五脏六腑、四肢百骸、五官九窍、皮肉筋骨等组织器官各有不同的生理功能，但又共同进行着有机的整体运动。这种相互联系，有机配合，主要是依靠经络系统的沟通作用来实现的。同时，经络又是运行气血的通道，在心气的推动下，使气血周流全身，以营养各组织器官，并发挥抗御外邪、保卫机体的作用，从而维持人体正常的生理活动。

2. 病理作用

经络在病理上与疾病的发生和传变密切相关。当人体正气不足，经络失去正常的功能时，就容易遭受外邪的侵袭而发病。疾病发生之后，病邪常沿着经络自外而内，由表入里地传变。因此，经络在生理上是运行气血的通道，在病理上又是疾病发展传变的通道。同时，经络不仅是外邪由表入里的传变途径，而且也是脏腑之间，脏腑与体表组织器官之间病变相互影响的重要渠道。例如，肝病影响胃，心病移热于小肠等；内脏病变可以反映到体表的一定部位，如胃火引起牙龈肿痛，肝火引起目赤肿痛，胆火引起耳聋、耳痛等。

3. 诊断作用

经络内属脏腑，并在体表有固定的循环部位。因此，内脏病变可以在有关的经脉上反映出来。临床上根据疾病所出现的症状，结合经络的循行部位及其所属的脏腑，用作诊断疾病的依据，如胁肋疼痛多属肝胆疾病；腰痛多属肾病。不同脏腑的病变，也可以在所属经络的某些穴位上出现反应，如肺脏有病，在中府穴有压痛；阑尾炎在阑尾穴有压痛等。此外，根据经络的循行分布规律，也可以作为某些疾病诊断的依据，如头痛一证，前额痛属阳明经；偏头痛属少阳经；头顶痛属厥阴经等。

4. 治疗作用

中医学认为人的五脏六腑通过十二经络组成了一个上下相连、内外相通协调的整体，一个脏腑的疾病可以通过经络和五行的关系影响到另一个脏腑，所以可以通过"五行相生相克"的理论来调治，而中医学治病的最终目的是让人体的内部达到阴阳平衡。经络学说广泛地用于临床各科的治疗，在药物治疗方面，根据某些药物对某些脏腑经络有特殊的治疗作用，因而产生了"药物归经"的理论，对临床用药有一定的指导作用。

5. 预防作用

《黄帝内经》中指出，"经气盛则邪气不入"。因此，临床可以用调理经络的方法预防疾病。经络"行气血"而使营卫之气密布周身，在内和调于五脏，洒陈于六腑，在外抗御病邪，防止内侵。外邪侵犯人体由表及里，先从皮毛开始。卫气充实于络脉，络脉散布于全身而密布于皮部，当外邪侵犯机体时，卫气首当其冲发挥抗御外邪、保卫机体的屏障作用。

三、经脉的循行规律

1. 十二经脉的名称

是根据经脉起止点在手或在足而分为手、足经；根据经脉的主要循行部位而分阴阳、脏腑，如阴经多循行于四肢内侧，阳经多循行于四肢外侧，阴经属于脏，而阳经属于腑，其中阴阳又有三阴三阳之分，即太阴、少阴、厥阴，太阳、阳明、少阳，分别代表阴气或阳气的盛衰。

2. 十二经脉的循行

十二经脉的流注次序是起于中焦，从肺开始而终于肝经，再复由肝上注于肺，如此循环往复，如下文箭头所示：起于中焦，从手太阴肺经→手阳明大肠经→足阳明胃经→足太阴脾经→手少阴心经→手太阳小肠经→足太阳膀胱经→足少阴肾经→手厥阴心包经→手少阳三焦经→足少阳胆经→足厥阴肝经→手太阴肺经。以上流注次序就是气血运行在十二经脉中的次序，如此循环往复，周流不息，以营养全身各处。（见图7-1）

3. 十二经脉的排列

十二经脉也有一定的规律。比如手三阴经在胳膊上的走行，略屈肘，掌心向内时，胳膊的内侧从大（拇）指为肺经，中指指尖为心包经，小指内侧是心经，外侧示（食）指处是大肠经，无名指处是三焦经，小指是手太阳小肠经的起点。

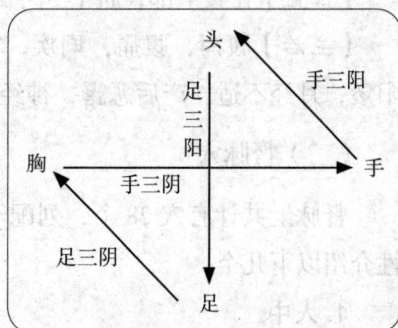

图7-1 十二经脉走向

十二经脉的表里关系和它与脏腑的表里相合是一致的。即脏腑之间一阴一阳、一表一里的关系（如肺和大肠，心和小肠等）是通过经络来联系的。六条阴经与六条阳经的表里关系，除上述走向交接的联系之外，凡是表里相合的经脉在四肢的循行线，都是在内外两个侧面相对位置。如肺经在臂内的桡骨侧，大肠经在臂外的桡骨侧；心经在臂内的尺骨侧，小肠经在臂外的尺骨侧。同时在内脏的循行中，都是互相络属的，阴经属脏络腑，阳经属腑络脏。从而使人体脏腑、经络、表里上下各部，成为彼此相通、互相关联、互相影响的有机整体。人体经络穴位图详见彩插。

四、常用腧穴

（一）任脉穴

任脉上共有穴 24 个，列配于面、颈、胸、腹的前正中线上。仅选择性介绍以下几个。

1. 承浆

【位置】在面部，下唇之下，颏唇沟与前正中线相交处。

【主治】面肿，牙痛，口腔溃疡，牙关紧闭，口眼歪斜，半身不遂，癫痫等。也是针刺麻醉穴之一。

2. 中脘

【位置】在腹上部，胸骨剑突尖与脐连线之中点处。即脐上 4 寸。

【主治】腹胀，腹痛，吐酸，呕吐，腹泻，便秘，急性胃肠炎，霍乱，黄疸，疳疾，失眠，头痛，脏躁，癫狂，高血压，呃逆，哮喘，恶阻，子宫脱垂，中风等。

3. 气海

【位置】在前正中线上，脐下 1.5 寸处。

【主治】腹痛，泄泻，便秘，遗精，月经不调，崩漏，带下，痛经，水肿，中风，疝气。

4. 关元

【位置】在腹下部，脐下 3 寸处。

【主治】腹泻，腹痛，痢疾，霍乱，脐下绞痛，腹胀，脱肛，尿频，遗尿，遗精，阳痿，月经不适，产后恶露，神经衰弱，高血压，小儿单纯性消化不良等。

（二）督脉穴

督脉上共计有穴 28 个，列配于头、面、项、背、腰、骶部之后正中线上。现选择性介绍以下几个。

1. 人中

【位置】在面部鼻中隔下方人中沟上 1/3 与下 2/3 交界处。

【主治】晕厥，昏迷，癫狂，急惊风，精神病，中风，急性腰扭伤。也是针麻要穴之一。

2.上星

【位置】在头前部正中线入前发际1寸处。

【主治】头痛，目痛，鼻塞，鼻衄，面部红肿，热病无汗等。

3.百会

【位置】头顶正中线与两耳尖连线的交点处。

【主治】眩晕，头痛，中风，昏迷，半身不遂，鼻塞，耳闭，健忘，神经衰弱等。

4.大椎

【位置】第七颈椎与第一胸椎棘突之间。

【主治】颈、背痛，咳嗽，哮喘，癫痫，发热，神经衰弱，小儿惊厥等。

5.腰俞

【位置】骶部后正中线骶中部下方凹陷处。

【主治】腰骶痛，下肢麻木，痔疮，疟疾，月经不调等。

（三）手太阴肺经穴

本经上有11穴（左右对称共22穴）。配列于前胸外上部至上肢掌面桡侧。现选择性介绍以下3个。

1.云门

【位置】胸部上外方，锁骨下肩胛骨喙突内的凹陷处。

【主治】肩、胸胁、背痛，咳逆，哮喘，胸中烦满，颈淋巴结核等。

2.尺泽

【位置】肘部掌侧面，肘掌侧横纹桡侧端处。

【主治】肩、胁、臂痛，哮喘，咳嗽，鼻衄，咯血，小儿惊风，遗尿，妇女闭经等。

3.鱼际

【位置】手掌侧面，拇指掌着关节与腕掌关节之中点处。

【主治】指痛，指肿，胸背痛不得息，伤风，咳嗽，头痛，发热，无汗，乳腺炎等。

（四）手少阴心经穴

本经上有9穴（左右对称共计18穴）。其中8穴配列于上肢掌侧面的尺侧，1穴在侧胸上部。现选择性介绍以下2个。

1.极泉

【位置】在腋窝、喙肱肌与肱三头肌之间的凹陷处。

【主治】胁下满痛，肩臂不举，臂肘酸痛，胃痛，干呕，乳汁分泌不足。

2.神门

【位置】在腕部腕掌侧横纹尺侧1/3段中点处。

【主治】手臂酸痛，心血管系统疾患，脑神经病症和消化系统病证。

（五）手厥阴心包经穴

本经9穴，左右对称共计18穴。其中8穴配列于上肢掌面的正中线上，1穴在前胸上部。现选择性介绍以下2个。

1. 天泉

【位置】上臂前面平齐腋前纹头下2寸处。

【主治】臂内侧痛，胸胁背胀痛，心痛，咳逆等。

2. 内关

【位置】在前臂掌面下段腕掌横纹上2寸，掌长肌腱与桡侧腕屈肌腱之间。

【主治】手指痛，上肢痛，胸痛，失眠，头痛，胸闷，心绞痛，胃痉挛，昏迷等。

（六）手阳明大肠经穴

本经20穴（左右对称共40穴）。其中15穴配列于上肢背面的桡侧，5穴在颈、面部。现选择性介绍以下几个。

1. 合谷

【位置】在第一、二掌骨之间，靠近第二掌骨体的中点处。

【主治】一切头面诸症，如眼、耳、鼻、口腔、咽喉等病症，此外还主治晕厥，急惊风，无脉症，高血压，心绞痛，破伤风，精神病，荨麻疹，难产，乳少，闭经，小儿麻痹后遗症，小儿舞蹈症等。也是针麻要穴之一。孕妇慎用本穴。

2. 曲池

【位置】肘部桡侧，肘屈至90°，肘横纹头与肱骨外上髁之间的中点处。

【主治】肘痛，肩臂痛，上肢关节痛，半身不遂，肠炎，痢疾，吐泻，头痛，眩晕，哮喘，咳嗽，耳闭，失聪，伤寒，丹毒，神经衰弱，高血压等。

3. 肩髃

【位置】在肩端肩峰与肱骨大结节之间的凹陷处。

【主治】肩痛，臂痛，上肢瘫痪，落枕，甲状腺肿等。

4. 迎香

【位置】在面部鼻唇沟的上段，横平鼻翼的凸出处。

【主治】面部蚁走感，面痒痛，鼻塞，鼻衄，口眼歪斜等。

（七）手太阳小肠经穴

本经19穴（左右对称38穴），其中8穴配列于上肢背面的尺侧，11穴在肩、颈、面部。现选择性介绍以下几个。

1. 前谷

【位置】在小手指尺侧第五掌指关节前下方之凹陷处。

【主治】手指痒麻，掌指关节红肿，指痛不能握拳，前臂酸痛，热病闭汗，耳鸣目翳，鼻塞喉痹，产后无乳等。

2. 养老

【位置】在前臂背面尺侧的下段腕上 1 寸处。

【主治】腕部及前臂疼痛，肘部、肩带酸麻冷痛，腰痛，呃逆，落枕等。

3. 天宗

【位置】肩胛冈下缘正中与肩胛下角连线的上 1/3 与下 2/3 交界处。

【主治】肩胛部酸痛，颊颌肿痛，臂肘疼痛，落枕。

（八）手少阳三焦经穴

本经 23 穴（左右对称共 46 穴），其中 13 穴配列于上肢背面的正中线上，10 穴在颈、头侧部。现选择性介绍以下几个。

1. 外关

【位置】前臂背侧下段腕背横纹上 2 寸，尺、桡骨之间处。

【主治】手指手腕痛，前臂屈伸障碍，上肢筋骨疼痛，瘫痪，头痛，牙痛，感冒发烧，急惊风，高血压，小儿麻痹后遗症等。是针麻要穴之一。

2. 耳门

【位置】在面部耳前方耳屏上切迹前方之凹陷处。

【主治】耳鸣，耳痛，耳聋，耳流脓，牙痛等。

3. 丝竹空

【位置】在面部眉外侧端之凹陷处。

【主治】偏头痛，目眩，眼红肿疼痛，羞明流泪，电光性眼炎，视神经萎缩等。

（九）足阳明胃经穴

本经 45 穴（左右对称共 90 穴），共中 15 穴配列于下肢的前列于下肢的前外侧面，30 穴在腹侧、胸部和头面部。现选择性介绍头以下几个。

1. 气户

【位置】在胸上部，乳头线上端，锁骨与第一肋骨之间的凹陷处，距前正中线 4 寸。

【主治】胸背痛，胸胁支满，喘急，呃逆等。

2. 髀关

【位置】在大腿前面，髂前上棘下 4 寸，或髌底外侧端上 12 寸处。

【主治】腰痛，膝寒，股内筋紧，不得屈伸，下肢麻木等。

3. 梁丘

【位置】在大腿下段髌骨外上缘上 2 寸凹陷处。

【主治】膝关节疼痛，股、腰部疼痛，乳痛等。

4. 犊鼻

【位置】在膝关节髌骨下髌韧带外侧凹陷中。又叫外膝眼。

【主治】膝关节肿痛发炎，难蹲起，脚气等。

5. 足三里

【位置】在小腿前外侧上部，犊鼻穴下 3 寸，胫骨前缘外侧一横指处。

【主治】膝部肿痛，腰腿酸痛，下肢冷痛麻木，腹痛，肠鸣，便秘，痢疾，高血压等。

（十）足太阳膀胱经穴

本经 67 穴（左右对称共 134 穴），其中 49 穴配列于头面部，项部和背腰部之督脉的一侧，余 18 穴则配列于下肢后面的正中线上及足的外侧部。现选择性介绍以下几个。

1. 肺俞

【位置】在背上部第四胸椎棘突旁开 1.5 寸处。

【主治】背腰强直疼痛，胸闷气短，痰涎壅塞，喘息咳嗽，肺疾，肺结核等。

2. 心俞

【位置】在背中部第六、七胸椎棘突之间旁开 1.5 寸处。

【主治】肩背疼痛，半身不遂，心胸烦闷，心气不足，气喘，呕吐，咯血，心绞痛，冠心病，神经衰弱等。

3. 肝俞

【位置】在背下部第十、十一胸椎棘突之间旁开 1.5 寸处。

【主治】肝痛，黄疸，急慢性肝炎，胆囊炎，腹痛，两胁和胸中急痛不息，视神经萎缩，视网膜出血等。

4. 胆俞

【位置】在背下部第十一、十二胸椎棘突间旁开 1.5 寸处。

【主治】胆疾，口苦，舌干，黄疸，胸胁痛，夜盲症等。

5. 胃俞

【位置】在背下部第十二胸椎棘突与第一腰椎棘突之间旁开 1.5 寸处。

【主治】胃痛，胃寒，腹胀，反胃，胃溃疡，胃下垂，脊痛筋缩，痿证羸瘦，疳积虚劳，闭经等。

6. 肾俞

【位置】在腰部第二、三腰椎棘突间旁开 1.5 寸处。

【主治】腰寒，腰背痛，肾虚，肾炎，肾结石，遗精，阳痿，女子月经不调，痛经，乳少等。

7. 大肠俞

【位置】在腰部第四、五腰椎棘突间旁开 1.5 寸处。

【主治】腰痛，坐骨神经痛，腹胀，肠鸣，小腹绞痛，痢疾，肠痛，便秘，脱肛，阑尾炎等。

8. 小肠俞

【位置】在臀部第一骶椎棘突旁开 1.5 寸处。

【主治】腰骶疼痛，小腹胀满绞痛，腹泻，痢疾，便秘，痔疮，女人带下，盆腔炎等。

9. 殷门

【位置】在大腿后面中部，臀皱横纹中点下 6 寸处。

【主治】腰腿痛不可俯仰、坐骨神经痛、下肢瘫痪、小儿麻痹后遗症等。

10. 委中

【位置】在膝后腘窝横纹中点处。

【主治】膝腿、骶、腰痛，坐骨神经痛，下肢瘫痪，发热中暑等。

11. 承山

【位置】在小腿后面中部腓肠肌肌腹下方人字纹之凹陷处。

【主治】腰背痛、膝肿痛、脚跟痛、坐骨神经痛、下肢瘫痪等。

12. 昆仑

【位置】在外踝与跟腱之间。

【主治】踝痛，腰骶痛，坐骨神经痛，下肢瘫痪等。

（十一）足少阳胆经穴

本经 44 穴（左右对称共 88 穴），共中 15 穴配列于下肢的外侧面，29 穴在臀、侧胸、侧头等部位。现选择性介绍以下几个。

1. 瞳子髎

【位置】在面侧目外眦外侧 0.5 寸处。

【主治】目痒红肿疼痛，角膜炎，夜盲症，青少年近视等。

2. 听会

【位置】在面部耳前方，耳屏间切迹前方与下颌小头颈后方之凹陷处。

【主治】耳鸣，耳痛，耳聋，牙痛，腮腺炎，下颌关节炎等。

3. 风池

【位置】在头后部胸锁乳头肌与斜方肌之间凹陷平耳垂处。

【主治】头晕，后头痛，项强，落枕，眼、耳、口、鼻病等。

4. 环跳

【位置】在大腿上部外侧面，股骨大转子后上方之凹陷处。

【主治】腰胯腿痛，髋关节周围炎，因风寒湿所致之下肢麻痹，神经衰弱，感冒等。

5. 阳陵泉

【位置】在小腿上部前外面，腓骨小头前下方凹陷处。

【主治】膝红肿疼痛，胁痛，下肢脉管炎，足冷无血色，肝炎，胆囊炎等。

6. 悬钟

【位置】小腿外下段，外踝尖上 3 寸，腓骨后缘处。

【主治】外踝扭伤，小腿酸痛，颈项强痛，落枕，急性阑尾炎等。

（十二）足太阴脾经穴

本经 21 穴（左右对称共 42 穴），其中 11 穴配列于下肢内侧面的前份，10 穴配列于侧胸腹部。现选择性介绍以下几个。

1. 三阴交

【位置】小腿下段内侧面，内踝尖上 3 寸，胫骨后缘处。

【主治】下腹痛，月经不调，闭经，痛经，产后腹痛，乳少等。

2. 血海

【位置】在大腿内侧下部，股骨内上髁上 2 寸处。

【主治】膝痛，女子经闭，痛经，崩漏，贫血等。

（十三）足少阴肾经穴

本经 27 穴（左右对称 54 穴），其中 10 穴配列于下肢内侧面的后份，余 17 穴配列于腹胸部任脉侧面。现选择性介绍以下几个。

1. 涌泉

【位置】在足底心凹陷中，在足底前 1/3 与后 2/3 交界处。

【主治】昏迷，晕厥，中暑，足底肌肉痉挛等。

2. 太溪

【位置】足内侧内踝与跟腱之间凹陷处。

【主治】踝部疼痛，足跟肿痛，两腿生疮，神经衰弱等。也是针麻穴位之一。

3. 俞府

【位置】在胸上部，锁骨下方，锁骨与第一肋间的凹陷处。

【主治】胸闷，咳逆，久喘，呕吐，支气管炎，胸膜炎，肋间神经痛等。

（十四）足厥阴肝经穴

本经 14 穴（左右对称共 28 穴），其中 12 穴配列于下肢内侧面的中份，余 2 穴配列于腹部及胸部。现选择性介绍以下几个。

1. 大敦

【位置】在足拇趾末节外侧面中心处。

【主治】阴痒、阴痛，淋痛，疝气，功能性子宫出血，月经过多，腹胀痛，子宫脱垂，嗜睡症等。

2. 期门

【位置】在胸部乳头直下方第六肋间隙中。

【主治】咳逆，哮喘，胸膈膨胀，两肋疼痛，腹胀，吐酸，饮食不下，胃疾，肝炎等。

五、经外穴，新穴

经外穴，是指十四经穴以外的穴位。其中有的穴位虽在经脉上，如印堂位于督脉上，阑尾穴位于足阳明胃经上，但仍归属经外穴。新穴指新发现的穴，新中国成立后研究发现的新穴不下五百多个。下面分别介绍最常用的几个穴。

1. 印堂

【位置】在面部两眉之间中点处。

【主治】头晕，前头痛，鼻、眼病，失眠，高血压等。

2. 太阳

【位置】在面部目外眦上外方之凹陷处。

【主治】偏头痛，牙痛，三叉神经病，眼红肿痛，视神经萎缩，面神经麻痹等。

3. 安眠

【位置】在颈后上部风池穴与耳根连线之中点处。

【主治】失眠，头晕头痛，高血压等。

4. 腰眼

【位置】第三腰椎棘突旁开3~4寸凹陷处。

【主治】急性腰扭伤，腰肌劳损，肾下垂等。

5. 十宣

【位置】在十个手指的指端，距离指甲0.1寸处。

【主治】晕厥，昏迷，休克，高热，中暑，小儿惊厥等。属急救穴。

6. 落枕

【位置】在手背面，第二掌骨与第三掌骨间，掌指关节后0.5寸处。

【主治】落枕，肩臂痛，胃痛等。

7. 肩内陵

【位置】在肩前面，肩髃与腋前线之中点处。

【主治】肩臂疼痛，肩关节周围炎，中风上肢偏瘫等。

8. 膝眼

【位置】在膝部髌骨下髌韧带内侧凹陷处。又可叫内膝眼。

【主治】膝部肿痛，运动障碍，膝关节炎等。

9. 华佗（又名夹脊、脊旁）

【位置】在背部、腰部，第一胸椎至第五腰椎棘突左右各旁开 0.5 寸处。一侧 17 穴。左右对称共 34 穴。

【主治】背腰部、胸胁肋部疼痛，喘鸣、咳嗽、肺结核病。

第二节　郑氏伤科经验穴位

经穴推拿手法中，除了沿用传统的经穴外，还使用了一些独特的穴位。这些穴位具有恒定的部位和一定的主治作用，在中医文献中尚无记载，亦无名称。但在临床治疗中，确实有效果。这些伤科经验穴是郑怀贤教授从长期临床经验中总结出来的，共有 55 个，位置与其他经穴、新穴均不相重复。

这些穴位的所在，均有一定的规律性，如多在肌束之间，或肌肉与肌腱交接处，或肌肉的起止点，或神经干和神经分支出没的部位，或骨的内外缘等，其中有的虽不在十四经脉所过之处，但是，具有共同的解剖学特征。另外，在取穴时，有的穴位表浅，一触即得。有的须用指端避开血管，甚至达肌肉间隙的深部。医者指下有几种不同型的异常感，如菱形、条索状、棉垫样或圆珠流动等特殊感觉。除病人有发麻胀痛等自我感觉外，还有肌肉收缩或神态的微细变化。

一、头部（单侧 10 穴）

1. 鬓角

【定位】太阳穴直上 1 寸，近发际边，此处为颞肌前缘，分布有面神经和三叉神经。

【操作】按，掐。感到同侧面颊和头部胀。

【主治】面神经麻痹，头痛。

2. 耳上

【定位】耳根最高点直上 1 寸，或曲鬓穴直上平悬厘穴处，此处为颞肌后部，皮下有耳颞神经。

【操作】按，掐。感到同侧头部，面部胀。

【主治】项强，面神经麻痹，偏头痛。

3. 耳垂前

【定位】耳垂根部向前一横指，或下关穴与颊车穴连线中点，此处为咬肌后部，分布有面神经。

【操作】按。感到同侧颌面胀，唾液分泌增加。

【主治】下颌关节功能紊乱，口噤不开，牙痛。

4. 颞乳

【定位】颞乳突部，胸锁乳突肌附着点的后缘，或翳风穴后一横指，此处为胸锁乳突肌与头夹肌之间，分布有枕小神经。

【操作】轻按后，感到同侧头枕部和颈部胀。

【主治】项强、头痛。

5. 耳垂下

【定位】耳垂根与颊车穴连线的中点，此处为胸锁乳突肌上端前缘，分布有腮腺、面神经。

【操作】轻按、揉。可致下颌部胀。

【主治】咬肌痉挛，下颌关节功能紊乱。

6. 池旁

【定位】颞乳突隆凸点与翳风穴连线中点，或风池穴前 1 寸，偏上 0.3 寸，此处为斜方肌与胸锁乳突肌上端，分布有枕小神经。

【操作】按。

【主治】偏头痛，落枕，项强。

7. 双灵

【定位】百会穴前外（45°）1 寸处，此处为头皮和帽状腱膜。

【操作】按。感到同侧头部，眼眶胀。

【主治】头昏，头痛，脑震荡后遗症。

8. 府外

【定位】枕后粗隆与风池穴连线中点，或风府穴旁开 1 寸。此处为斜方肌上部的起端，分布有枕大神经。

【操作】向上推。可感到头颈部及向下可反应到肩颈部胀。

【主治】头昏，头痛，项强。

9. 隐池

【定位】风池穴直下 1.5 寸，略偏后。此处为斜方肌上部外缘，深层为头夹肌。

【操作】按。感到头背胀。

【主治】头痛，落枕，项强。

10. 别天

【定位】胸锁乳突肌中上 1/3 交接处的后缘，或天庸穴与天窗穴之间。

【操作】按。感到同侧头颈部胀。

【主治】项强，斜颈。

二、上肢（单侧 17 穴）

1. 肩三对

【定位】从颈根（颈肩交界处的横纹）到锁骨肩峰端分作三等分，每等分之中点分别向前后各 1 寸处，共 3 对。

【操作】单穴用按、弹，前后，对应两点对掐。可感到同侧肩颈部和耳后、头部、颞乳突部胀，还可反应到胸部和三、四、五指胀感。

【主治】肩周炎，落枕，颈椎痛，胸部挫伤。

2. 冈下 1

【定位】肩胛冈中内 1/3 交接处，向下 1 寸凹陷中或秉风穴下 1.5 寸，再向内 0.5 寸处。此处为斜方肌与三角肌后方，其深层有冈下肌，分布有副神经和肩胛下神经。

【操作】按、弹。可感到同侧肩臂和上臂胀，可反应到四、五指有胀感。

【主治】肩周炎、肩背部外伤性疼痛和功能障碍。

3. 冈下 2

【定位】肩胛冈中外 1/3 交接处，向下 1.5 寸，或臑俞穴与天宗穴连线中点向外 0.5 寸。此处为三角肌后部的终点，深层为冈下肌和小圆肌，分布有腋神经，与肩胛上神经的分支。

【操作】推、揉。可感到同侧肩颈部胀，可反应到手掌和小指。

【主治】肩周炎、肩胛部和肩关节软组织损伤。

4. 肩背

【定位】自腋后缝尽头，向肩峰方向直上 1 寸，或肩髎穴与肩贞穴连线的中点。此处为三角肌，大圆肌和背阔肌，分布有肩胛上神经和胸背神经。

【操作】运、推。可感到肩关节胀，可反应到四、五指胀。

【主治】肩周炎、肩关节损伤及其后遗症。

5. 肩喜

【定位】肩胛骨喙突外 1 寸，或中府穴外开 1.5 寸处。此处浅层为三角肌前分，深层为肱二头肌，分布有腋神经和肌皮神经。

【操作】推、拿、运。可感到肩关节和胸部有胀感。

【主治】肩周炎、肩部和上臂损伤，胸部挫伤。

6. 肱双

【定位】肱骨外上髁直上 6 寸，或天府穴外后 3 寸，本穴分内外对应二点，外侧点为肱三头肌外侧头，分布有桡神经，内侧点，肱三头肌内侧缘，分布有尺神经。

【操作】取穴时手臂外展，内外两点可用对拿法，外侧点用掐法，内侧点用弹法。手法宜轻，切勿过重，避免损伤神经血管。可致触电样感觉，从上臂放射到手指。

【主治】肩臂损伤后遗症，臂部麻痹，肱二、三头肌拉伤。

7. 上泽

【定位】尺泽穴直上1寸向外0.2寸，或肘横纹桡侧头向上1寸凹陷处，此处为肱二头肌和肱桡肌，深层有桡神经。

【操作】肘关节屈曲90°取穴，用按、掐。可致前臂和拇、食指如闪电样发麻。

【主治】肘关节功能障碍，前臂旋转功能障碍。

8. 泽间

【定位】桡骨小头的掌侧面，或尺泽穴与曲泽穴连线的中点，再向下0.5寸，此处浅层为肱二头肌和肱桡肌；深层为肱肌，分布有桡神经。

【操作】前臂旋后位取穴，按、掐。可致前臂侧胀、麻，还可向拇食中指放射。

【主治】肘关节和前臂损伤及其功能障碍。

9. 桡颈

【定位】桡骨颈的桡侧缘，或手三里直上1寸略向前0.3寸，此处为桡侧腕伸长、短肌之间；深部为旋后肌，分布有桡神经深支。

【操作】取前臂中立位，推、按、掐、揉。感到手腕部酸胀。

【主治】前臂损伤及其功能障碍，前臂骨折引起缺血性肌挛缩。

10. 肱鹰

【定位】上臂外展肘关节屈曲，拱手取穴，尺骨鹰嘴末端与肱骨外上髁连线中后1/3交接处，此处深层为肱三头肌桡侧缘和肘关节的关节囊。

【操作】两手相合，按、掐。可感到局部胀麻，并向手指放射。

【主治】前臂屈肌挛缩，前臂旋转功能障碍。

11. 前正

【定位】肘横纹中点直下2寸，或曲泽穴下2寸，此处有旋前圆肌和肱桡肌，分布有正中神经。

【操作】深掐。可感到前臂掌侧酸胀。

【主治】腕关节损伤及其功能障碍。

12. 筋舒

【定位】掌面、内关穴直上2寸，或腕横纹直上4寸，桡骨之尺侧缘，此处有肱肌和桡侧腕屈肌。

【操作】掐，并可与对侧面的三阳络穴对掐。可致前臂和手指胀。

【主治】前臂部和腕肌肉痉挛。

13. 谷下

【定位】手背面，第二掌骨中下1/3交接处靠边桡侧缘，或合谷穴下1寸，此处有掌骨间背侧肌，分布有桡神经浅支。

【操作】掐。可致手掌及一、二指麻。

【主治】腕关节、手掌一至三指关节功能障碍，头痛。

14.上绪

【定位】手背第四、五掌骨间中点，或中渚穴上0.5寸，此处有第四、五掌骨间背侧肌和尺神经手背支。

【操作】掐，与上府穴可作对掐。可使掌及第四、五指胀。

【主治】掌心热，手麻木，手不能握物，掌指关节挛缩。

15.上府

【定位】与上绪穴相对应的掌侧，或少府穴上0.5寸。

【操作】掐，并可与上绪穴对掐。可感到局部胀和热感。

【主治】掌指关节功能障碍。

16.伸指

【定位】手背面，第三、四掌骨间，平中渚穴，此处有第三、四掌骨间背侧肌，分布有尺神经。

【操作】掐。可致手掌及三、四、五指麻。

【主治】掌指关节挛缩，掌前筋膜挛缩。

17.列缺上

【定位】桡骨茎突上1寸，或列缺上0.5寸，此处为拇短伸肌，拇长展肌和肱桡肌，分布有桡神经浅支。

【操作】掐、揉。可感到局部及拇食指胀。

【主治】拇、腕、肘关节功能障碍，桡骨茎突狭窄性腱鞘炎。

三、躯干（单侧9穴）

1.胸锁

【定位】胸锁关节外下缘，锁骨下凹陷中，或俞府穴内0.5寸，此处为颈阔肌、胸大肌起点，分布肋间神经前支。

【操作】按。可感到同侧胸部胀。

【主治】肋间肌损伤或肋间神经痛。

2.胸肋

【定位】胸骨外侧缘，平第三肋骨下缘，或紫宫穴与神藏穴连线中点再下0.2寸，此处浅层为胸大肌，深层为肋间肌，分布有肋间神经前支。

【操作】轻按，致同侧胸部胀。

【主治】胸部迸伤，肋间神经痛。

3. 胸剑

【定位】胸骨剑突外上 1 寸，相当于第七胸肋关节下缘，此处为腹直肌前壁与该部腱膜相续之处，深层为腹直肌，分布有肋间神经前支。

【操作】按、揉。可感到同侧下腹部胀。

【主治】下胸部损伤性疼痛，胃胀气。

4. 背胛

【定位】肩胛下角直上 3 寸凹陷中，或天宗穴内上 0.5 寸处，为冈下肌和小圆肌之间。

【操作】揉、弹。致同侧背部胀。

【主治】肩背痛。

5. 十椎旁

【定位】第十胸椎棘突旁开一横指处，或筋缩穴与中枢穴连线中点旁开一横指处。此处浅层为腰背筋膜，深层相当于棘肌和最长肌之间隔处。

【操作】按、掐、推。可是感到上腰段和背部胀，可反应到下肢。

【主治】损伤性腰背痛。

6. 髎间

【定位】第十胸椎棘突旁开 1 寸，或上髎与次髎连线之中点，此处浅层为腰背筋膜，深层是骶棘肌起点，分布有腰神经后支。

【操作】按、弹。致腰骶胀，并可放射到大腿。

【主治】骶棘肌附着处损伤，腰腿痛。

7. 髂脊

【定位】髂脊前上棘，再上二横指，此处为腹肌附着点，分布为腹股沟神经。

【操作】按。感到同侧腹股沟、髋部胀。

【主治】腹股沟韧带拉伤，髋部痛。

8. 髂腰

【定位】在髂后上棘后上缘，平第五腰椎棘突处。大肠俞向外斜下约一横指处。

【操作】按、掐、压、揉，感到局部及同侧臀部胀。偶有胀感到下肢或足跟。

【主治】腰部疼痛，骶部和腿部疼痛。

9. 骶角

【定位】骶尾骨交接处，旁开约一横指。

【操作】卧位。按、掐、压、揉。感到同侧臀、腿胀。

【主治】下腰、臀部和腿痛。

四、下肢（单侧 19 穴）

1. 臀池

【定位】侧卧位，微屈髋，环跳穴与股骨大粗隆连线中点直上 1.5 寸，或髂前上棘与坐骨结节连线中点，此处为臀中肌和臀小肌。

【操作】按。感到大腿后部胀，并可放射到小腿。

【主治】腰腿痛，腿部肌肉拉伤，坐骨神经痛。

2. 臀边

【定位】臀横纹外侧端，或承扶穴外 2 寸，此外有臀大肌和股二头肌，分布有股外侧皮神经和臀下皮神经。

【操作】按、弹、拨。可感到同侧臀部胀，可反应到大腿。

【主治】大腿和膝关节后部肌肉伤。

3. 股角

【定位】急脉穴与冲门穴连线之中点，或仰卧大腿外展 15°，微外旋，腹股沟韧带中内 1/3 交界处向下 2 寸，此处为缝匠肌和腹直肌，分布有股神经。

【操作】按、掐。致向上可放射到下腹部，向下可反应到大腿前面，小腿内侧面和外侧缘胀麻。

【主治】骑士腿，腹部软组织损伤。

4. 健骑

【定位】耻骨结节直下 4 寸，或五里穴内 1 寸，再向下 1 寸，此处为耻骨肌，内收长、短肌，内收大肌，分布有闭孔神经。

【操作】按、掐。感到局部胀痛，可反应到股外侧胀。

【主治】骑士腿，内收肌拉伤。

5. 内风市

【定位】在大腿内侧风市穴的对应点，此处为股薄肌和内收肌，分布有隐神经。

【操作】按、掐。可感到局部和膝关节胀。

【主治】膝关节损伤，膝关节痹证，大腿内侧软组织拉伤。

6. 腘池

【定位】腘窝横纹中点上 1 寸，或委中穴上 1 寸，此处为腘窝，分布有胫神经。

【操作】按。感到局部麻胀，并可放射到小腿和脚趾。

【主治】腰腿痛，膝关节损伤综合征，膝关节痹证。

7. 膝髎

【定位】屈膝，髌骨上缘向上一横指或梁丘穴下 1 寸，此处有股外侧肌和髂胫束。

【操作】掐、按。可致膝关节和小腿外侧胀。

【主治】膝关节损伤综合征，膝关节屈伸不利，膝关节风湿痛。

8. 膝海

【定位】血海穴向后 1.5 寸，或股骨下端内侧，为缝匠肌和股薄肌之间，分布有隐神经。

【操作】掐。感到局部和膝关节胀。

【主治】膝关节内侧软组织损伤，膝关节痹证，大腿旋转，功能障碍。

9. 膝灵

【定位】委中穴内开 1.5 寸，再直上 1.5 寸，或者说腘横纹内侧头直上 1.5 寸，此处为半腱肌、半膜肌。

【操作】按。感到局部酸胀。

【主治】膝关节肿痛，下蹲困难。

10. 腘舒

【定位】委中穴下 1 寸，此处为腓肠肌的内侧头和外侧头，分布有胫神经。

【操作】按。感到麻木感，可放射到足趾。

【主治】跟腱劳损，腓肠肌痉挛。

11. 腓隆

【定位】承山穴直上 1 寸，或小腿后面最隆起处，为小腿三头肌，分布有胫神经。

【操作】按。可致小腿后侧强烈胀感。

【主治】小腿后群肌肉疲劳、痉挛，跟腱劳损。

12. 康跖

【定位】承山穴下约 4 寸，或腘横纹中点与跟骨结节连线的中下 1/3 处，此处为跟腱和胫后肌。

【操作】按。感到胀麻感，放射到足趾。

【主治】跟腱劳损，跖痛症。

13. 跟外

【定位】跟腱附着点外侧缘，向前一横指或昆仑穴直下一横指，再向后 0.2 寸。

【操作】掐。可致局部胀痛。

【主治】跟腱周围炎。

14. 跖内

【定位】足底内侧缘的中点，此处为拇展肌，分布有足底内侧神经。

【操作】掐。可致局部胀感。

【主治】头痛，头昏，头胀。

15. 跖外

【定位】足底外缘的中点，此处为小趾展肌，分布有足底外侧神经。

【操作】掐致局部胀。

【主治】头痛，头昏，头胀。

16. 足背

【定位】足背面第三、四跖骨间平太冲穴，此处有骨间肌，蚓状肌和骨间足底肌。

【操作】掐致局部胀痛。

【主治】足趾麻木。

17. 胫中

【定位】内踝尖与胫骨内踝连线的中点，或漏骨穴上 0.5 寸，此处为比目鱼肌、趾长屈肌和胫骨后肌，分布有胫神经。

【操作】用第二至五指沿胫骨内侧缘上推。可感到胀麻感自小腿内侧，上至膝关节下至拇趾。

【主治】胫骨疲劳性骨膜炎，膝关节损伤综合征，髌骨劳损。

18. 跟内

【定位】太溪穴直下 0.5 寸，或内踝尖后下 0.5 寸的凹陷中，此处有跖管。

【操作】掐，可和跟外穴对掐。可致局部胀。

【主治】跖管综合征。

19. 踝中

【定位】解溪穴外上一横指，或踝关节横纹中点向上 1 寸偏外大筋，此处为趾长伸肌腱，分布有腓浅神经。

【操作】按、掐。感到第四、五足趾胀麻。

【主治】腓总神经损伤，足下垂，第四、五趾麻木。

第三节　经穴按摩手法的基本手形和手法

一、经穴按摩基本手形

经穴按摩手法不同，操作时手形也各异。其基本手形归纳为 7 种。

第一种手形：四指屈曲拇指伸。就是拇指伸直，其余四指向掌心屈曲成半握拳状，常用拇指指腹作按、摩、分、合、推、揉、运等手法。

第二种者手形：指分开虎口圆。就是拇指伸直，余四指自然分开，拇指下压用其指腹作按、摩、分、运、推等手法。

第三种手形：指并拢拇小分。就是 2、3、4 指并拢伸直，拇指和小指分开，用 2、3、4 指作摩、运、推、压、按等手法。

第四种手形：四指半屈拇指弓。就是拇指关节屈曲成直角，其余四指托固病人被按摩的肢体，用拇指指端作掐的手法。

第五种手形：中指弯弓成空拳。就是中指弯成弓形，其余四指曲成空拳，且自然分开，用中指指端作掐的手法。

第六种手形：共两种手形。其一，拇食相对成半圆。就是拇、食两指作拿或捻等手法。其二，拇、中屈曲成半圆。就是拇中指屈曲成半圆形，其余三指轻微屈曲，且紧夹中指以助力，作拿或捻等手法。

第七种手形：拇指伸直食中贴。就是拇指伸直，其余四指屈曲，且食中指指端扶于拇指指间关节处，用拇指指端作掐的手法，这种手形多用于肌肉丰满、穴位较深的部位。

经穴按摩，手法多种多样，根据作者的临床经验，把它归纳成按、摩、推、拿、分、合、揉、掐、捻、压、运、搓等十二法。常用的有按、摩、推、拿、分、合、揉、掐等手法。此外，捻、压、运、搓等四法，因与按摩手法基本相似，在此不再赘述。

二、经穴按摩手法

现将8个手法分述如下：

1. 按

（1）手法：用拇指、食指或中指或食指、中指并拢，按在经穴处或某一部位上，其余手指协同助力，在局部作来回直线形或圆形的按法。用一指作单侧穴位的按或二指作对称穴位的按均可。

（2）要领：施力必须由轻到重，切忌猛然重按。力量须达肌肉深部，使被按者有胀、酸的感觉，但无痛觉。在穴位上按时，指不移动，只是力量有所增减。但在经络途径上按时，则是移动的间断性按法。若局部肌肉有硬结样病变，则可在其周围作圆形的按法。

（3）作用：通滞，通络。

（4）应用：头昏痛时，用两手中指，对称按压双侧太阳穴、鬓角穴然后用手掌按颈后部。胸闷气时，用两手食指和中指顺肋间隙来回按压。如果肌肉酸胀软疲，轻度扭伤或腹胀，可按局部及其邻近的经穴。此外，刺激浅在的穴位（如膝髎、跟内、跟外），亦可使用此法。

2. 摩

（1）手法：用拇指指腹或手掌之尺侧（小鱼际），在躯体某部或穴位上作轻缓的盘旋摩动。以拇指摩时，其余四指起支持作用，但不用劲。根据患部的大小，可单用一拇指，也可用双手拇指；双手摩时，着力要均匀，动作要协调。

（2）要领：施力宜轻，力量应保持恒定，不能时轻时重，手法应轻软柔和，不宜过快，使被按摩者感到肌肤舒痒和微热。

（3）作用：理气和中，止痛。

（4）应用：用于治疗各种部陈旧伤，胸大肌凝气，腹胀，大腿内侧肌肉拉伤及一切轻度挫伤。

（5）说明：此法力轻而柔和，开始着力是由轻变重，结束时是由重变轻，本法施术的面较小，只局限于伤处。着力轻而保持恒定。它与按法不同，按法是按而不动，摩法是手指虽不离开病人的肢体，但要移动，即所谓"按而留之，摩以去之"。在一般轻度新伤或凝气之后，可立即施用。此法多用于狭窄、肌肤薄弱或敏感性强的部位，因此，可补助抚摩之不足。

3. 推

（1）手法：用指腹或掌根在肢体经络上作直线形的推动，推动的方向随部位而异，四肢一般由下而上；胸、腹部，可用单指或多指分开贴于体壁，由内向外作"八"字形的推动。

（2）要领：施力应大于摩法，宜达肌肉深处，使被按摩者有舒畅、轻快的感觉。在胸部推时，手指指腹应贴在肋间隙用力。

（3）作用：通经络，行气。

（4）应用：肋间肌痛，背阔肌酸痛或腹部胀满，可采用此法。

4. 拿

（1）手法：用拇指和食指或拇指和中指屈成弧形，扣按在对称的两个穴位上（如肱双穴、筋舒穴和三阳络），以对合之劲用力拿。类似针灸的透穴作用。

（2）要领：手力应贯注于指端。拿的强度以达到酸胀感为宜，拿后被按摩者感到轻松舒适。

（3）作用：通滞，调气，止痛。

（4）应用：风湿性膝关节痛，可拿阴陵泉、阳陵泉；下颌关节半脱位，可拿颊车穴；头昏痛，可拿鬓角穴、池旁穴、头维穴。拿法既可用于对称的同名两个穴位上，也可用于对称不同名的两个经穴上。如膝海、膝髎穴。

5. 分

（1）手法：用双手的拇指、食指或掌面，由一处向左右方向作直线形或"八"字形的左右分法。分法的起点多在穴位上。

（2）要领：起手时着力应稍重，而在分动时，力量应逐渐减轻。犹如"毛笔画竹叶"。通过分法使病人能感到舒适。

（3）作用：舒筋活络，行气镇痛。

（4）应用：头痛时，在额部印堂穴处下力，再由此向两侧作分法；颈肌僵硬时，由两侧池旁开始，沿颈肌向下分；腹胀痛时，由胸剑突开始循两肋下缘作"八"字形分；背部肌肉麻痹时，小腿肌胀硬抽筋时，由腓隆开始沿腓肠肌循肌纤维方向分。

6. 合

（1）手法：用两手拇指或食指指腹，从一条经络线某段的两头或两个对称穴位上（并不意味着用同名穴）向中合拢。此法恰与分法相反。合法的起点多在穴位上，止点亦往往在穴位上。

（2）要领：作合法后，应使病人有微热胀、温热的感觉。

（3）作用：调和阴阳，解热散寒。

（4）应用：腿部出冷汗，四肢麻木或伤后患肢感到时烧时凉等。

7. 揉

（1）手法：用手指指腹在患部或穴位上作圆形或螺旋形的揉动。

（2）要领：揉动时手指不离开接触的皮肤，力量应轻缓而均匀，使该处的皮下组织随手指的旋揉而滑动。揉时，要使病人感到舒痒，微热。

（3）作用：散寒，行气，止痛。

（4）应用：用于关节韧带伤，髌骨劳损，手指和足趾挫伤，软组织挫伤，头痛、腹胀气和积食等。

8. 掐

（1）手法：使拇指、食指或中指的末节呈屈曲状，以屈曲的指端通常用拇指在身体某部穴位处深掐。在此法操作过程中，需用摩、分、弹、推、揉五个手法辅助。摩、分、推可先用手指摸探穴位，其目的是：分开穴位附近的血管和肌腱，使局部肌肉预先受到刺激避免紧张。然后使用重力掐，掐到深部并进行推。需通而补者，应顺经脉的走向推动；需行而泻者，应逆经推。手法结束时，压力应逐渐减轻，并应轻揉被掐部位，避免掐部组织出血和疼痛等现象。

（2）要领：手的力量应贯注于指端，力量应深达骨面，动作不能过猛过急，以免损伤组织。掐的强度，以有酸胀感为宜。且掐后应轻揉患部，以缓解不适痛感。治疗后患部将感到轻松舒服。

（3）作用：通经，活血，消肿，散寒祛风和兴奋神经。

（4）应用：因虚脱而昏厥时，可掐人中；热极中暑而昏厥时，可掐涌泉。掐后立刻见效。此外，治疗损伤后遗症，风湿关节痛，效果亦较显著。

第四节　经穴按摩手法的治疗法则

经穴按摩的治病原理，与其他各科大同小异，就是补虚泻实，扶正祛邪，调和气血，平衡阴阳，从而达到祛病的目的。《内经》曰："寒者热之，热者寒之，坚者削之，客者除之，劳者温之，结者散之，散者收之，损者益之。"都是经穴按摩的临床指导思想和辨证施治的原则。经穴按摩根据病情不同，临床多依据下几种治疗原则。

一、治病求本

治病求本是指治病要了解疾病的本质，了解疾病的主要矛盾，针对其最根本的病因病机进行治病，但在运用这一原则的时候，必须正确处理"正治与反治""治标与治本"之间的关系。如"寒者热之""热者寒之""虚者补之""实者泻之"等。虚寒者，采用挤压、摩擦之类的手法以补之；实热者，施以推法、拿法以泻之；错位者，运用牵拉、扳法以理筋整复；粘连者，运用弹拨、拔伸手法以松解拨离。

补，是补其虚弱和正气的不足。《内经》说："虚则补之"。凡虚证均可施用补法，以扶正，增强人体抗病能力，达到治病和防病的目的。补法应顺经而行，"随而济之"。补法可分为缓补和急补两种。缓补手法，宜轻柔而缓慢，时间宜长，多用顺经掐按推揉等手法，使被按摩的部位达到舒痒或轻度酸胀。急补手法宜重，顺经按推揉掐等，使被按摩部位达到酸胀、胀痛等感觉。如掐足三里，顺经推揉，可补脾健胃，强壮身体。

泻，即泻其实邪。《内经》说："实则泻之"。人体遭受暑热、湿热或有瘀积时，皆可泻之。泻法用力宜重，并应逆经而行，"迎而夺之"。根据临床症状，可采用缓、急不同的泻法。缓泻为逆经推揉或推按，急泻为逆经深掐，用力较重。如逆经推掐阳陵泉，可泻肝胆之火。

二、扶正祛邪

疾病的发生、发展过程，就是人体正气与外邪相争的过程。在这个过程中，若正气盛，邪不得侵，则病退；若邪气盛，正不能胜邪，则病进。因而治疗疾病，就是扶正祛邪，改变正邪双方的力量对比，使之向有利于健康的方向转化。"邪气盛则实，精气夺则虚"，邪正盛衰决定疾病虚实。"虚则补之，实则泻之"，补虚泻实是扶正祛邪这一治疗原则的具体运用。按摩治疗中，通过手法作用和练功来增强体质，调整气机，提高机体的抗病能力，从而达到祛除病邪，促进康复的目的。如治疗风寒痹阻所致肩周炎，按摩时用摇、抖等手法松解肩关节粘连即是祛邪，用按、揉、搓等手法促进气血运行即是扶正。

三、调整阴阳

疾病的发生，从根本上说是阴阳的相对平衡遭到破坏，出现偏盛偏衰的结果。阴阳偏衰，即表现为阴虚或阳虚。阴虚则不能制阳，常表现为阴虚阳亢的虚热证；阳虚则不能制阴，多表现为阳虚阴盛的虚寒证。阴虚而致阳亢者，宜滋阴以制阳；阳虚而致阴寒者，则应温阳以制阴；若阴阳两虚，则应采用阴阳双补法。按摩治疗当遵循"谨察阴阳所在而调之，以平为期"的原则，根据辨证分型，施术者选用或轻，或重，或刚，或柔，或缓，或急等不同刺激量的手法，使虚者补之，实者泻之，热者寒之，寒者热之，结聚者散之，壅滞者通之，以改变人体内部阴阳失调的病理状态。如应用轻柔缓和的一指禅推法、揉法与摩法，刺激特定的募穴、俞穴及其配穴能补益相应脏腑的阴虚、阳虚或阴阳两虚；而使用力量较强的摩擦或挤压类手法，则能祛邪泻实；对阴寒虚冷的病证，要用较慢而柔和有节律的手法在治疗部位做较长时间的操作，使患者产生深沉的温热感，有温阳益气的作用。在调整阴阳时还需要注意"阴中求阳，阳中求阴"，也就是滋阴时兼以补阳，温阳时兼以滋阴，从而使阳得阴助而生化无穷，阴得阳升而泉源不竭。

四、因时、因地、因人制宜

治疗疾病时，要根据季节、地区以及患者体质、年龄等不同情况而制定相应的治疗方法。因为疾病的发生、发展受多方面影响，其中时令气候、地理环境，尤其是患者的体质因素，对疾病的影响更大。因此，在按摩治疗中必须遵循因时、因地、因人制宜的治疗原则。

1. 因时制宜

四时气候的变化，对人体的生理功能。病理变化均产生一定的影响。根据季节气候的不同特点，考虑手法治疗原则，即为因时制宜。如春夏季节，气候由温变热，阳气升发，人体腠理疏松开泄。临床按摩时，应考虑这一特点，少用摩擦类手法；而在秋冬季节，阳消阴长，气候由热变寒，人体腠理固守致密，宜采用轻柔的按法、揉法、摩法、擦法以兴奋周围神经，使血管舒张，血流通畅，皮肤温度增高。

2. 因地制宜

根据不同地区的地理特点，来考虑手法治疗的原则，即为因地制宜。如我国南方气候炎热，多阴雨潮湿天气，人体易患湿热病，应以清热利湿为治疗原则。北方天气干旱多燥，人体易患风寒燥病，则应当以祛风散寒润燥为治疗原则。

3. 因人制宜

根据患者年龄、性别、体质、生活习惯等特点，考虑手法治疗的原则，即为因人制宜。从年龄看，老年人生理功能减退，气血亏虚，病多虚证，宜补不宜泻；小儿生理功能旺盛，脏腑娇嫩，易寒易热，易虚易实，病情变化快故宜泻宜补。对老人和小儿手法治疗的刺激量均宜轻不宜重。从性别上，男女生理特点不同，妇女有经、带、胎、产等情况，多出现血虚症状，手法治疗时，要充分考虑到这些特点，选择刺激部位，轻重补泻恰当。个人体质有强弱与阴阳之偏，如阳盛或阴虚之体，慎用温热之手法，体质不同，相应的治疗手法也有所不同。此外职业不同，在治疗上也应予以考虑。

总之，因时、因地制宜提倡不要孤立地看待病人本身，而应当将人与自然界及周围环境紧密联系起来；因人制宜则强调人是一个有机的整体。

五、未病先防

未病先防，就是在疾病发生之前，做好各种预防工作，以防止疾病的发生。早在《内经》中就明确地提出了"治未病"的预防思想。《金匮要略·脏腑经络先后病脉证》载："若人能养慎，不令邪风干忤经络；适中经络，未流传脏腑，即医治之。四肢才觉重滞，即导引、吐纳、针灸、膏摩，勿令九窍闭塞。"这段话简要阐明了未病先防、有病早治的"治未病"原则。在非病理状态下，按摩同样可以通过激发和引导经络系统的功能，将机体各脏腑、组织、器官的功能调节到最佳状态，使机体内部正气旺盛，抗病能力增强，从而起到强身健体，预防疾病的作用。

按摩主要用于舒筋通络、活血散瘀、消肿止痛，所以最常用于伤科疾病和各种痛证。但也有一些情况不能采用此法，否则会影响病人的身体康复，贻误治疗时机。

第五节　经穴按摩手法的选穴原则及其临床应用

经穴按摩，是通过一定的穴位来进行的。因此，选穴恰当与否，将直接影响效果的优劣。

一、选穴原则

根据受伤组织和受伤部位的不同，以及伤病与经络穴位特定的支配关系的不同来选择合适的穴位。或单用一种，或同用几种，以达到"杂合以治，各得其宜"的目的。

1. 近部取穴

是指在病痛的局部和邻近的部位取穴，它是以腧穴近治作用为基本依据的，其应用范围非常广泛，其症状在体表部位反映较为明显和较为局限的病症，均可按近部取穴的原则来取穴治疗。例如，眼病取睛明穴、球后穴、攒竹穴、风池穴等，鼻病取迎香穴、巨髎穴，面瘫取颊车穴、地仓穴，胃痛取中脘穴等，肱二头肌短头腱鞘炎，选肩喜穴。肩袖肌纤维炎，选冈下1、冈下2穴；踝关节扭伤，选跟内穴、跟外穴和踝外穴等，此类取穴方法皆属于近部取穴。

2. 远部取穴

是指在距离病痛较远的部位取穴，它是以腧穴的远治作用为依据的。这也是一种针灸处方选穴的基本方法。远部取穴运用也非常广泛，在临床上多选择肘膝以下的穴位进行治疗，在具体应用的时候，既可以取所病脏腑经脉的本经穴（本经取穴），又可以选择与病变脏腑经脉相表里的经脉上的穴（表里经取穴）或名称相同的经脉上的腧穴（同名经取穴）进行治疗。例如，咳嗽、咯血为肺系病证，可选取手太阴肺经的尺泽穴、鱼际穴、太渊穴（本经取穴），也可选择与足太阴脾经的太白（同名经取穴）；胃脘疼痛属胃的病证，可选取足阳明胃经的足三里穴，同时可选足太阴脾经的公孙穴（表里经取穴）；面部疾患选取合谷穴，目赤肿痛取行间穴，久痢脱肛取百会穴，急性腰扭伤取水沟穴等，均为远部取穴的具体应用。

3. 随证取穴

亦名对证取穴，或称辨证取穴，是指针对某些全身症状或疾病的病因病机而取穴，这一取穴原则是根据中医理论和腧穴的主治功能而提出的。因在临床上有许多病症，如发热、失眠、多梦、自汗、盗汗、虚脱、抽风、昏迷等全身性疾病，往往难以辨位，不适合用上述取穴方法，此时就必须根据病证自身的性质特征进行辨证分析，将病证归属于某一脏腑和经脉，再按照随证取穴的原则选取适当的腧穴进行相应的治疗。如因心肾不交的失眠，辨证归心、肾两经，故取心、肾经神门穴、太溪穴等腧穴。对于个别较为突出的症状，也可以结合临床经验而选穴，如发热者可取大椎穴、曲池穴，痰多者取丰隆穴等，这也可归于随证取穴的范畴之内。

二、配穴的选择

配穴是在选穴的基础上，选取两个或两个以上、主治相同或相近，具有协同作用的腧穴加以配伍应用的方法。其目的是加强腧穴的治病作用，配穴是否得当，直接影响治疗效果。常用的配穴方法主要包括本经配穴、表里经配穴、上下配穴、前后配穴和左右配穴等。配穴时应处理好主穴与配穴的关系，尽量少而精，突出主要腧穴的作用，适当配伍次要腧穴。

1. 本经配穴法

某一脏腑、经脉发生病变而未涉及其他脏腑时，即选取该病变经脉上的腧穴，配成处方进行治疗。如肺病咳嗽，可取肺募中府，同时远取本经之尺泽、太渊。

2. 表里经配穴法

本法是以脏腑、经脉的阴阳表里配合关系为依据。即当某一脏腑经脉有病时，取其表里经腧穴组成处方施治。如，肝病可选足厥阴经的太冲配与其相表里的足少阳胆经的阳陵泉。

3. 同名经配穴法

是以同名经"同气相通"的理论为依据，以手足同名经腧穴相配的方法。如，牙痛可取手阳明经的合谷配足阳明经的内庭；头痛取手太阳经的后溪配足太阳经的昆仑等。

4. 上下配穴法

是指将腰部以上或上肢腧穴与腰以下或下肢腧穴配合应用的方法。上下配穴法在临床上应用广泛，如胃病取内关配足三里，牙痛取合谷配内庭，脱肛或子宫脱垂取百会配长强。此外，八脉交会穴配合，如内关配公孙，外关配临泣，后溪配申脉，列缺配照海等，也属于本法的具体应用。

5. 前后配穴法

前指胸腹，后指腰背。选取前后部位腧穴配合应用的方法称为前后配穴法，亦名"腹背阴阳配穴法"。凡治脏腑疾患，均可采用此法。例如，胃痛前取中脘、梁门，后取胃俞、胃仓；哮喘前取天突、膻中，后取肺俞、定喘等。

6. 左右配穴法

是指选取肢体左右两侧腧穴配合应用的方法。临床应用时，一般左右穴同时取用，如心病取双侧心俞、内关，胃痛取双侧胃俞、足三里等；另外，左右不同名腧穴也可同时并用，如左侧面瘫，取左侧颊车、地仓，配合右侧合谷等；左侧偏头痛，取左侧头维、曲鬓，配合右侧阳陵泉、侠溪等。

总之，在临床上只要掌握中医基础理论及腧穴的主治作用，适当地选择腧穴并合理地进行配伍，就能取得良好的疗效。

第八章

运动过程中的推拿手法

第一节　运动推拿概述

一、概念

在运动训练或比赛的过程中，用于促进训练和改善运动员的心理情感状态，尽快消除运动员疲劳，帮助提高运动成绩，预防运动伤病的发生，帮助提高运动成绩，预防及康复运动伤病的推拿，称运动推拿。

二、运动推拿的目的任务

运动推拿的目的，主要是调整和保持运动员良好的竞技状态，增进和发展运动员的潜在能力，帮助运动员提高运动成绩。推拿可增强肌肉力量，增进关节的灵活性和韧带的柔韧性，因而通过推拿可达到提高运动能力和预防伤病的目的。运动推拿的目的是帮助运动员提高训练作业的能力；帮助促进身体素质的发展，有利于预防疾病，促进人体各系统的器官都动员起来，以适应即将参加的运动活动。这需要通过预备性推拿，恢复性推拿和防治性推拿三方面来完成。

1. 预备性推拿

为使运动员的生理功能和心理状态尽快进入运动需要的最佳状态，适应激烈竞赛或大运动量训练的需要，针对不同情况而进行相应的推拿，可分为动员性推拿、镇静性推拿和增强紧张性推拿。预备性推拿通常在临赛前进行。动员性推拿常作为准备活动的一部分，一般在准备活动之前进行。通过推拿，提高神经系统的兴奋性和神经传导的灵活性，改善植物神经功能，使机体进入运动准备状态，以适应比赛或训练的体力负荷要求。镇静性推拿一般在临赛时进行，其目的是降低神经系统的过度兴奋，调整植物神经的功能，缓解运动员赛前的过度紧张或激动心情，使运动员进入良好的竞技状态。增强紧张性推拿一般在赛前或临赛前10分钟进行，其目的是增强神经系统的兴奋性，改善不良的赛前状态。

2. 恢复性推拿

多用于比赛和训练后，也可在比赛或训练的间隙运用相应的推拿。在比赛中推拿，主要目的是消除神经肌肉的过分紧张；赛后的恢复性推拿主要目的是尽快消除疲劳，恢复和提高机体的运动能力。

3. 防治性推拿

即用推拿方法来预防，治疗某些运动损伤和运动性疾病。预防性推拿通常在比赛或训练前进行，也可作为准备活动的一个内容。另外，推拿对某些运动损伤和运动性疾病具有显著的疗效，尤其对骨折、关节脱位、软组织损伤后期的功能恢复效果更好。

三、分类

1. 根据推拿的目的任务

可分为预备性推拿、恢复性推拿、防治性推拿。

2. 根据推拿所用的时期

可分为运动前推拿、运动中推拿、运动后推拿。

3. 根据推拿的部位

可分为局部推拿、全身推拿。

4. 根据推拿采用的形式

可分为手法推拿、器械推拿、综合推拿。

第二节　运动前推拿手法

在运动训练或比赛之前进行的推拿称为运动前推拿。它能帮助机体的神经、肌肉、内脏器官和心理情绪保持适宜的兴奋，帮助运动员从生理和心理上为即将进行的训练或比赛作好充分的准备。目的在于使运动员保持训练前和比赛前的良好状态，充分调动机体以应对即将进行的机体剧烈活动。

一、训练前的传统推拿手法

训练前的传统推拿常用于大运动负荷训练前，而一般运动负荷训练时则不常用。对于运动时间较长、耗能多的项目，可用推拿代替耗能的准备活动。

1. 常用手法和操作

常用手法有揉、揉捏、摩、擦、搓、运、抖动等。以局部推拿为主，辅以多处穴位刺激，并配合关节的被动活动，使局部和整个机体都进入运动的准备状态。一般来说，推拿的重点应根据运动项目的特点来确定，通常以负荷较大的部位为推拿重点。

2. 时间安排

通常在运动训练前 15 分钟左右进行，推拿时间控制在 10 分钟以内。推拿完毕即可参加训练。

二、关节活动法（运动拉伸）

在运动前所进行的关节活动（运动拉伸），目的在于在肌肉及相关组织拉伸的过程中，激活肌肉。

运动拉伸可分为主动拉伸和被动拉伸。在训练或比赛前常采用主动拉伸，即利用自身的力量或体重把肌肉拉开，并保持一定的牵拉力。对于力量和爆发力类型的项目，准备活动中不宜做静态拉伸，带有一定节奏的拉伸较为适宜，并可结合数秒的极限拉伸。一般在有氧性热身练习后或肌筋膜推拿后进行，约 10 分钟左右。

三、肌筋膜推拿手法

运动员可利用器械自己进行，并能形成习惯。肌筋膜推拿在运动实践中的使用也是近些年兴起的，基于整骨疗法的肌筋膜推拿在国外高水平运动队的训练中得到广泛的使用。随着国际间的交流，肌筋膜推拿也被国内的相关专家和教练所接受，目前在国内的高水平运动队也进行了推广，使用的效果还不错。在训练前或比赛前专门利用器械进行肌筋膜的推拿，以激活神经肌肉，让肌肉和神经为即将到来的训练或比赛做好充分准备。

（一）肌筋膜推拿机制

结缔组织包绕每根肌纤维、肌束和肌肉，构成肌内膜、肌束膜、肌外膜。浅筋膜在皮下包绕着机体形成一个整体。深部的深筋膜将肌肉分隔为功能性的组群，包绕每一块单独的肌肉，并蔓延进入肌腹中，从内部巩固它。深筋膜在肌肉的末端延续形成肌膜。深筋膜的鞘把肌纤维聚集在一起，从而保证它们平行排列，而且决定了用在肌内膜、肌束膜、肌外膜和肌腱上的力量将朝向哪个方向。肌膜最终与骨膜合二为一，在骨骼上形成一层纤维性外衣。

大强度的剧烈运动引起肌肉内代谢产物的积聚，在没有完全恢复的情况下进行下次训练，容易引起局部肌肉的能量需求增加和能量及氧缺乏。这种情况极易引起局部血液循环减少，导致恶性循环，最终在能量供应差的肌肉区域形成扳机点（见图 8-1，8-2）。扳机点是指骨骼肌或肌筋膜高张力束内最易受激惹的区域。触压扳机点可明显感觉到结节和压痛，受扳机点影响的肌肉力量常常大幅减弱，而且在经较长时间的休息后更是如此。比如晨僵、久坐之后站起时的肌肉疼痛等表现。除了大强度运动外，肌肉过度疲劳、肌肉紧张过度、运动前热身不充分、肌肉损伤等均可促进扳机点的形成（见图 8-3，8-4）。在每次训练前进行肌筋膜的推拿，即使肌肉没有扳机点的存在，也可明显有助肌肉对即将到来的运动做好充分准备。同时，肌筋膜推拿也有助于增强神经－肌肉的敏感性和控制力，有助于增强肌肉功能。因而，肌筋膜推拿在运动队推广后，受到很大的欢迎。

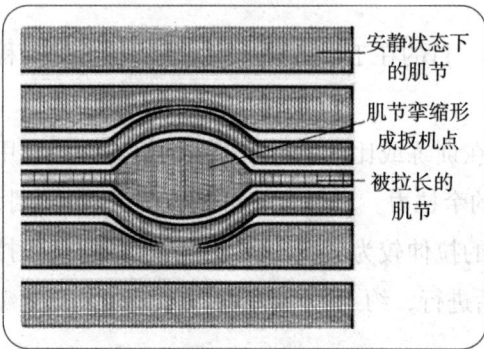

图 8-1 扳机点形成的模式图

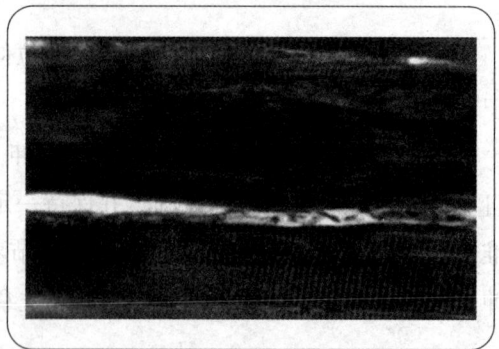

图 8-2 肌肉扳机点的电镜图

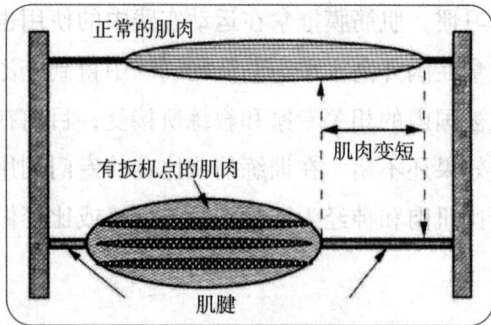

图 8-3 扳机点形成后肌肉的长度变化图

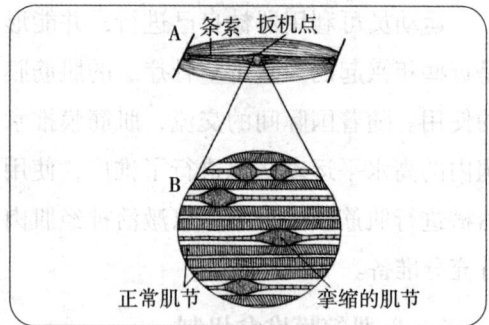

图 8-4 扳机点的模式图

此外，即使肌肉通过放松手段得到充分放松，但若筋膜层仍很紧张，肌肉仍将禁锢在紧张的筋膜层内，肌肉是不可能保持充分的放松长度的。如此一来，肌肉很容易回到缩短的收缩状态。仅集中于肌肉而不考虑筋膜的治疗手法，要花更长的时间才能取得效果，而且维持的时间短。

（二）肌筋膜链

目前，与运动密切相关的肌筋膜链是由法国整骨医师 Leopold Busquet 总结出的，有五条从躯干向四肢发展的肌筋膜链，如图 8-5 至图 8-9 所示：

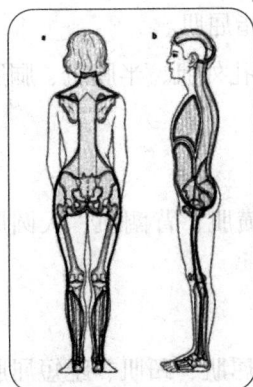

图 8-5 静态后链

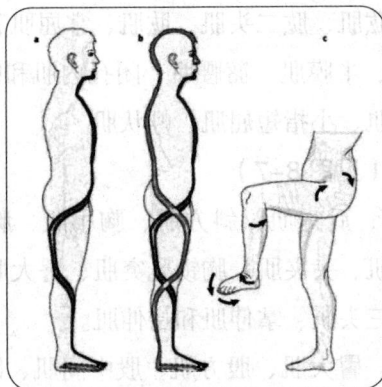

图 8-6 屈曲链

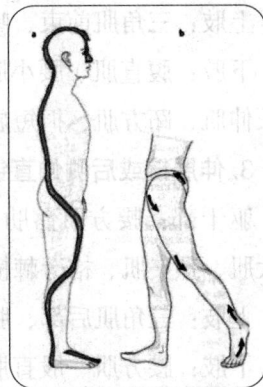

图 8-7 伸展链

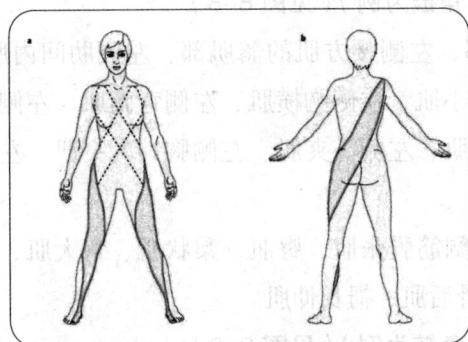

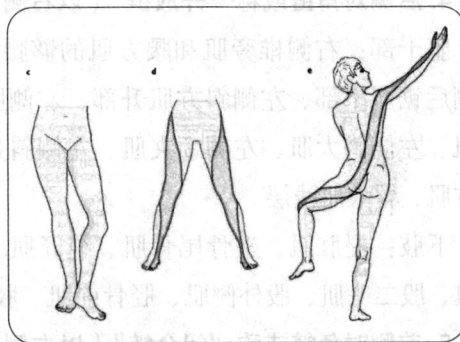

图 8-8 后侧对角链

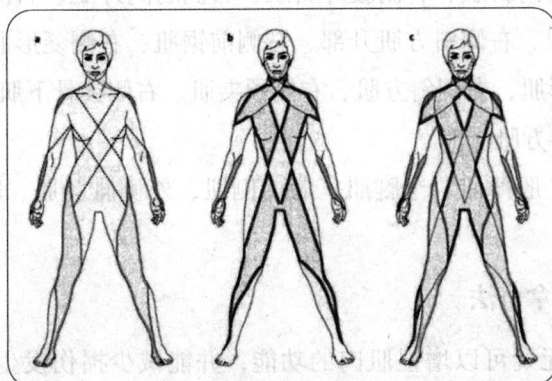

图 8-9 前侧对角链

1. 静态后链

大脑镰和小脑幕、椎弓的韧带结构、胸腰筋膜、骶结节韧带和脊柱韧带、梨状肌筋膜和闭孔膜、阔筋膜张肌、腓骨和骨间膜、跖腱膜。（见图 8-5）

2. 屈曲链或前侧伸直链（见图 8-6）

躯干部：前肋间肌、腹直肌、盆底肌；与肩胛连接：胸横肌、胸小肌、斜方肌下部；与上肢连接：胸大肌、大圆肌、菱形肌；与颈椎连接：斜形肌、颈夹肌；与头部连接：锁骨下肌、胸锁乳突肌、头夹肌；与下肢连接：髂腰肌。

上肢：三角肌前束、喙肱肌、肱二头肌、肱肌、掌屈肌和指屈肌。

下肢：腹直肌、腰小肌、半膜肌、髂腰肌、闭孔内肌和闭孔外肌、半膜肌、腘肌、趾长伸肌、跖方肌、拇短屈肌、小指短屈肌、蚓状肌。

3. 伸展链或后侧伸直链（见图 8-7）

躯干部：腰方肌髂肋部、后锯肌、斜方肌、胸小肌、胸横肌、背阔肌、大圆肌、胸大肌、颈夹肌、椎旁棘横肌、头夹肌、胸锁乳突肌、臀大肌。

上肢：三角肌后部、肱三头肌、掌伸肌和指伸肌。

下肢：腰方肌、股直肌、臀大肌、股方肌、股中间肌、跖屈肌、跖肌、趾短屈肌、骨间肌、趾短伸肌、拇短伸肌。

4. 后侧对角链或称"开放链"（以右侧对角链为例）（见图 8-8）

躯干部：右侧椎旁肌和腰方肌的髂腰部、左侧腰方肌的髂肌部、左侧肋间内肌、左侧后锯肌下部、左侧斜方肌升部、左侧胸小肌、左侧胸横肌、左侧背阔肌、左侧大圆肌、左侧胸大肌、左侧颈夹肌、左侧斜角肌、左侧头夹肌、左侧胸锁乳突肌、左侧斜方肌、臀大肌浅层。

下肢：提肛肌、坐骨尾骨肌、缝匠肌、阔筋膜张肌、臀肌、梨状肌、臀大肌、臀中肌、股二头肌、股外侧肌、胫骨前肌、胫骨后肌、拇长伸肌。

5. 前侧对角链或称"闭合链"（以左侧对角链为例）（见图 8-9）

躯干部：左侧腹内斜肌、右侧腹外斜肌、右侧肋间外肌、右侧后锯肌上部、右侧胸横肌、右侧胸小肌、右侧斜方肌升部、右侧前锯肌、右侧菱形肌、右侧胸大肌、右侧大圆肌、右侧菱形肌、右侧斜方肌、右侧颈夹肌、右侧锁骨下肌、右侧胸锁乳突肌、左侧头夹肌、左侧斜方肌降部。

下肢：耻骨肌、股薄肌、半腱肌、股内侧肌、外侧腓肠肌、腓骨肌、小趾展肌、拇长展肌。

（三）肌筋膜推拿方法

肌筋膜的推拿无疑可以增强肌肉的功能，并能减少损伤发生率。肌筋膜推拿通常由专业人员进行手法操作，但这将在运动实践中使运动推拿师工作强度太大，实际中不太可行。所以在运动实践中，常利用一些专门器械进行肌筋膜的自我放松（Self-Myofascial Release，SMR）。可用在准备活动和运动结束后的整理活动中，由运动员利用器械自己进行，并能形成习惯。

1. SMR 常用器械

以下为常用的肌筋膜推拿器械：

（1）泡沫轴（Foam Roller）：有实心与空心，表面光滑、颗粒突起、轮辙线等之分。（见图 8-10）

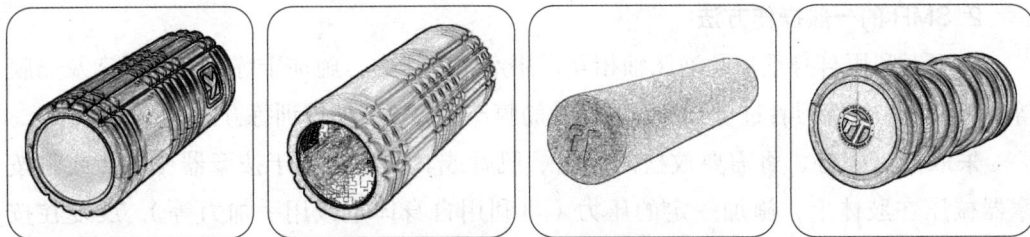

图 8-10 肌筋膜推拿所用的泡沫轴

（2）按摩棍（Muscle Roller Stick）（见图 8-11）

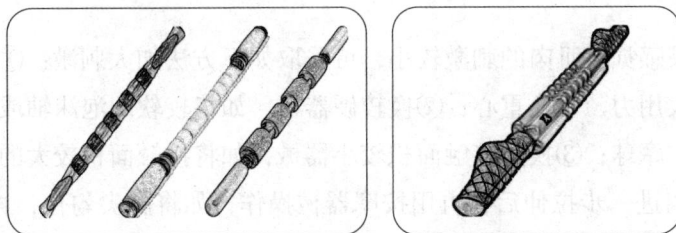

图 8-11 肌筋膜推拿所用的按摩棍

（3）按摩球（Massage Ball 或 Medicine Ball）：也可用网球替代。（见图 8-12）

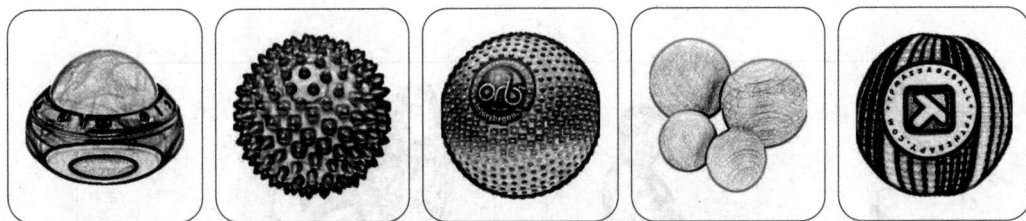

图 8-12 肌筋膜推拿所用的按摩球

（4）按摩滚轴（Trigger Point Roller）（见图 8-13）

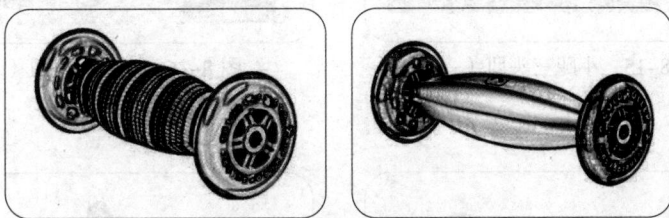

图 8-13 肌筋膜推拿所用的按摩滚轴

（5）按摩杖（Trigger Point Relief）（见图 8-14）

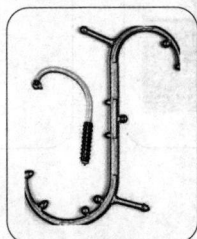

图 8-14 肌筋膜推拿所用的按摩杖

2. SMR 的一般操作方法

练习者利用自身重量及泡沫轴相互作用产生的压力，施加于练习者的肌肉及筋膜等软组织上，使练习者过于紧张的肌肉及筋膜产生放松的伸展训练方式。

采取恰当姿势，将需要放松的肌肉、肌腱或其他组织置于按摩器械上，或将按摩器械压在肢体上，施加一定的压力（可利用自身体重或用手加力等），反复在按摩器械上缓缓滚动 30~60 秒（小部位的时间可略短）。如果操作过程中感觉疼痛或酸胀，可在该部位上延长停留时间，直到不适感明显降低。一般操作时间约 10~15 分钟。

此外，如果感觉对肌肉的刺激较小，可采取如下方法加大刺激：①加大压力，如叠加肢体、加大用力、变换重心；②换较硬器械，如将较软的泡沫轴或按摩球换为较硬的泡沫轴或按摩球；③换用接触面积较小器械，如将接触面积较大的泡沫轴换为按摩球；④将肌肉进一步拉伸后，再用按摩器械操作，如将脚尖勾住，再按摩腓肠肌。反之，如觉得肌肉的刺激较大，则反其道而行之。

身体各部位的肌筋膜推拿示例，如图 8-15 至图 8-45 所示：

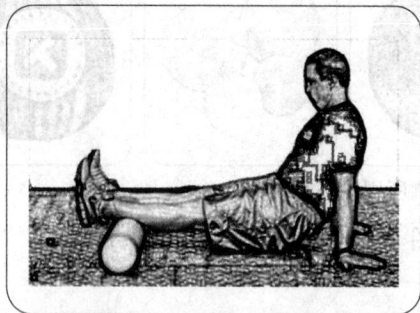

图 8-15　小腿三头肌（一）

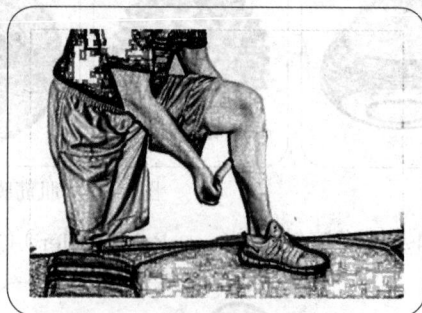

图 8-16　小腿三头肌（二）

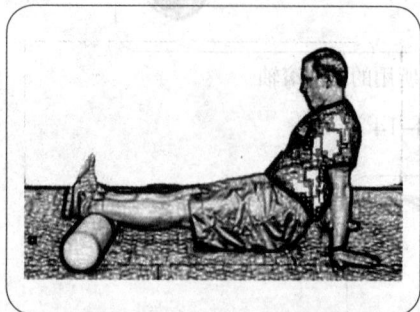

图 8-17　跟腱

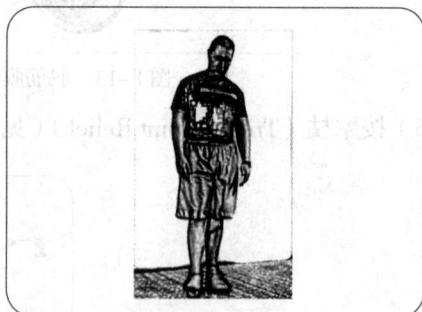

图 8-18　足底跖腱膜

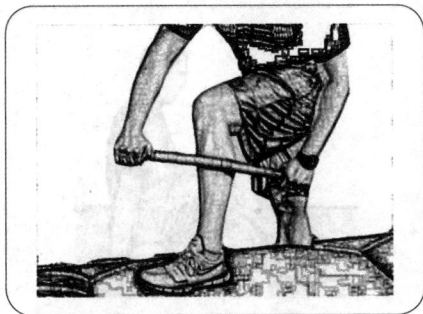

图 8-19 腓骨肌（一）

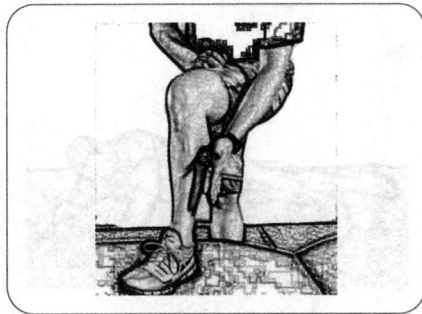

图 8-20 腓骨肌（二）

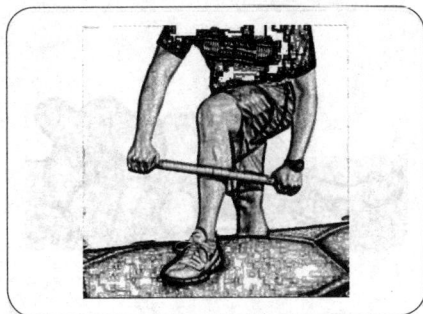

图 8-21 胫骨前肌（一）

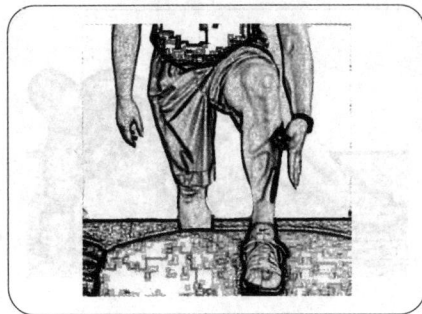

图 8-22 胫骨前肌（二）

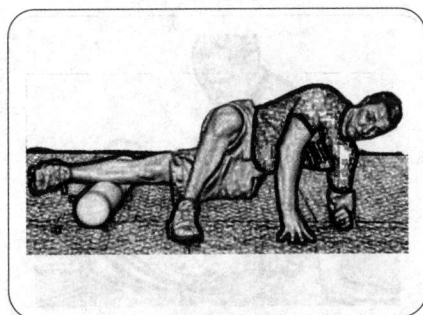

图 8-23 胫骨前肌和腓骨肌

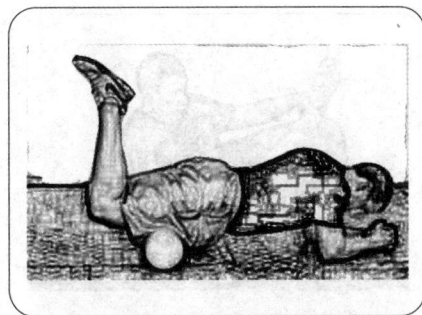

图 8-24 股四头肌（一）

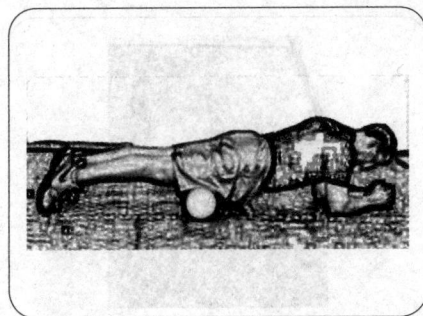

图 8-25 股四头肌（二）

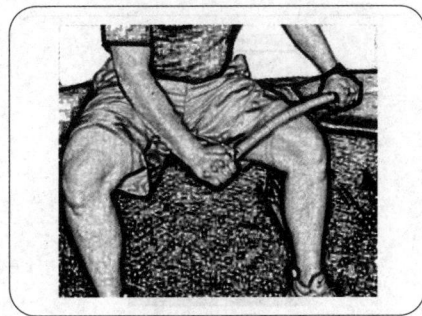

图 8-26 股四头肌（三）

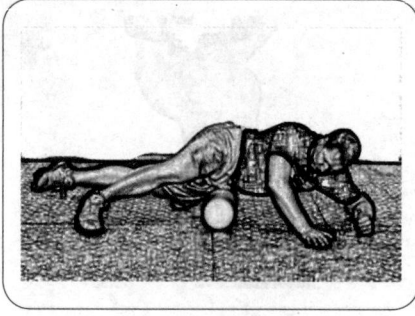

图 8-27　髂胫束、臀小中肌、缝匠肌

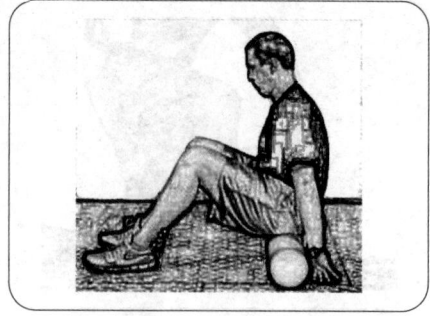

图 8-28　臀大肌（一）

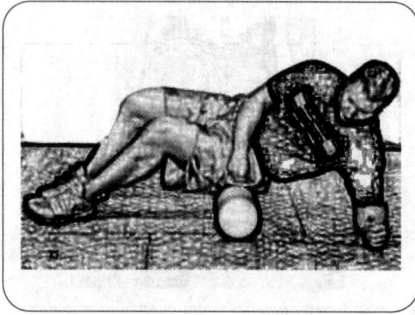

图 8-29　臀大肌（二）

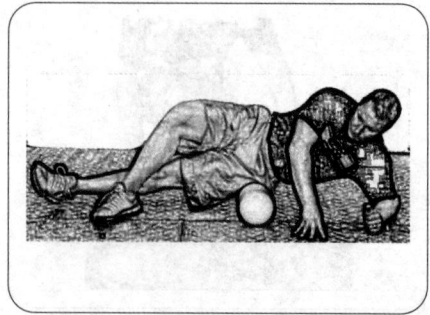

图 8-30　臀中肌和臀小肌

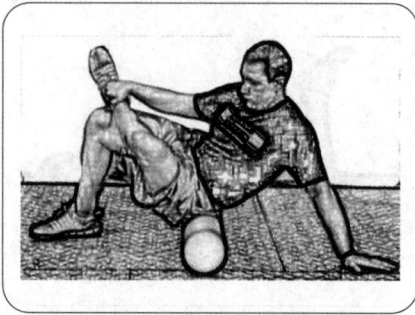

图 8-31　梨状肌（一）

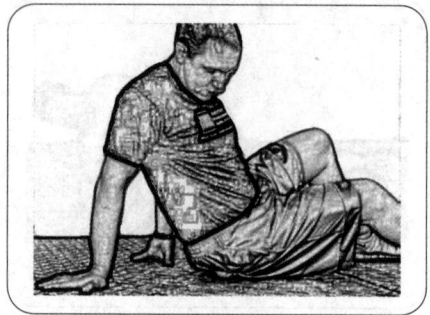

图 8-32　梨状肌（二）

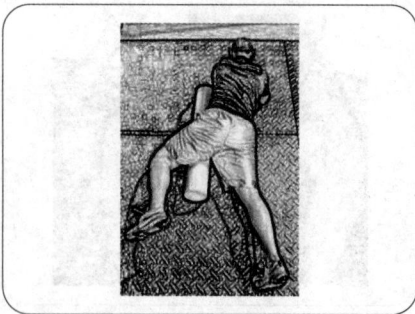

图 8-33　大腿内收肌群（一）

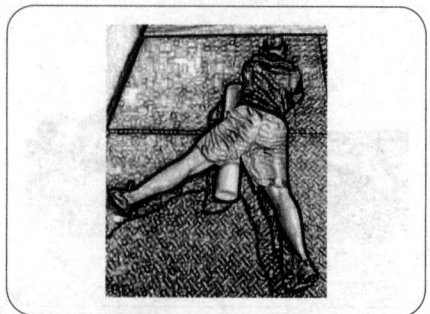

图 8-34　大腿内收肌群（二）

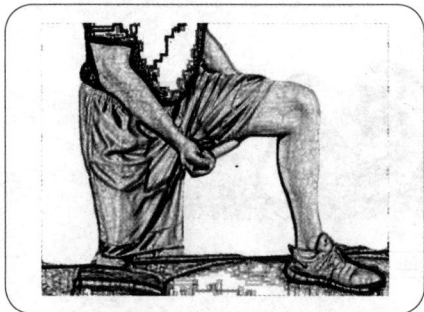

图 8-35 腘绳肌

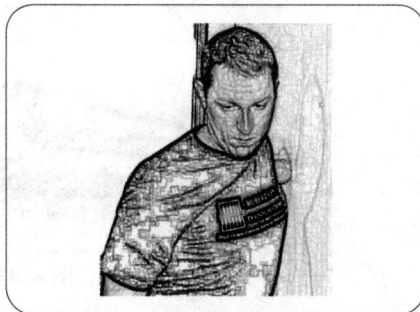

图 8-36 胸大肌

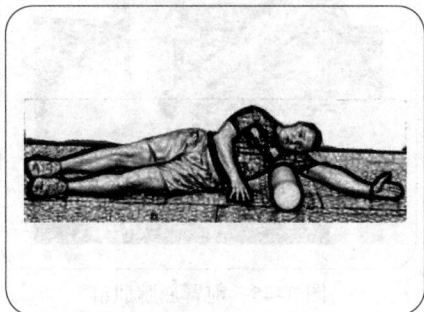

图 8-37 背阔肌（一）

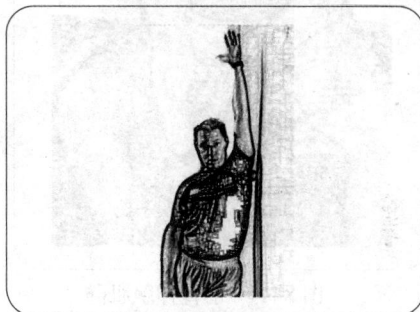

图 8-38 背阔肌（二）

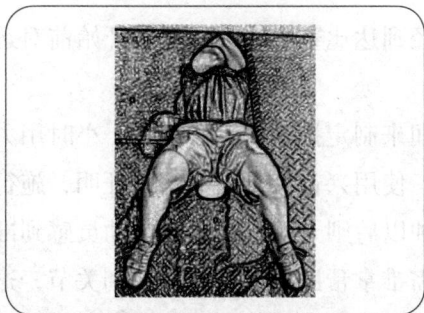

图 8-39 斜方肌和菱形肌

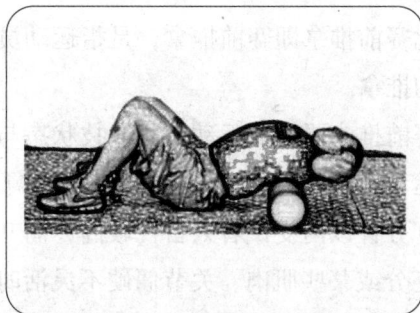

图 8-40 胸椎和竖脊肌

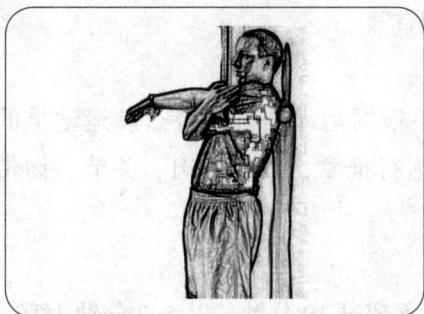

图 8-41 肩关节及肩胛后肌群

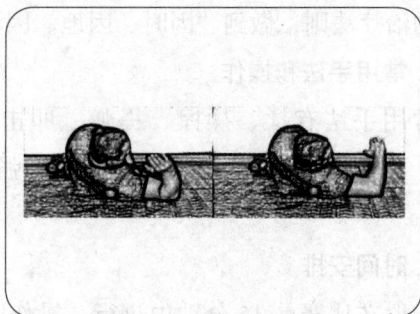

图 8-42 冈下肌和小圆肌

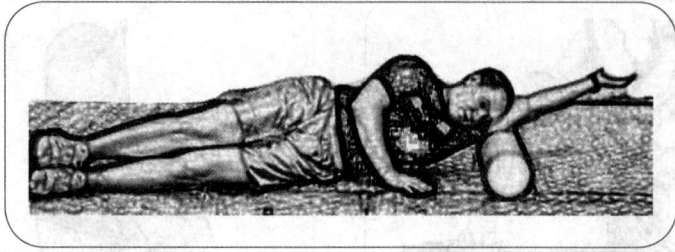

图 8-43　肱三头肌

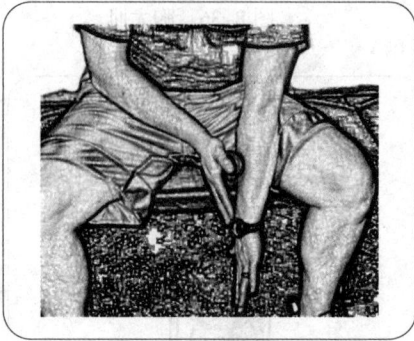

图 8-44　前臂伸腕肌群

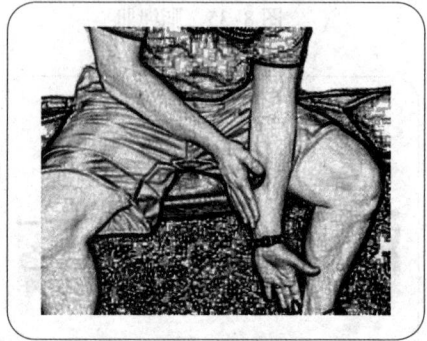

图 8-45　前臂屈腕肌群

四、比赛前推拿手法

比赛前推拿即赛前推拿，是指运动员已经到达比赛场地，在比赛开始前对运动员实施的推拿。

赛前推拿要参照运动员的竞技状态与时间来制定推拿方案。赛前 1 小时用力推拿会使运动员感到疲劳，并导致运动成绩下降。使用兴奋性手法的实验证明，施行推拿后 3~9 分钟以内受试者兴奋性较高，而 9 分钟以后则开始下降。当运动员感到准备活动不充分或某些肌肉、关节僵硬不灵活时，需推拿帮助活跃肌肉，通利关节，这时的推拿手法与技巧占主导地位；而如果运动员仅是因压力大而紧张时，最需要的是理解和支持，此时以心理调节与控制、交流与支持为主，推拿手法为辅。一定要严格遵循推拿的治疗法则，做到"因时、因地、因人制宜"。

1. 常用手法和操作

常用手法有揉、揉捏、提弹、叩击等。根据运动项目的特点及运动员的功能状况，以局部肌肉推拿为主。以中等强度施行推拿，以使肌肉、关节、韧带活跃为度。

2. 时间安排

一般在比赛前 15 分钟内进行，操作时间不超过 10 分钟，以 5~7 分钟为宜。也可在准备活动前推拿 3~5 分钟。

第三节 运动中推拿手法

在运动训练或比赛间歇间进行的推拿，称为运动中推拿手法。利用这些间歇时间进行推拿，可以促进淋巴液和血液的回流，消除组织中的酸性代谢产物，缓解肌肉过度紧张，提高肌肉运动能力，保持机体的兴奋性，有利于运动员在训练、比赛中尽量发挥最高战术水平。

运动中推拿，因在训练时应用较少，而在比赛时应用普遍。一般用兴奋性手法，推拿时间较短。推拿的重点部位是活动多，负荷大的肌群和关节。手法多采用揉、揉捏、推、拿、点按、搓、抖法等，操作要轻快柔和，不可使用暴力和蛮力。

应用原则：先推拿已疲劳的肌肉，然后再用轻重适度而快速的手法，推拿将要承受负担量的肌肉、韧带或关节。一般在比赛暂停后即刻进行。

一、运动或比赛中短时间间歇的推拿手法

一般为运动或比赛中间的间歇时间不超过 15~20 分钟的运动项目。应用原则：由于时间短，推拿手法对运动员的兴奋与抑制过程进行调整。主要以经穴推拿为主。

1. 调整情绪过度紧张的推拿

（1）点揉面部穴位：在印堂、双侧的攒竹、鱼腰、太阳、睛明等穴做轻快、柔和的点揉手法。每穴点揉 10~15 秒。

（2）揉头部穴位：头维、上关、下关、耳门等穴的轻快地揉法，每穴 15 秒（双侧）。

（3）点揉上肢穴：外关、曲池、臂臑、肩髃、肩髎、肩中俞、肩外俞等穴做轻快的点揉手法。每穴 15 秒（双侧）。

（4）点揉下肢穴：环跳、风市、阳陵泉、悬钟、委中、承山、跗阳、昆仑、申脉、金门等穴做轻快的点揉手法。每穴 15 秒（双侧）。

2. 快速恢复机体运动能力的推拿

（1）搓揉头面部穴位：百会、印堂、上星、攒竹、鱼腰、丝竹空、睛明等穴，每穴揉 5~10 秒。

（2）掐捏上肢穴：合谷、手三里、曲池等穴，每穴掐捏 10 秒。

（3）点揉上肢穴：合谷、内关、外关、手三里等穴做短而快的点揉，每穴 5~10 秒。

（4）点揉下肢穴：承山、足三里等，每穴 5~10 秒。

二、运动或比赛中长时间间歇的推拿手法

一般为运动或比赛中间的间歇时间在 30 分钟以上的运动项目。具体推拿手法一般

不采用全身推拿，而主要选用局部及经穴推拿为主。

（1）通常局部推拿是在比赛后进行，但时间不宜过长，一般 10~15 分钟即可，手法可稍重；经穴推拿则主要在比赛前 3~9 分钟之间进行，手法要轻快而柔和。

（2）局部推拿时，关节及躯干部多以拿、揉为主；四肢以揉捏为主。顺序是先大肌群，后小肌群；先一侧肢体，再另一侧肢体。

第四节　运动后推拿手法

在运动训练或比赛后帮助运动员消除疲劳、恢复体力的推拿，称恢复性推拿。目的是为了消除疲劳，恢复体力。适用于训练强度大和运动量大及机体极度疲劳的情况。一般在训练或比赛后休息 2~3 小时或睡前 2 小时内进行，在洗温水澡后进行推拿的效果更佳。时间约 0.5~1 小时。对负荷大或酸痛的部位，时间可稍长些。

推拿手法的次序：头部→胸、腹→颈、肩背→臂→四肢。

手法选择：一般关节和躯干部以揉为主，四肢肌肉以揉捏为主。

1. 消除腰背部肌肉酸痛的推拿

掌按脊柱 → 点按夹脊穴 → 揉捏斜方肌 → 分推背阔肌 → 按揉脊柱肌 → 点拨脊柱肌 → 推摩脊柱肌 → 点揉环跳穴 → 按压脊柱 → 擦八髎穴。一般 1~2 分钟，有透热感。

2. 消除下肢肌肉酸痛的推拿

拿揉腰骶肌 → 按揉腰臀部 → 揉捏下肢后肌群 → 揉捏下肢外侧肌群 → 股后重揉法 → 踩揉下肢内、外侧肌群，或采用向心的重推下肢 → 点揉下肢后部穴位 → 擦八髎穴 → 拿捏下肢前侧 → 揉、刮髌骨 → 摇髋、膝、踝关节 → 点揉下肢前部穴 → 搓揉下肢 → 抖动下肢。

3. 消除胸腹部肌肉疲劳的推拿

分推胸大肌 → 推揉肋间肌 → 推揉胸前五条纵线 → 横摩腹直肌 → 按揉腹直肌 → 推摩胸腹 → 摩揉脐周围。

4. 消除上肢疲劳的推拿

拿、指揉项部 → 拿、揉捏肩胛部 → 点拨项韧带 → 揉捏上肢肌肉 → 揉捏手部 → 抱揉肩 → 点揉上肢诸穴 → 摇肩、肘、腕关节 → 抖动上肢。

第五节　各项目运动员推拿重点部位

一、田径

1. 跑、跳与竞走运动员

主要推拿部位为下肢，但侧重点有所差异：

（1）短跑：股四头肌、小腿三头肌和跟腱。

（2）长跑：小腿部肌肉及足趾。

（3）竞走：腘绳肌和小腿三头肌、髂胫束。

（4）跳跃：起跳腿的股四头肌、小腿后部肌肉跟腱和膝踝关节。

2. 投掷运动员

主要推拿部位为握拿物的上肢，但侧重点有所差异：

（1）标枪：肩袖肌、肱二头肌、肱三头肌、腕屈肌和肩、肘关节。

（2）铁饼：胸大肌、肱二头肌和屈肘肌群。

（3）铅球：肩部肌肉、伸肘肌群和腕关节。

二、球类

1. 足球运动员

推拿重点：股四头肌、小腿肌肉和膝踝关节。

2. 篮球运动员

推拿重点：膝部、踝部和手指。

3. 排球运动员

推拿重点：肩部、手指、膝部。

4. 乒乓球运动员

推拿重点：肩、膝关节和肱二头肌、腕屈肌。

5. 网球运动员

推拿重点：腕伸肌、肩部和肘部。

三、其他运动项目

1. 举重

推拿部位较多，但重点是上肢屈伸肌群、骶棘肌、股四头肌。

2. 自行车

推拿重点：股四头肌、小腿三头肌和膝关节。

3.划船

推拿重点：上肢、上肢带肌肉和骶棘肌。

4.游泳

推拿重点：肩部、上肢肌肉，其次是股四头肌和小腿三头肌。

第六节　常见几种异常情况的推拿处理

一、调整"起赛热症"的推拿

1.起赛热症的特点

其特点是中枢神经系统的兴奋性过高。常见于初次参赛的年轻选手，或参加特别重大的比赛，或运动员过分重视比赛的结果。运用推拿手法，可缓解肌肉紧张，使中枢神经系统的兴奋信息相对减少，从而降低其过高的兴奋性。

2.注意要点

（1）手法操作要点：手法要轻快、柔和并主要选择揉、摩、捏、搓等手法。

（2）推拿的时间：应在赛前3~9分钟进行，每一手法操作的时间都不宜超过1.5分钟。

3.具体操作

（1）推拿前额部：点揉印堂（3~6次）→分推至太阳穴（3~4次）。

（2）推拿头侧部：双扫少阳法。

（3）点揉风池穴：不宜过重，点揉3~5次。

（4）点揉百会穴：3~5次。

（5）推拿颈、肩部：选用轻揉、轻拿、轻捏的手法在运动员的颈肩部做短时间的推拿。

（6）推拿负荷量较大的关节和肌肉：可采用抚摩、推、揉、揉捏、搓等手法，时间稍长、手法较轻，接触面较大，使过度紧张的肌肉放松。

二、调整"起赛冷淡型"推拿

1.起赛冷淡的特点

其特点是赛前兴奋性过高，进而引起超限抑制，表现为对比赛冷漠、全身无力，不能在比赛时充分发挥机体工作能力。

2.调整原则

首先要查明原因，并做好相应的心理调整，同时采取推拿手法，帮助达到最佳竞技状态。

3. 注意要点

（1）注意选择一些推、揉、捏、掐等手法。手法应重而快，推拿方向多为由外向内，或逆时针方向。

（2）时间应选择在一般性准备活动之后，训练或者比赛之前 15 分钟内进行。一般 5~10 分钟。

4. 具体操作

（1）点揉头颈部穴位：点揉百会、太阳、风池、大椎各穴。每穴点揉 5~10 秒。

（2）推、揉颈肩：单 / 双手拇指腹，由外向内重力推、揉第四至第七颈椎段的斜方肌，使之有传向头部的酸胀感。时间为 1 分钟。

（3）扣点头部：两手相对运动员的两侧颞部、前额和枕部使用啄法各 10~20 次。

三、调整赛前局部关节、肌肉无力的推拿

一般在准备活动之后，采用较重手法、频率较快、时间较短、接触面积小的局部推拿，先作重推和擦摩 3~5 次，接着用 1 分钟左右的时间作快速的局部重揉捏，再进行搓、切击、轻拍等兴奋手法，推拿后再做专项准备活动。

四、调整赛前皮肤发凉的推拿

运动员在温度较低时参加训练或比赛，往往会遇到皮肤发凉，关节、肌肉僵硬，关节活动不利，柔韧性降低，容易发生运动损伤，且常影响运动成绩。这时可重点针对负荷较大的部位，用快速的搓法，并用较重的推、拿、揉捏、叩击等手法，以促进局部血液循环，使皮肤肌肉有温热感，增强关节、韧带、肌肉的功能。

五、带伤训练前的推拿

有些运动员在训练或比赛前若带有损伤，如损伤性腱鞘炎、跟腱周围炎、肩袖损伤、腰背筋膜炎等，损伤局部的灵活性、柔韧性比较差，带伤参加训练或比赛时，必须加强运动前推拿，以免损伤的部位重复受伤，并增强肌肉和关节的功能。

除进行一般的运动前推拿外，有慢性损伤的局部可作推按和擦摩，损伤周围肌肉较丰厚的部位作揉捏和揉，腱鞘及韧带部位可作理筋手法，关节部位可施以适当的运拉手法，以增强关节、韧带、肌肉的功能。推拿后还要做好专项准备活动。训练和比赛前，损伤的局部还可以使用肌贴、肌效贴、支持带或缠绕弹力绷带，以起保护和支持作用。

第七节　运动推拿常用穴位

运动推拿除采用成套的推拿八法外，主要是采用经穴推拿。常用的经穴除上面介绍的以外，因运动项目多，运动员主要的活动部位也不同，所以在临场比赛前或比赛间歇选用的经穴亦因人而异，以适应于各项运动特点。例如对投掷运动员应多采用上肢的经穴，赛跑运动员则多采用下肢的经穴等等。为便于推拿人员选用经穴，本节按人体部位将常用穴分别介绍如下。

1. 头部眼区

（1）常用穴：睛明、攒竹、丝竹空、鱼腰、阳白、瞳子髎、承泣、四白、印堂、百会、头临泣。

（2）功用：赛前轻轻掐擦可助听力，兴奋精神。赛后重力掐擦，可镇静心神，消除疲劳。这些穴特别适用于用目力较多的运动员，也可治目疾；其中印堂、百会二穴为主要穴。

2. 头部耳区

（1）常用穴：听宫、听会、耳门、曲鬓、角孙、颅息、翳风、头维、上关。

（2）功用：赛前轻轻掐擦有助听力。赛后重力掐擦可镇静心神，且可治耳疾。

3. 肩胛区

（1）常用穴：肩髎、肩贞、肩髃、肩中俞、巨骨、肩外俞、曲垣、秉风、膏肓。

（2）功用：赛前掐揉可以助臂力。赛后掐揉可以消除疲劳和酸痛，也可治臂疼肩背痛。

4. 腰背区

（1）常用穴：大椎、身柱、神道、腰俞、肾俞、八髎、命门、阳关。

（2）功用：赛前轻力揉捏，掐擦，可助背力。赛后重力推拿，可消除疲劳。

5. 胸部区

（1）常用穴：璇玑、华盖、紫宫、玉堂、膻中、中庭、俞府、神藏、灵墟。

（2）功用：轻力摩擦、点揉，可增加肺活量。赛后重力推拿，可治喘息，胸痛。

6. 腹部区

（1）常用穴：上脘、中脘、下脘、幽门、梁门、天枢、带脉、五枢、关元、气海。

（2）功用：赛前轻力点按、揉捻，可增加腹壁肌肉的力量。赛后重力推拿，可调和肠胃，疏通气血，加速脏腑机能。

7. 上肢区

常用穴：经渠、通里、大陵、外关、腕骨、阳谷、间使、手三里、曲池、前谷、养老、曲泽、少海。

功用：赛前轻力顺经推拿，可增强手臂的力量和灵活性。赛后重力迎经推拿，可以消除疲劳，止痛活血，散瘀镇痛。

8. 下肢区

（1）常用穴

①臀部：八髎、环跳、新建、承扶。

②股部：风市、阴市、髀关、箕门、血少、五里、阴包、伏兔、阴廉、曲泉、梁丘、殷门、委阳、髋骨。

③膝部：阳陵泉、阴陵泉、鹤顶、委中、膝关、阴谷、足三里、犊鼻、膝眼。

④小腿：悬钟、阳辅、光明、丰隆、上廉、下廉、地机、复溜、三阴交、合阳、承山、飞扬。

⑤足部：至阴、通谷、束骨、金门、申脉、仆参、昆仑、然谷、跗阳、太溪、太白、公孙、大都、隐白、照海、水泉、大钟、商丘、行间、大敦、解溪、内庭、厉兑、丘墟、足临泣、涌泉。

（2）功用：赛前轻力掐擦、揉捏，可增加下肢力量和兴奋性，并可预防伤害。

第九章

自我放松按摩手法

根据个人的具体情况，用自己的双手在体表某些部位运用一些简单的手法进行按摩，以达到强身、保健和减轻伤病症状的目的，称为自我按摩。自我按摩操作简单易行，行之有效，其基本手法如同前述，要求在按摩时需要采取既便于操作，又能使肌肉充分放松的姿势和体位。

按摩顺序：全身自我按摩，取站立位或坐位，先按摩胸部背部，再转向颈后，最后做颈部、腰部的屈、伸、侧屈、环转等活动。上肢自肩部开始，次及上臂、肘、前臂、腕、手。先按摩屈侧。后按摩伸侧。各关节在擦摩、揉捏之后主动活动。按摩一侧之后，再按摩另一侧。下肢自臀部开始，然后进行大腿的按摩。先按摩前面，再按摩内侧及后面，接下来按摩膝关节，以及小腿后面、前面，然后依次按摩踝关节、足背、足底和足趾，最后做膝关节与踝关节的活动。按完一侧再按另一侧。最后取仰卧位按摩腹部，全身自我按摩时间约 30~60 分钟。

按摩手法的熟练程度和技巧，直接影响到按摩的效果，因此，必须经过较长时间认真练习各种手法，才能在实践中做到"持久、有力、均匀、柔和"，手法要求灵活而熟练地应用。

第一节　上肢的放松按摩

上肢常用的放松按摩手法有揉拿上肢、点揉穴位、揉捻手指、运动关节、肌肉用力收缩等。这些手法不仅可以消除上肢的疲劳，而且还可以治疗上肢一些疾病或症状，如颈椎病、臂痛。另外上肢的自我保健按摩还有一定的调节脏腑功能的作用，如点揉内关穴可以调节心率，改善心肌供血等。

1. 揉拿上肢

（1）手法：拇指与其余四指分别揉拿上肢的内侧、前侧和外侧。

（2）要点：揉拿的力量应深沉、柔和；范围要广泛；揉拿的方向应从上向下。

（3）作用：放松上肢肌肉，消除上肢疲劳感，还可用于治疗上肢病症。

2. 点揉穴位

（1）手法：以拇指或食中二指指端依次点揉肩髃、极泉、曲池、手三里、内关、外关、鱼际、合谷、劳宫、后溪等穴。

（2）要点：点穴时应使局部有酸胀感、麻木感。

（3）作用：点穴具有通经、活络、止痛、调节脏腑功能的作用。

3. 揉捻手指

（1）手法：以拇指的指腹与食指远节的桡侧揉捻手指。

（2）要点：揉捻手指时，应揉捻手指的两侧；揉捻的速度宜快，移动的速度宜慢。

（3）作用：本法可改善末梢血液循环，起到手指保健的作用。本法还可用于治疗手指麻木和肿胀。

4. 运动关节

（1）方法：将上肢的关节充分地运动，可做屈伸、旋转、摇动。如摇动肩关节，其方法为：先立正站好，右腿向前跨出一步，右手叉腰，摇动左侧肩关节；然后立正还原，再出左腿，摇动右侧肩关节。每侧摇动20周。

（2）要点：运动要充分。幅度尽量大；速度可快可慢。

（3）作用：增加上肢各关节的活动范围，防治关节僵硬、运动受限。

5. 肌肉用力收缩

（1）手法：分别做极度屈肘、用力伸直肘关节、极度屈腕、强力背伸腕关节，用力握拳。这些动作都是肌肉用力收缩的。用力时力量要由小到大，稍停片刻，然后放松抖动。如此反复操作数次，如握拳。

（2）要点：用力时逐渐用力，放松时充分放松。

（3）作用：增加肌肉的力量，使肌肉富有弹性。

第二节　胸腹部自我推拿

胸腹部也可以自己推拿，主要以顺手的推拿为主。

1. 点按天突

坐位或仰卧位，一手的拇指在天突穴处，沿气管的方向向下点按约半分钟，点按时局部有酸胀感，并沿气管向下放散。该手法可通调气道、清热平喘。常用于防治咳嗽、喘促、胸痛、咽喉肿痛、梅核气等病症。天突穴位于胸骨上端的凹陷中。（见图9-1）

2. 指按胸骨

坐位或仰卧位，一手的食指、中指、无名指三指并

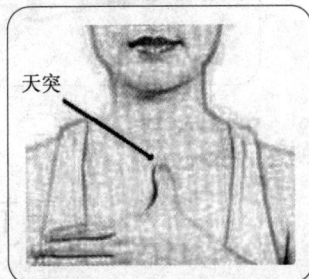

图9-1　点按天突

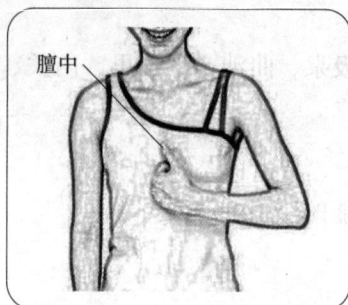

图9-2 按揉膻中

拢，从璇玑穴开始逐步向下点按到中庭穴处止，反复操作约半分钟。该手法有宽胸利膈、和胃止呕的作用，常用于胸闷、胸痛、打嗝、嗳气、恶心、呕吐等病症的防治。

3. 按揉膻中

坐位或仰卧位，用一手中指（食指压于中指上）按揉膻中穴约半分钟。该手法有宽胸解郁、行气活血的作用，常用于治疗胸闷、胸痛、咳嗽、气喘、心悸等病症。膻中穴位于前正中线与两乳头连线的交点上，在胸骨正中。（见图9-2）

4. 摩按中府

坐位或仰卧位，以一手的四指并置于对侧胸大肌的胸骨缘，沿肋间隙向外梳摩至中府穴、云门穴，反复10次。然后，以四指置于中府、云门穴处着力指按1分钟。做完一侧再做另一侧。梳摩时要注意用力均匀、和缓，以皮肤微红为度，按压时用力要由轻到重，忌蛮力。该手法可理气降逆、通络宣肺，常用于防治咳嗽、气喘、肺胀满、胸痛等病症。中府穴位于锁骨外侧端下的窝中。

5. 分摩腹部

坐位或仰卧位，以两手四指分别置于剑突下，自内向外下方沿季肋下缘分摩20次。该手法有疏肝解郁、健脾和胃的作用，常用于防治胸闷、胁胀、嗳气、善太息、腹胀、食欲不振、消化不良等病症。（见图9-3）

6. 按揉中脘

坐位或仰卧位，用一手的食指、中指、无名指点、按揉中脘穴，用力要柔和，顺时针方向旋转揉动1分钟。该手法有健脾和胃的作用，常用于防治腹胀、腹泻、胃痛、呕吐、吞酸等病症。中脘穴位于剑突与脐的中点。（见图9-4）

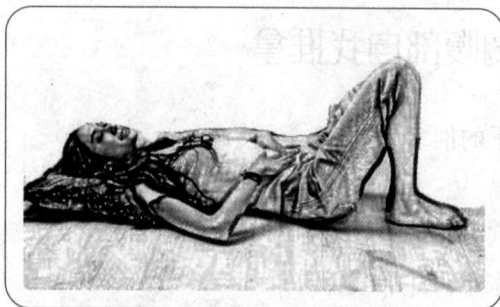

图9-3 分摩腹部

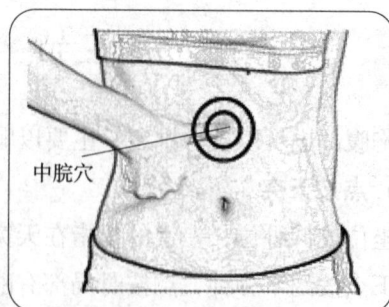

图9-4 按揉中脘

第三节 腰部自我按摩方法与技巧

腰部放松按摩可以舒筋通络，促进腰部气血循环，消除腰肌疲劳，缓解腰肌痉挛与腰部疼痛，使腰部活动灵活、健壮有力。

1. 揉命门穴

命门穴在腰部第二腰椎棘突下的凹陷中，与前脐中（神阙穴）相对。右手或左手握拳，以食指掌指关节突起部（拳尖）置于命门穴上，先顺时针方向压揉9次，再逆时针方向压揉9次，如此重复操作36次。意守命门穴。每天按揉此穴，具有温肾阳、利腰脊等作用。（见图9-5）

2. 揉肾俞穴

肾俞穴在腰部第二腰椎棘突下旁开1.5寸处，与命门穴相平。两手握拳，以食指掌指关节突起部放在两侧肾俞穴上，先顺时针方向压揉9次，再逆时针方向压揉9次，如此连作36次。意守肾俞穴。每天按揉此穴，具有滋阴壮阳、补肾健腰等作用。（见图9-6）

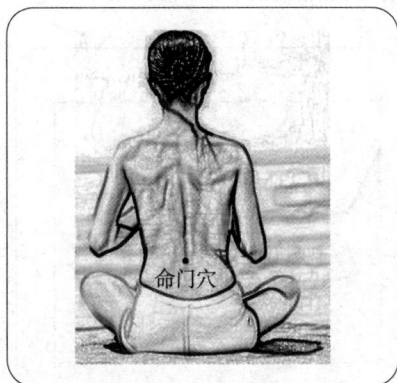

图9-5　揉命门穴

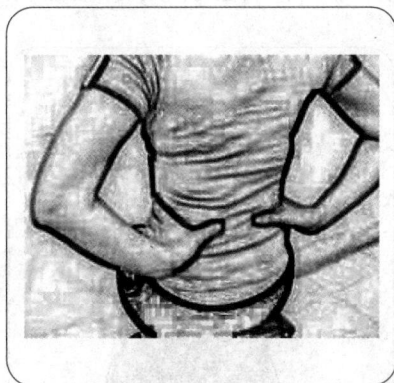

图9-6　揉肾俞穴

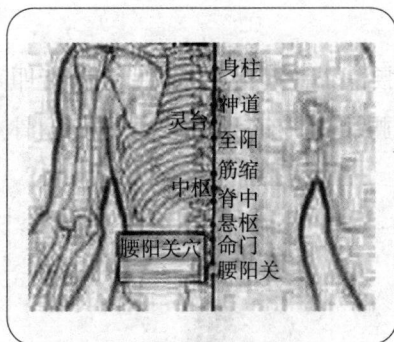

图9-7　揉腰阳关穴

3. 揉腰阳关穴

腰阳关穴在腰部第四腰椎棘突下的凹陷中。左手或右手握拳，以食指掌指关节突起部置于腰阳关穴上，先顺时针方向压揉9次，再逆时针方向压揉9次，反复作36次。意守腰阳关穴。督脉为阳经，本穴为阳气通过之关。每天按揉此穴，具有疏通阳气、强腰膝、益下元等作用。（见图9-7）

4. 揉腰眼穴

腰眼穴在腰部第四腰椎棘突下旁开3.8寸处，与腰阳关穴相平。两手握拳，以食指掌指关节突起部放在两侧腰眼穴上，先顺时针方向压揉9次，再逆时针方向压揉9次，连作36次。意守腰眼穴。每天按揉此穴，具有活血通络、健腰益肾等作用（见图

9-8)。

5. 腰部活动

两手相互摩擦至热，用两手叉腰，大拇指在前，四指按在两侧肾俞穴处，先顺时针方向旋转腰臀部9次，再逆时针方向旋转腰臀部9次，连作36次。意想腰部尽量放松。每天活动腰臀部，具有舒筋活血、滑利关节、强健腰肌等作用。

6. 捶腰阳关穴

两手四指握大拇指成拳，手腕放松，用拳背部叩击腰部第四腰椎棘突下的腰阳关穴36次。意守腰阳关穴。每天叩击此穴，具有振奋阳气、强腰膝等作用。

7. 拿委中穴

委中穴在膝关节后面腘窝横纹正中处。双手对搓至热，以两手同时拿揉（用大拇指与其余四指的指面对称施力拿、揉）两下肢委中穴，约1分钟。《针灸大成》中说："腰背委中求。"每天拿揉此穴，具有舒筋活络、解痉止痛等作用。（见图9-9）

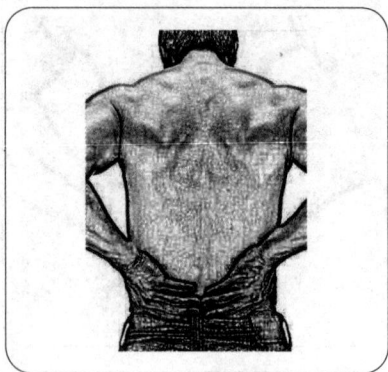

图 9-8　揉腰眼穴

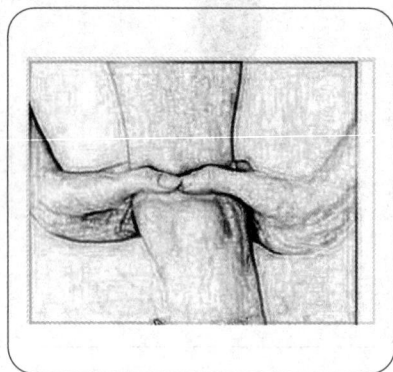

图 9-9　拿委中穴

8. 捶腰骶

两手四指握大拇指成拳，以拳背部有节奏地叩击腰部脊柱两侧到骶部，左右皆叩击36次。意守腰骶部，并意想腰骶部放松。每天叩击腰骶，具有活血通络、强筋健骨等作用。

9. 擦腰

搓手令热，以两手掌面紧贴腰部脊柱两旁，直线往返摩擦腰部两侧，一上一下为1遍，连作108~180遍。意想腰部的热感越来越强而达整个腰部。每天摩擦腰部，具有行气活血、温经散寒、壮腰益肾等作用。腰部保健按摩，每天早晚各一次，坚持不懈，必见成效。（见图9-10）

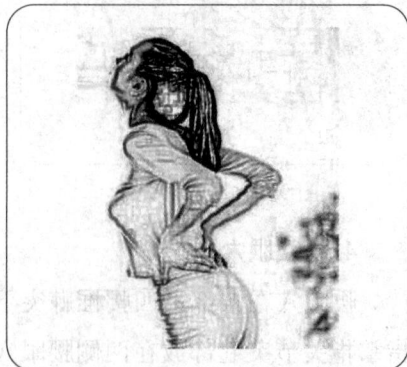

图 9-10　擦腰

第四节 臀及下肢部放松按摩

腿部自我保健按摩采用推摩、擦摩和揉捏 3 种自我保健按摩方法，对臀、腿、膝部进行科学、合理的按摩刺激，可促进肌肉活动，增进血流，改善营养和代谢。

1. 臀部按摩

（1）预备姿势：站立，重心位于右腿，左腿微微屈膝，左脚向侧后方伸展，脚尖踮地。

（2）按摩手法：左手掌从臀部皱襞向上至髂背作推摩（按摩时，四指并拢，拇指分开）。然后再以左掌心在臀肌位用力按压，并向同方位作擦摩。按摩时四指和拇指分开成钳状，以直线、圆形和螺旋形向前推动。之后，用左手拇指和小指、无名指、中指轻微提拉臀肌作微力抖动的放松练习。

2. 大腿后区按摩

（1）预备姿势：坐位，右腿着地侧坐在凳上，左腿屈膝，脚尖踮地，左脚跟离地 4~6cm。

（2）按摩手法：先用左手小指侧缘，在大腿后侧从膝眼至皱襞作擦摩腿肌，再对该区肌群进行揉捏。揉捏时五指向上提拉肌束，作旋转扭动，手指和皮肤不可分离。然后，用空拳对腿后区肌群作轻拍、抖动和放松练习。

3. 大腿前区按摩

（1）预备姿势：坐位大腿置于床上，膝上放置直径 10~12cm 柔软褥垫，右腿下垂于地面。

（2）按摩手法：对大腿前内侧部位从膝关节至髋关节，作直线和交叉式推摩。按摩时左右手拇指和食指内缘贴着大腿前内侧（左手虎口向后，右手反之），同时由膝向腿部滑移；交叉推摩改用左右手轮返交替，由下至上推移。大腿前外侧推摩手法类同。之后，对大腿前外侧和内侧作揉捏按摩（手法与腿后区揉捏相同）。

4. 膝部按摩

（1）预备姿势：坐位，左脚置于凳上，左膝微屈，右腿着地。两手掌心放在左膝关节上，两掌紧贴靠近，两拇指位于关节内侧。

（2）按摩手法：两手在左膝关节同时作圆形集中推摩，右手作顺时针绕环，左手按逆向环行。推摩后，膝关节伸展，两手掌垫在膝关节下，用掌心进行擦摩。再在膝关节两侧进行圆形擦摩。

5. 膝部按摩放松练习

两膝放松伸展，随即向前后作轻缓、有节奏地屈伸动作 2~3 组，每组 8~10 次，间歇 5~10 秒。

第十章

颈部疾病的手法

第一节 颈椎病

颈椎病是指颈部遭受急性或慢性损伤引起颈椎椎体、椎间盘变性或周围软组织的退行性改变，进而导致脊柱内、外平衡失调，压迫和／或刺激颈部血管、神经、脊髓等组织，产生头、颈、肩、胸部、上肢、下肢的疼痛或麻木，甚者功能失常等一系列症状的综合征。又称为颈椎综合征、颈肩综合征等。近年来，本病的发病率较高，有明显低龄化趋势。

【解剖生理】

正常的颈脊柱由7个颈椎、6个椎间盘及所属的肌肉、韧带构成。7个颈椎中除第一、第二颈椎外，其他都与典型椎骨的结构一致，由前方的椎体和后方的椎弓组成。椎体和椎弓围成椎孔，椎孔相连组成椎管，容纳脊髓和神经根。椎弓由4个关节突、2个横突、1个棘突构成（见图10-1）。颈椎生理曲度不仅可以增加颈椎的弹性，起到一定的缓冲振荡作用，防止大脑的损伤，而且对颈部的脊髓、神经、血管等重要组织有保护作用。

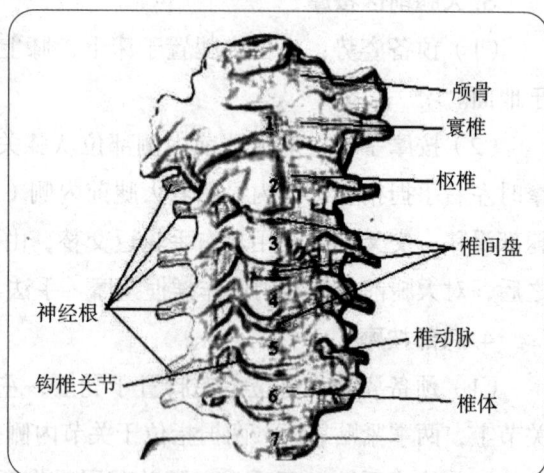

图 10-1 颈椎解剖图

【病因病机】

1. 颈椎退行性改变

随着年龄增长，人体的脊柱逐渐产生磨损、退变等一系列退化演变过程。颈椎间盘组织由于脱水和逐渐失去弹性而萎缩，使椎间盘变薄，椎间隙变窄。随着椎间隙变窄，其附着的韧带、关节囊亦开始松弛，继而导致椎间关节不稳，不断发生病理性滑脱或轻微的创伤，久之则会出现反应性的椎体边缘、关节面的骨质增生。因椎间盘厚度下降，椎间孔狭窄，并且呈进行性加重，导致脊髓、神经根、椎动脉和交感神经等邻近组织受压，而引起相应症状。

2. 颈椎慢性损伤

长期低头伏案、不适枕头与睡眠姿势等日常不良生活习性所造成的慢性损伤是颈椎间盘变性和纤维环破裂的直接因素。可使颈椎间盘、韧带、后关节囊、钩椎关节等软组织产生不同程度的损伤，引起局部充血、水肿、渗出或纤维环破裂、髓核突出，从而破坏了颈脊柱的稳定性，促使颈椎发生代偿性骨质增生，刺激或压迫脊髓、神经根、椎动脉和交感神经等邻近组织，出现颈椎病的一系列症状。

3. 颈椎急性损伤

各种急性损伤，如扭挫、跌仆等，均可造成韧带、后关节囊、椎间盘等软组织不同程度的损伤，从而使纤维环破裂，髓核突出，颈椎稳定性下降，直接或间接刺激、压迫脊髓、神经根、椎动脉和交感神经，引发本病。

4. 风寒湿邪侵袭

颈项部受风寒湿邪侵袭，气血运行不畅，经脉阻滞，不通则痛，而发本病。

【诊断】

1. 临床表现

（1）颈型颈椎病：①早期可见头、颈项、肩背部的痉挛性剧烈疼痛，颈项部转侧不利或歪向一侧。②急性期过后常感到颈项部及肩背部酸痛，易疲劳，不能持久伏案，或感头痛、后枕部疼痛、胸痛和上肢无力。多有反复"落枕"史。

（2）神经根型颈椎病：①疼痛主要发生于头、颈项、肩背、上肢和手部，疼痛可表现为钝痛、酸痛、灼痛，或隐隐作痛，或过电样窜麻痛。个别急性发作者，疼痛剧烈，以致患者坐卧不安，日夜不眠。咳嗽、打喷嚏、大便、深呼吸以及颈部疲劳和枕头高低不当等均可使疼痛加重。颈项部的活动，或某种姿势和体位的改变，往往能加重或缓解疼痛，并可引起突然的窜痛。②麻木疼痛部位往往相同，而手指和前臂以麻木为多。轻者仅指尖部发胀、麻木，重者则手、前臂、上臂、肩背部和颈项部都可出现麻木感。有的患者上肢和手部因颈部活动或某一姿势时麻木加重，大部分患者夜间症状加重。

（3）椎动脉型颈椎病：①眩晕常在头部转到某一方位或体位改变时，如头向上仰，突然转头或反复左右转头时发生眩晕或眩晕加重，再转回原方位时症状减轻。伴有视力减退，耳鸣、耳聋、恶心、呕吐、眼震等症状，发作时头重脚轻，站立不稳，好像自身和周围景物都沿一定方向旋转。②猝倒是椎动脉型颈椎病特有的症状，在眩晕剧烈或颈部活动时发生。可突然四肢麻木、软弱无力而跌倒，但神志清楚，不伴有意识障碍，多能自己起来。这种猝倒发作与头部突然活动姿势改变有关。③头痛呈发作性或持续性，持续数分钟或数小时，甚至数日。往往在晨起、头部活动、乘车颠簸时头痛出现或加重。疼痛部位多出现于枕部、枕顶部或颞部，多呈跳痛、灼痛或胀痛，可向耳后、面部、牙部、枕顶部，甚至眼眶区和鼻根部放射，发作时可伴有恶心、呕吐、出汗、流涎、心慌、憋气以及血压改变等植物神经功能紊乱的症状。④视觉障碍是由于大脑后动脉缺血，继发大脑视觉中枢缺血性病损，引起视力减退、视物模糊、复视、眼前闪光、暗点、一过性黑蒙，暂时性视野缺损，甚至失明等视力障碍。

（4）交感神经型颈椎病：①眼睑无力，视物模糊，眼窝部胀痛，流泪，视野内冒金星，怕光，视力减退，瞳孔扩大或缩小。②头痛或偏头痛，头晕，面部发热、充血、麻木等。③心慌，心律不齐，心前区疼痛，阵发性心动过速，血压时高时低。④血管痉挛引起肢体发凉，局部皮温下降，皮肤凉且有刺痒感，继而出现红肿或疼痛加重，或因血管扩张引起指端发热，发红，疼痛或痛觉过敏，肢体、头、颈、面部麻木。⑤局部肢体或半侧身体多汗或少汗，皮肤发绀、发凉、干燥、变薄，毛发过多或毛发干枯、脱落，指甲干燥无光泽以及营养性皮肤溃疡等。⑥耳鸣，听力减退，甚至耳聋；鼻咽部不适、疼痛，鼻塞，或有异味感；咽喉部不适，发干，异物感，嗳气，牙痛，舌麻木。可见恶心、嗳气、胃脘不适、疼痛、闭经等。不少患者还有失眠、多梦、心情烦躁、易于冲动等情志症状。

（5）脊髓型颈椎病：早期病人常出现一侧上下肢或两侧上下肢单纯的运动障碍、感觉障碍或两者同时存在，亦可为一侧上肢和对侧下肢感觉、运动障碍，所以脊髓型颈椎病的症状较为复杂。

（6）混合型颈椎病：临床上遇有两型以上的症状、体征者，即可视为混合型颈椎病。混合型颈椎病在临床中较为常见，其主要原因是神经根、椎动脉、交感神经纤维、颈段脊髓等组织在解剖上密切联系，当椎间盘向后侧突出时，常同时压迫两种或两种以上的组织，如同时压迫颈神经根和交感神经即为神经根交感型颈椎病。因此，从解剖学和病理学上看，多种组织混合受累是绝对的，而单纯的神经根、椎动脉或脊髓受累是相对的。

2. 检查

（1）颈型颈椎病：①颈部肌肉痉挛，肌张力增高，颈项强直，活动受限。②颈项部有广泛压痛，压痛点多在斜方肌、冈上肌、菱形肌、大小圆肌等部位。可触及棘上韧带肿胀、压痛及棘突病理性移位。③颈椎间孔挤压试验（见图10-2）和臂丛神经牵拉试验（见图10-3）多为阴性。④颈椎X线片显示颈椎生理曲度变直、反弓或成角，有轻度的骨质增生。

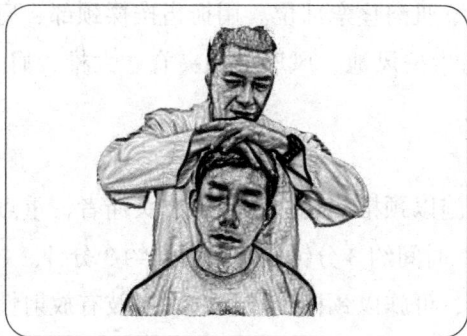

图 10-2 颈椎间孔挤压试验

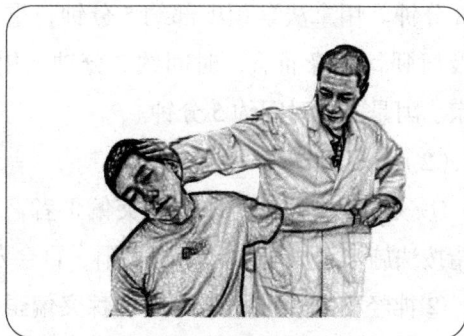

图 10-3 臂丛神经牵拉试验

（2）神经根型颈椎病：①颈项部肌肉痉挛，肌张力增高，颈项活动受限。②病变棘突偏歪，椎间隙不等宽。在病变相应的棘突旁、棘上韧带或患侧肩胛骨内缘相应区域有压痛点，并具有典型的上肢放射痛和麻木感，其范围与颈脊神经所支配的区域相一致。部分患者可触及到条索状结节。③手和前臂部位的感觉减退，少数有感觉过敏。病久者病变神经根支配的肌肉发生肌力减退，肌张力降低，手和上肢发冷以及肌肉萎缩。④椎间孔挤压试验和臂丛神经牵拉试验等阳性。

（3）椎动脉型颈椎病：①后枕部触诊检查，患者棘突多有病理性移位，相应的关节囊部位肿胀、压痛。②患者作颈部较大幅度的旋转、后伸活动时，可引起突然眩晕，四肢麻木，软弱无力而猝倒。③仰头或转头试验阳性。

（4）交感神经型颈椎病：颈部肌肉痉挛、活动障碍、棘突旁有压痛、棘突或横突偏移，棘突间隙变窄，项韧带钝厚等。

（5）脊髓型颈椎病：①肌张力增高，肌力减退，腱反射（肱二头肌、肱三头肌、跟腱、膝腱反射）亢进，浅反射（腹壁、提睾反射）减弱或消失。②病理反射（霍夫曼征、巴宾斯基征）阳性。③颈椎 X 线片检查：颈椎生理曲度变直、成角，甚至反弓，颈椎椎体后缘骨质增生，椎间隙狭窄，椎间孔变小。

【手法治疗】

1. 治则

舒筋活血、理筋整复、解痉止痛。

2. 部位及取穴

枕后部、颈肩背部、肩胛骨内缘，风池、风府、颈夹脊、大椎、肩井、天宗、阿是穴。

3. 手法

滚法、一指禅推法、拿法、按法、揉法、拔伸法、扳法、搓法、抖法、抹法。

4. 操作

（1）基本操作：患者坐位。用滚法和一指禅推法施治于患者颈肩背部肌肉，时间约8分钟。用拿法拿颈项部约5分钟，重点拿肌肉痉挛部位。用拇指按揉颈部、肩背部及肩胛骨内缘痛点，时间约3分钟。用拇指按风池、风府、颈夹脊、大椎、肩井、天宗、阿是穴，时间约5分钟。

（2）辨证加减

①颈型颈椎病：有颈椎棘突偏歪者，可施以颈椎旋转扳法。伴有头痛者，重点用拇指按法施治于风府、风池、太阳、百会穴，时间约3分钟。拿头五经约3分钟。

②神经根型颈椎病：有颈椎棘突偏歪者，可施以颈椎旋转扳法。上肢有放射性疼痛和麻木者，用擦法和一指禅推法施治于患侧上肢相应神经根节段，时间约2分钟。用拇指按揉天鼎、肩中俞、缺盆、天宗、极泉、曲池、手三里、小海、外关、合谷、后溪穴约6分钟，按揉患侧上肢缺盆、极泉穴时，患侧上肢应有放射性麻木感。搓、抖上肢，拔伸手指关节，时间约3分钟。

③椎动脉型颈椎病：用抹法施治于印堂穴至前发际，分抹鱼腰至太阳穴，时间约2分钟。用拇指按揉风池、风府、睛明、印堂、百会、四神聪、太阳穴，每穴约1分钟。用扫散法施治于头颞部足少阳胆经，时间约1分钟。拿头五经，时间约1分钟。

④交感神经型颈椎病：用按法和一指禅推法施治于风池、风府、四神聪、百会、心俞穴，每穴约1分钟。

⑤脊髓型颈椎病：用擦法、拿法施治于下肢部位，时间约3分钟。用拇指按揉环跳、秩边、承扶、阳陵泉、委中、承山、梁丘、足三里、三阴交、昆仑、太溪、涌泉穴，每穴约半分钟。

【功能锻炼】

1. 颈部前屈后伸法

在功能锻炼前进行深呼吸。吸气时使颈部尽量前屈下颌，接近胸骨柄上缘，然后在呼气时使颈部后伸至最大限度，反复7~8次。

2. 颈部侧屈法

在深呼吸下进行，吸气时头向左偏，呼气时头部还原位，然后吸气时头向右偏，呼气时头部还原位，反复7~8次。

3. 颈部伸展法

在深吸气时，使头颈尽量伸向左前方，呼气时使头颈还原，然后在深吸气时，使头颈尽量伸向右前方，呼气时头颈还原，反复7~8次。

4. 颈部旋转法

头部先向左侧旋转，继而向右侧旋转，反复2~3次，然后使头颈部做大回转动作，先向左侧回旋1次，再向右侧回旋1次。

5. 意念牵引法

直立位，两足略宽于肩，两目平视，两手自然下垂，全身肌肉放松，思想排除杂念。然后两臂前伸上举，双手举过头顶呈十指互相交叉，翻掌缓缓上提，与此同时，随手臂上举，想象有一带子向上提拔头颈部，在意念中自觉颈部向上伸展、拉长，反复20次。

【注意事项】

（1）疼痛较甚，颈项不易转动或脊髓型颈椎病，应选用颈围固定颈部或卧床休息。

（2）平时加强颈部的功能锻炼，纠正日常生活中的不良姿势。

（3）注意睡眠姿势，选用高低合适的枕头。

（4）避免长期低头伏案工作。注意颈肩部的保暖。

（5）推拿手法操作宜轻巧适度，切忌暴力，以免发生意外。

第二节　枕寰枢关节失稳

枕寰枢关节失稳是指由于寰枕关节和寰枢关节附近的韧带及肌肉等组织的生理功能失调，引起枕颈或寰枢椎之间的移位或松动，伴有神经压迫和/或关节功能障碍等一系列临床症状的一种病症。本病属于中医学"骨错缝"范畴。

【解剖生理】

寰椎为第一颈椎，由前、后弓和2个侧块组成。枢椎为第二颈椎，在椎体上有一向上的突起叫齿状突。寰枕关节由寰椎两侧侧块的上关节凹与枕骨髁构成，关节囊较松弛，关节周围有寰枕前、后膜加强关节稳定性，同时寰枕前、后膜封闭了寰枕间的裂隙。

寰枢关节是由4个小关节构成的复合关节，这4个小关节包括由寰椎前弓与齿状突形成的关节、寰椎横韧带与齿状突之间的关节和寰枢椎两侧关节突之间的关节。寰枢关节的关节面较为平坦，其活动幅度较大，且寰枢椎之间无椎间盘组织，因此其稳定性主要由前纵韧带、后纵韧带、关节囊、寰枢前膜、寰枢后膜、齿突尖韧带、寰椎横韧带、翼状韧带来维持。

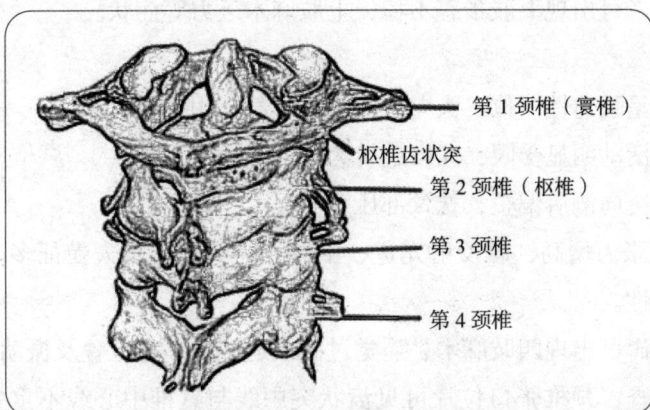

第1颈椎（寰椎）
枢椎齿状突
第2颈椎（枢椎）
第3颈椎
第4颈椎

图10-4　寰枢关节解剖图

枕寰枢复合关节的屈伸活动主要由寰枕关节完成，旋转活动则主要由寰枢关节完成，活动范围较大，但寰枕关节和寰枢关节的稳定性均较差，因此在外力和炎症等因素的影响下，很容易发生枕寰枢关节失稳。

【病因病机】

1.先天发育异常

齿状突发育畸形和附近韧带的发育缺陷是枕寰枢不稳的常见原因。由于关节面受力不均衡，使关节处于不稳定状态下，稍用力旋转头部即可发生枕寰枢关节失稳。

2.外伤

头颈部外伤可以直接造成横韧带、翼状韧带发生损伤，或引起滑囊、韧带的充血水肿，造成寰枢关节旋转不稳并脱位。另外，寰枢椎的骨折可直接造成寰枢椎脱位。

3.软组织劳损

长时间低头可使项枕部肌纤维、肌筋膜被过度牵拉而产生撕裂伤，局部充血、水肿、渗出，日久肌纤维及筋膜、韧带等组织出现变性、粘连，使得张力增大，从而导致寰枕关节、寰枢关节失稳、移位。

4.炎症

上呼吸道、颈部及鼻咽部的感染、类风湿关节炎等因素常会累及寰枕、寰枢关节的滑膜，使滑液分泌量增加，从而导致关节囊与滑囊内压力增大，进而增加了关节的不稳定性。

【诊断】

1.临床表现

（1）一般多有头颈部外伤史或局部炎症。

（2）枕颈部疼痛，伴有头颈运动障碍。

（3）可出现头晕、头痛、恶心、呕吐、耳鸣、视力模糊等椎-基底动脉供血不足症状。

（4）少数患者可出现下肢步态不稳，上肢麻木乏力等症状。

2.检查

（1）患者多呈强迫性体位，头向一侧偏歪，甚至用手托下颌。

（2）头颈部活动明显受限，尤以旋转为甚。

（3）枢椎棘突向侧后偏歪，枕颈部压痛明显。

（4）四肢肌张力增高，腱反射亢进，下肢尤为明显；霍夫曼征多为阳性，有时巴宾斯基征亦为阳性。

（5）感觉障碍可出现四肢麻木、痛觉过敏或迟钝，多有位置及振动觉减退。

（6）X线检查：颈椎张口位片可见齿状突中线与寰椎中心线不重叠，齿状突与寰椎两侧块之间的间隙不对称或一侧关节间隙消失，齿状突偏向一侧。

【手法治疗】

1. 治则

舒筋活血，理筋整复，松解痉挛。

2. 部位及取穴

枕部、颈项部、肩部，风池、天柱、翳风、肩井。

3. 手法

㨰法、一指禅推法、按揉法、拿法、揉法、拔伸法、扳法。

4. 操作

患者坐位。用轻柔的㨰法和一指禅推法施治于枕部、颈项部及肩部，放松局部肌肉，时间约5分钟。用拇指按揉风池、天柱、翳风、肩井、阿是穴，每穴约1分钟。拿风池、肩井穴以及颈项部，时间约3分钟。用小鱼际或掌根揉法施治于颈项部，时间约3分钟。用颈椎拔伸牵引法（见图10-5）和颈椎寰枢关节扳法治疗。

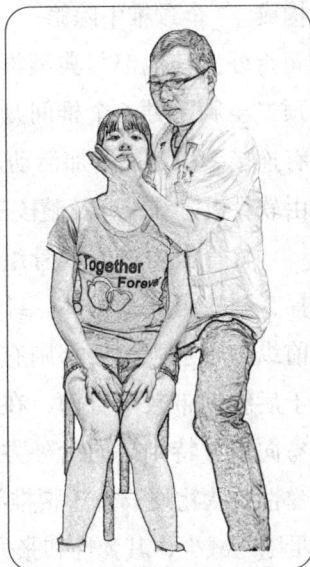

图 10-5　颈椎拔伸牵引法

【功能锻炼】

枕寰枢关节失稳患者在病情基本稳定之后即可开始进行颈部肌肉的功能锻炼，这有利于增强肌肉力量，提高关节稳定性。功能锻炼方法与颈椎病相同。

【注意事项】

（1）施以扳法时动作要稳妥准确、轻巧灵活，忌用蛮力。

（2）脊髓压迫征象较重的患者不宜用手法复位。

（3）患者可配合枕颌带式牵引，并使用颈托固定。

（4）避免长时间低头工作，睡眠用枕高度和硬度要适宜。

（5）坚持科学锻炼，增强颈部肌肉力量。

第三节　颈椎间盘突出症

颈椎间盘突出症是指由于外界因素作用于已退变的颈椎间盘，导致其纤维环部分或完全破裂，髓核经破裂之处突出或脱出至椎管内，压迫相邻的组织所引起的以颈部酸胀、活动受限、肩背部疼痛、上肢麻木胀痛等为主要临床表现的病症。可因突出椎间盘位置及压迫程度的不同而表现出不同临床症状和体征。临床多见于20~40岁的青壮年。主要以长期保持固定姿势的人群，如办公室职员、会计、教师等多发。

【解剖生理】

正常成人的颈椎具有生理性前凸，由7个颈椎、6个椎间盘及所附属的有关韧带构成。7个颈椎中除第一、第二椎体之间无椎间盘外，其他都与典型椎骨的结构一致，从颈二至胸一共6个椎间盘。椎间盘对脊柱具有连接、稳定、增加活动及缓冲震荡等作用，由软骨板、纤维环及髓核三部分组成。

软骨板由透明软骨组成，如有破裂或缺损，髓核可突入椎体。纤维环前部有强大的前纵韧带加强，后部则有后纵韧带保护，由于后纵韧带较窄且薄，在暴力较大时，髓核易向后方特别是向后外方突出。髓核是一种弹性胶状物质，位于腰椎间盘中心的稍后方。随年龄的增加，椎间盘逐渐退变，含水量随之减少，其弹性和张力减退，降低了抗负荷的能力，易受损伤。（见图10-6）

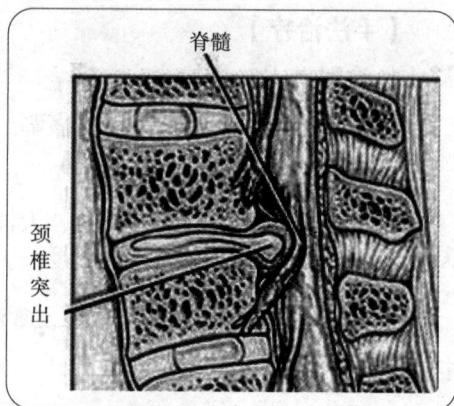

图10-6 颈椎间盘突出示意图

【病因病机】

1. 颈椎间盘退变

椎间盘是人体最早发生退行性改变的组织之一，随着年龄增长或在各种因素的作用下，椎间盘逐渐退化和变性，水分脱失、椎间盘变扁、弹性减低、脆性增加，遇有突然的外力作用即易造成纤维环破裂，髓核由破裂处突出，压迫颈部脊髓和神经根，产生一系列临床症状。

2. 急性外伤

急性的头颈部外伤在引起颈部软组织撕裂损伤的同时，往往还可造成颈部椎体的损伤，突然的暴力刺激可直接造成颈椎间盘纤维环的破裂乃至髓核突出。

3. 慢性劳损

工作、生活或休息时长期保持某一不良姿势或处于某一特定体位时，可引起颈部肌肉张力增高、颈椎侧弯、生理曲度改变，久而久之，即可引发椎间盘变性、纤维环破裂及髓核突出。

4. 外感风寒

风寒之邪侵袭颈部，以致气血瘀滞，经脉不通，不通则痛而发病。

【诊断】

1. 临床表现

临床上颈椎间盘突出症患者常急性起病，多表现为颈肩部疼痛、上背部疼痛，可伴有上肢放射性神经痛，颈部不同程度的活动受限，少数患者可有眩晕，病情严重患者可出现胸腹部束带感、下肢无力，甚至二便障碍。

2. 检查

（1）感觉异常、减低或消失。

（2）肱二头肌与肱三头肌的张力、肌力、纤颤以及肌腱反射的异常。

（3）颈椎 X 线片可见：颈椎生理弧度减小或消失；年轻或急性外伤性间盘突出者，椎间隙可无明显异常，但年龄较大者，受累椎间隙可有不同程度的退行性改变；椎前软组织阴影在急性过伸性损伤所致的椎间盘突出中可见增宽；颈椎动力摄片上有时可显示受累节段失稳。

（4）CT 可显示椎间隙层面脊髓和神经根受椎间盘压迫的影像，有助于诊断本病。

（5）磁共振成像（MRI）显示颈椎间盘突出部位、类型及脊髓和神经根受损的程度可明确诊断。

【手法治疗】

1. 治则

调和气血，疏筋通络，解痉止痛。

2. 部位及取穴

颈项部、肩背部、上肢部，风池、风府、肩中俞、肩内俞、肩井、天宗、阿是穴、极泉、曲池、手三里、合谷。

3. 手法

㨰法、一指禅推法、揉法、按法、拿法、拨法、拔伸法、擦法、扳法。

4. 操作

患者坐位。用㨰法、揉法、拿法和一指禅推法施治于颈、肩、背部，时间约 5 分钟。用拇指按揉风池、风府、肩中俞、肩内俞、肩井、天宗、曲池、手三里、合谷穴，每穴约 1 分钟。用拨法施治于斜方肌、肩胛提肌、颈夹肌、压痛点等处，时间约 3 分钟。用揉法、拿法、一指禅推法施治于上肢部，时间约 3 分钟。拿极泉穴约 1 分钟。对颈椎错位脊髓及神经根受压者，可酌情采用颈椎拔伸法、斜扳法，纠正颈椎失稳和错位，以减轻受压，促进神经根和脊髓的功能恢复。用擦法擦肩背部，以透热为度。

【功能锻炼】

颈椎间盘突出患者可采用间歇性颈椎活动，动作宜缓慢而柔和，可做颈部的前后左右及旋转运动，但幅度不可过大，时间以 10 分钟为限。

【注意事项】

（1）注意保持正确的睡眠体位及枕头的高度，不可过高与过低，以便睡眠时保持头颈段正常的生理曲线。

（2）注意劳逸结合，避免颈部感受风寒。

（3）在急性期乘车时应佩戴颈托，防止颈部剧烈震动和损伤。

（4）推拿手法应刚柔结合，切忌粗暴，若允许施行扳法时，旋转角度不可过大，一般以斜扳法和脊柱微调法为主，尽量不做旋扳手法。

（5）推拿手法治疗前可配合颈椎牵引治疗（见图 10-7），但应注意角度、力量以及时间，角度要因人而异，力度不可过大，时间一般以 15 分钟为宜。

（6）对于保守疗法效果不明显，或有严重脊髓和神经受压者，以及病情较重影响工作及生活者，必要时建议手术治疗。

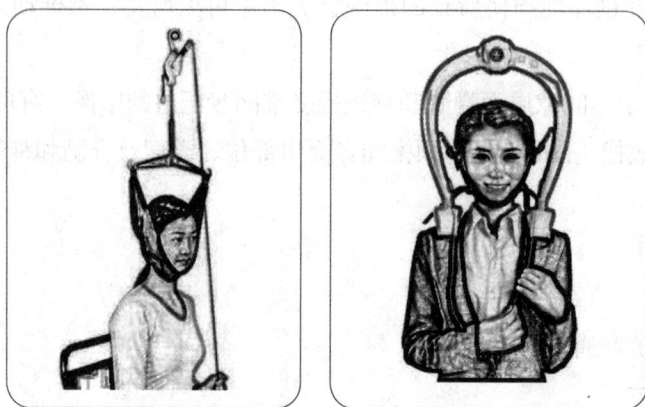

图 10-7　颈椎牵引治疗图

第四节　落　枕

落枕又称失枕，是指颈部某些肌肉的痉挛、肌张力骤然增高所致的以颈项部疼痛、活动功能障碍为主要临床表现的病症。多累及胸锁乳突肌、斜方肌、肩胛提肌。本病极为常见，任何年龄均可发生，以晨起或颈部的猛然转动后出现。长期反复的落枕伴有颈椎退行性改变者，多为颈椎病的前驱表现。

【解剖生理】

胸锁乳突肌胸骨头起自胸骨上缘的前面，锁骨头起自锁骨内侧部，肌纤维斜向外上，止于乳突和上项线；斜方肌位于项部和上背部，起自上项线、枕外隆凸、项韧带和全部胸椎的棘突，纤维向外，止于锁骨的肩峰端、肩峰及肩胛冈；肩胛提肌肌束起自上位第三、第四颈椎横突，附着于肩胛骨内侧角及脊柱缘的最上部。

【病因病机】

1.静力性损伤

睡眠时姿势不良，或枕头高低

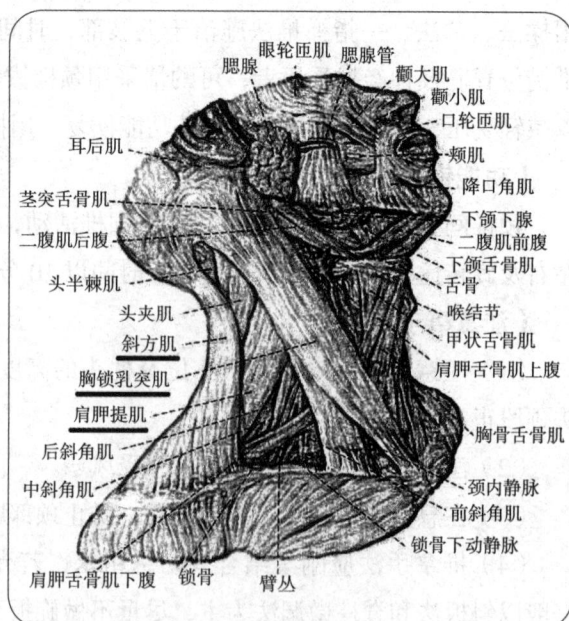

图 10-8　颈部肌肉解剖图

不适，均使颈部胸锁乳突肌、斜方肌等肌肉的某一侧长时间处于高张力状态而引起拉伤，肌肉缺血痉挛、僵直，诱发疼痛。

2. 急性扭伤

突然转头或扛抬重物可使颈部肌肉及软组织的急性损伤，引起颈部疼痛。

3. 外感风寒

感受风寒之邪，以致局部气血运行不畅，经脉瘀阻，不通则痛而发本病。

【诊断】

1. 临床表现

（1）晨起后颈项强痛。

（2）颈部活动明显受限，颈项相对固定在某一体位，甚至以手扶持颈项部，当需转动颈部时，常借助身体代偿来转动，以减少颈部活动，缓解症状。

2. 检查

（1）颈项部肌肉紧张，常可触及胸锁乳突肌、斜方肌或肩胛提肌痉挛。

（2）颈项部受累肌肉有明显压痛。若为胸锁乳突肌痉挛，触诊胸锁乳突肌时，可触及肌紧张感和压痛；若为斜方肌痉挛，在锁骨外 1/3 处或肩井穴处或肩胛骨内侧缘处可触及肌紧张感和压痛；若为肩胛提肌痉挛，在第一至第四颈椎棘突旁和肩胛骨内上角处可触及肌紧张感和压痛。

（3）可触及棘突偏移，或有棘突间隙的改变。

（4）颈椎牵拉试验阳性，被动运动颈部可诱发疼痛或使疼痛加剧。

【手法治疗】

1. 治则

舒筋活血，温经通络，解痉止痛。

2. 部位及取穴

颈项部、肩背部，风池、天柱、肩井、肩中俞、颈夹脊、天宗、落枕、阿是穴。

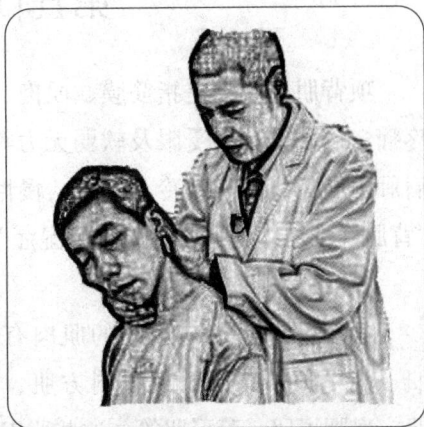

图 10-9 颈椎旋转定位扳法或颈椎斜扳法

3. 手法

㨰法、一指禅推法、按法、揉法、拿法、扳法、拨法、擦法、关节的被动运动。

4. 操作

患者坐位。用㨰法及一指禅推法施治于患侧颈项及肩部，同时配合颈项屈伸和侧屈被动运动，时间约 5 分钟。用拇指按揉风池、天柱、肩井、肩中俞、天宗、落枕、阿是穴，每穴约 1 分钟。用拨法拨颈肩痉挛肌肉，以压痛点为重点，时间约 3 分钟。用拿法拿颈项部及风池、颈夹脊、肩井等穴，同时配合颈项屈伸运动，时间约 3 分钟。伴有棘突偏歪者可施以颈椎旋转定位扳法或颈椎斜扳法整复（见图 10-9）。用擦法擦颈项部及肩背部，以透热为度。亦可在颈肩部用热敷或拔火罐。

【功能锻炼】

待患者颈部疼痛减轻后，可适当进行颈项部的功能锻炼。其方法是做颈项部的前屈、后伸、侧屈、旋转等活动，每个方向5~10次，活动的速度不宜过快，活动的幅度可由小逐渐加大，每日早晚各1次，每次10分钟以内。

【注意事项】

（1）急性疼痛时应选用颈围固定颈部或卧床休息，治疗时可配合适度的颈椎牵引。

（2）颈部肌肉损伤的早期可用冷敷减轻局部反应，后期局部可配合热敷以促进炎症消退。

（3）避免长时间单一姿势伏案工作。卧枕以舒适为宜，并保持良好睡姿。

（4）经常发生落枕的患者，睡卧时垫枕高低要适当，注意颈项部的保暖，并尽早采取有效措施进行治疗。

（5）推拿治疗本病过程中，手法宜轻柔，切忌施用强刺激手法，防止发生意外。对于疼痛较甚，颈项不敢转动者，可先按揉患侧天宗、阿是穴2~3分钟，同时让患者轻微转动颈项，疼痛减轻后再按上述手法治疗。

第五节　项背肌筋膜炎

项背肌筋膜炎是指筋膜、肌肉、肌腱和韧带等软组织的无菌性炎症，引起项背部疼痛、僵硬、运动受限及软弱无力等症状的一种慢性病症。常累及斜方肌、菱形肌和肩胛提肌等，多与寒冷、潮湿、慢性损伤及不良体位等因素有关。项背肌筋膜炎又称"背肌纤维组织炎"或"肌肉风湿症"。

【解剖生理】

颈背部经常参与运动的肌肉有冈上肌、冈下肌、肩胛下肌、斜方肌、前锯肌、肩胛提肌、菱形肌等，这些肌肉被筋膜包绕，筋膜可以保护肌肉免受摩擦，同时还可以约束肌肉活动，分隔肌群或者肌群中的各个肌肉，从而保证肌群或各肌能够单独进行活动，如果筋膜产生无菌性炎症，这些筋膜炎症就可以引起疼痛，并伴有肌痉挛、压痛、触及结节、活动功能受限、自主神经系统功能受限等一系列症状体征。（见图10-10）

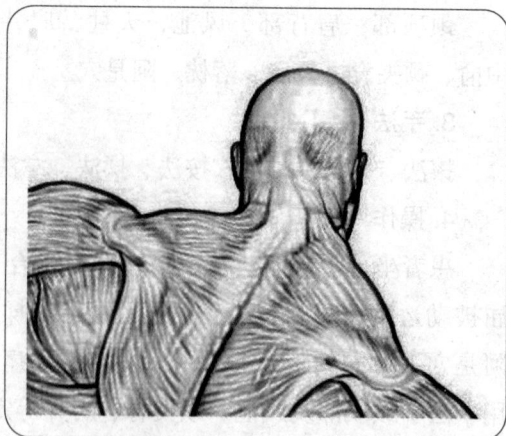

图10-10　项背肌筋膜解剖图

【病因病机】

1. 外伤劳损

长期从事低头伏案工作、日常生活姿势不良，使项背部在日常生活和劳动中长期处于不良体位，久而久之导致局部肌肉和肌筋膜的毛细血管及末梢神经受挤压，而引起"不通则痛"的症状。长时间的筋膜与肌肉纤维间的摩擦产生纤维样组织增生结节，导致项背疼痛和功能障碍等症状。

2. 感受寒湿

项背部感受寒湿，气行不畅，血运迟滞，瘀结不通，不通则痛而发本病。

【诊断】

1. 临床表现

（1）多见于颈部长期不良姿势或受寒湿之邪侵袭者。

（2）项背部脊柱两侧弥漫性酸胀疼痛不适，肌肉僵硬，并有重压感，疼痛与天气变化有关。

（3）晨起、受凉或遇劳累后疼痛加重，适当休息和活动可使疼痛减轻。

（4）急性期疼痛部位痉挛，项背部活动受限。

2. 检查

（1）项背部、脊柱两侧肌肉部位、肩胛骨内缘及颈胸段棘突处压痛广泛。按压疼痛点时，邻近部位可有放射性疼痛感。

（2）项背肌肌张力增高，痛点可触及变性的肌筋膜及条索状纤维结节。

【手法治疗】

1. 治则

舒筋通络，行气活血，解痉止痛。

2. 部位及取穴

项背部，颈胸夹脊穴、肩井、大杼、风门、肺俞、心俞、膈俞、阿是穴。

3. 手法

擦法、按揉法、拨法、拿法、推法、拍法。

4. 操作

患者取坐位。用擦法和掌按揉法施治于患者项背部，时间约5分钟。用拇指按揉项背夹脊穴、大杼、风门、肺俞、心俞、膈俞、阿是穴，每穴约1分钟。用拨法拨项背部压痛点及条索状结节，时间约3分钟。用拿法拿肩井，时间约1分钟。用掌推法推患者项背部，时间约2分钟。用拍法拍击背部10~15次。

【功能锻炼】

采用飞燕点水势练功方法进行背肌功能锻炼，或进行摇肩等增强背肌肌力的活动训练。

【注意事项】

（1）加强项背肌锻炼，积极参加体育活动，改善项背部肌肉血液循环，增强项背部的肌力和身体素质。

（2）注意劳逸结合，局部保暖，防止感受风寒。

（3）避免长期伏案和颈肩部不良的单一姿势，预防颈肩部肌肉和肌筋膜的静力性收缩。

第十一章

上肢部疾病的手法

第一节　肩关节周围炎

肩关节周围炎是指由于肩部受到损伤、退行性改变或感受风寒湿邪侵袭之后，使整个或大部分肩关节的关节囊及其周围的肌肉、肌腱、腱鞘、滑膜囊等组织发生退行性变和慢性非特异性炎症反应所产生的综合征。其临床特征是肩部疼痛和运动功能受限。本病好发于 50 岁左右中老年人，女性发病高于男性，又称为"老年肩""五十肩"、"冻结肩""漏肩风"等。

【解剖生理】

肩关节是由盂肱关节、胸锁关节、肩锁关节及肩胛骨与胸壁之间的连接，即肩胛胸壁关节、肩峰下结构、喙锁关节等 6 个关节组成的复合体。肩关节的稳定性主要依靠关节及关节囊周围的肌肉、肌腱、韧带来维持，肩关节活动灵活，活动幅度大。但由于肩关节缺乏良好的骨性制约，因此肩关节的每一种体位都需要关节周围多处不同的软组织参与维持其运动功能和关节稳定。

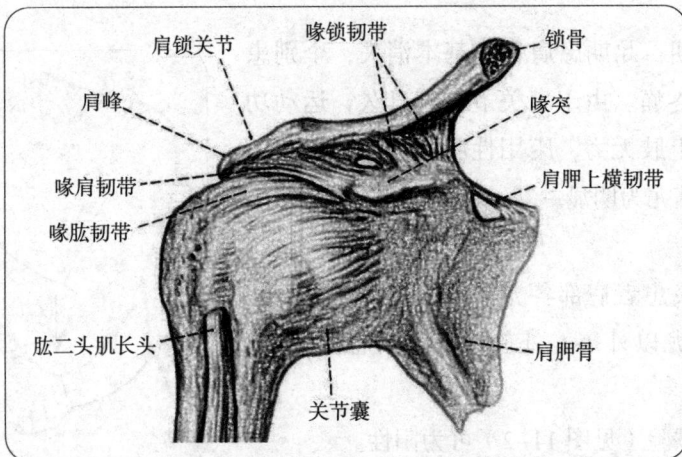

图 11-1　肩关节解剖图

【病因病机】

1. 原发性肩关节周围炎

（1）年老体弱，筋骨失养：人到中年以后，年老体衰，肾气不足，不能生精养髓，精血不足，肝失所养，肝肾亏损，筋骨失养，而发为本病。

（2）风寒湿邪侵袭：风寒湿邪所客，寒凝气聚，气血痹阻，筋肌拘结而不得舒展，节窍不得屈伸。脉络不通，不通则痛。久之筋脉失养，拘挛不用，而发为本病。

2. 继发性肩关节周围炎

继发性肩关节周围炎是指肩周炎在其他疾病基础上发病，如肩臂外伤、胸腹部手术等原因导致肩关节不能长时间有效活动，从而影响关节周围组织的微循环，产生非特异性的炎症反应，发生退行性改变，使肩关节周围的肌肉粘连、挛缩，活动功能受限，引起本病。

【诊断】

1. 临床表现

（1）疼痛期：此期是肩周炎的早期阶段。此期以患肩自发性疼痛为主，其疼痛初起为阵发性，逐渐变为持续性。疼痛范围较广泛，可向颈部、三角肌及肘关节扩散，也常涉及肩胛区、上臂或前臂。其特点是昼轻夜重，夜不能眠，不敢向患侧侧卧，痛如刀割，主动运动受限明显。

（2）冻结期（粘连期）：此期虽然患肩仍然疼痛，但程度已较疼痛期显著减轻。由于关节囊及周围软组织广泛性粘连，肩关节挛缩、僵硬、活动受限逐渐加重，呈冻结状态。肩关节各方向主动和被动运动障碍均更加显著，尤其以外展、上举、外旋、后伸内旋功能受限加重。严重时盂肱关节活动完全消失，只有肩胛骨和胸壁之间的肩胛胸壁关节代偿肩关节的活动。此期的特点是，当肩关节外展时，出现典型的"扛肩"现象，即患肩和躯干一起向健侧倾斜。患者梳头、洗脸、穿衣、举臂等动作均难以完成。

（3）恢复期：此期患肩疼痛基本消失，个别患者可有轻微的疼痛。由于肩关节粘连日久，运动功能障碍，出现上肢无力，废用性肌肉萎缩，以三角肌、冈上肌萎缩尤为明显。

2. 检查

（1）肩周炎患者肩部各方向的主动活动和被动活动均受限，尤以外展、外旋、上举、后伸内旋、内收受限明显。

（2）搭肩试验（见图11-2）可为阳性。

（3）肩关节外展开始不痛，到一定程度疼痛，

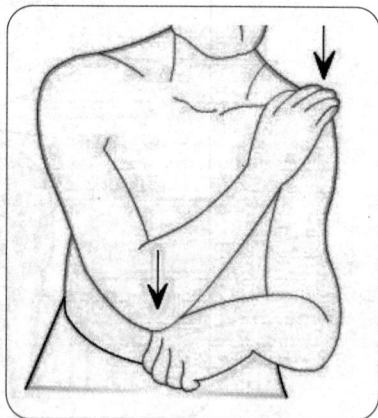

图11-2 搭肩试验示意图

且活动度越大越痛，可能有肩关节粘连。

（4）在肩关节周围有多处压痛点。压痛点常位于喙突、肱骨结节间沟、肩峰下、三角肌等处。

（5）病程久者可出现三角肌、冈上肌、冈下肌、上臂肌肉废用性萎缩，是由于肩部的疼痛和活动受限导致患肩长期活动减少引起的。

【手法治疗】

1. 治则

疼痛期疼痛较敏感者，宜疏通经络、活血止痛，手法宜轻柔；冻结期（粘连期）和恢复期，宜松解粘连、滑利关节，手法刺激可较重，如扳、摇、拔伸、抖法等，同时可配合肩关节功能锻炼。

2. 部位及取穴

肩部、上肢部，肩髃、肩髎、肩井、缺盆、天宗、肩贞、曲池、阿是穴。

3. 手法

㨰法、一指禅推法、按揉法、拿法、拨法、扳法、摇法、搓法、抖法。

4. 操作

患者坐位，用㨰法或一指禅推法施治于患侧肩前部，三角肌部及肩背部，以疏通经络，手法宜轻柔，时间约5分钟；用拇指按揉肩髃、肩髎、肩井、天宗、肩贞、缺盆、曲池穴，每穴约1分钟；用拿法、拨法施治于肩前部喙突、结节间沟、肩上部痛点、肩后部痛点、肩井、天宗穴，重点拨痛点部位的条索样结节及肌腱张力较高处，时间约5分钟；做托肘摇肩法，摇动幅度从小到大，时间约2分钟；做肩关节外展扳法、内收扳法、后伸扳法，逐渐加大扳动幅度，时间约2分钟；做患肢抖法约半分钟；用两手同时置于肩前及肩后，做肩关节搓法约1分钟；用擦法施治于患肩及上肢部，以透热为度。

【功能锻炼】

1. 爬墙运动法

面对墙壁站立，高举患手，患手沿墙壁缓缓向上爬动，使患手尽量高举，然后放下，反复10余次。

2. 内收托肩法

患者站立或坐位，患侧肘关节屈曲内收放于胸腹前，紧贴胸壁，另一侧手掌托住肘部，缓慢向健肩方向用力，以患肩微痛能耐受为度，维持20~30秒，然后慢慢放回，如此反复数次。

3. 背后拉手法

患者两腿分开站立，与肩同宽，双上肢后伸于腰背部，掌心向后，由健侧手握住并牵拉患侧手腕，缓慢向健肩方向牵拉，以患肩微痛且能耐受为度，维持10~15秒，然后慢慢放下，如此反复多次。

4. 环转运动法

患者两腿直立，两肘关节屈曲，两手分别搭于同侧肩部，以肩关节为轴，两上肢由前上向后下绕环 10~15 次，然后以同样动作，由后上向前下绕环 10~15 次。

【注意事项】

（1）手法刺激强度要因人而异，循序渐进。

（2）注意避风寒与肩部保暖。

（3）功能锻炼宜持之以恒、兼顾双肩。

第二节　肱二头肌长头肌腱腱鞘炎

肱二头肌长头肌腱腱鞘炎是指由于肱二头肌长头腱在其腱鞘内长期受到摩擦而产生劳损，进而发生退变、粘连，造成肌腱滑动功能障碍，所导致的以肱骨结节间沟部疼痛，伴有肩关节活动受限为主要临床表现的一种病症。本病发病年龄多在 40 岁以上，若不及时治疗可发展成肩关节周围炎。

【解剖生理】

腱鞘为套在长腱周围的鞘管，多位于摩擦较大的部位，可分为内、外两层。外层为纤维层，呈管状，附着于骨面；内层为滑膜层，由滑膜构成，又分为脏、壁两层。脏层紧包于肌腱表面，壁层紧贴于纤维层的内面，两层之间有滑液。腱鞘具有约束肌腱的作用，并能减少肌腱与骨面的摩擦。

肱二头肌长头肌腱起于肩胛骨盂上结节，越过肱骨头行经肩关节囊内，穿出关节后沿肱骨结节间沟与横韧带形成的纤维管道走行。当肩关节内收、内旋及后伸运动时，肌腱在肱骨结节间沟内滑向上方，而当肩关节外展、外旋、屈曲运动时，肌腱滑向下方。正是由于这种特殊的解剖关系，使肱二头肌长头肌腱易发腱鞘炎。（解剖图见图 11-3）

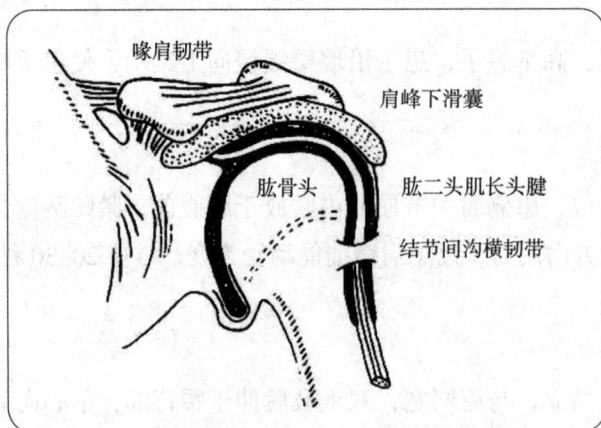

图 11-3　肱二头肌长头肌腱及腱鞘解剖图

【病因病机】

1. 退行性改变

在日常生活和工作中，由于肩关节的运动和肱二头肌的反复活动，使肌腱在肱骨结节间沟中长期遭受磨损而发生退行性改变，导致结节间沟底部粗糙或骨质增生，进而增加了腱鞘与肌腱的摩擦，使腱鞘充血、水肿、管腔变窄，肌腱肿胀、粗糙，从而造成肌腱滑动功能障碍，影响了肩关节的活动功能，这是本病发生的主要原因。

2. 急慢性损伤

肩部的急性牵拉和扭挫等损伤可引起该肌腱腱鞘充血、水肿、渗出，日久可导致粘连和肌腱退变，从而产生症状。

3. 外感风寒湿邪

年老体衰之人肝肾不足，精血亏虚，筋脉失养又复感风寒湿邪，则筋脉拘紧挛急，最终引发本病。

【诊断】

1. 临床表现

（1）常有急性损伤或慢性劳损史，部分患者因局部外感风寒而发病。

（2）肩前部疼痛，并可向上臂和颈部放射；受凉或肩部运动后症状加重，休息或局部热敷后症状减轻。

（3）上肢活动功能受限，尤以肩关节外展、外旋、后伸及肘关节屈曲时明显。

2. 检查

（1）肩部肌肉紧张、痉挛。

（2）可于肩前部肱骨结节间沟部位触及局限性深压痛。

（3）肩关节外展或外旋运动明显受限。

（4）肱二头肌长头紧张试验（见图11-4）阳性。

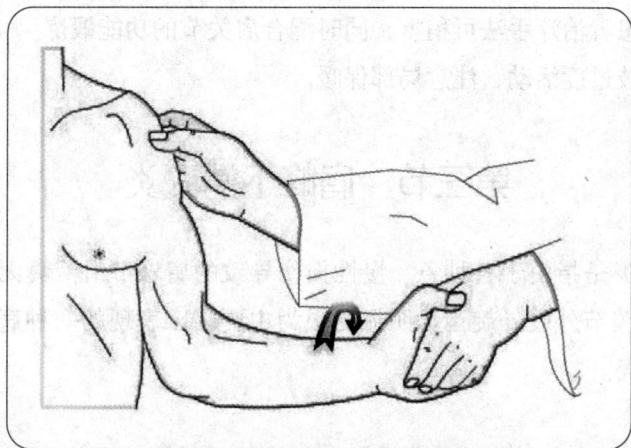

图11-4 肱二头肌长头紧张试验

【手法治疗】

1. 治则

急性期活血化瘀，消肿止痛；慢性期舒筋通络，松解粘连。

2. 部位及取穴

肩臂部，肩内陵、肩髎、肩髃、肩贞、曲池、尺泽、曲泽、手三里、阿是穴。

3. 手法

擦法、一指禅推法、拿法、按揉法、擦法、拨法、摇法、搓法、抖法。

4. 操作

（1）基本操作：患者坐位，用擦法和一指禅推法施治于肩外侧、肩前部、上臂前侧、肘前侧，时间约 5 分钟；拿肩及上臂肌肉，时间约 3 分钟；用拇指按揉肩髃、肩内陵、肩髎、肩贞、曲池、尺泽、曲泽、手三里、阿是穴，每穴约 1 分钟；施肩关节摇法，搓肩部，牵抖上肢，时间约 3 分钟。

（2）辨证加减：急性期疼痛肿胀者，可用擦法施治于局部，以透热为度；慢性期患者，可按揉阿是穴并垂直于肌腱方向施以拨法，时间约 3 分钟。

【功能锻炼】

症状减轻后，即可逐渐加强患肢功能锻炼，练习以肩关节前屈、上举活动为主。可选择前后摆臂法进行锻炼，其具体方法为：两腿分开站立，与肩同宽，弯腰，患侧上肢放松，肘关节伸直，由前屈位向后伸位方向来回摆动，或两臂同时做方向相反的前屈后伸交替摆动，幅度由小到大，速度由慢到快，重复动作 10~20 次。

【注意事项】

（1）急性期最好使肘关节屈曲 90°，并以三角巾悬吊患肢，使肌腱松弛，制动有利于促进愈合。

（2）急性发作疼痛剧烈者，手法宜轻柔缓和，忌用弹拨等手法，适当限制肩部活动，尤其不宜做外展、外旋活动。

（3）慢性期患者治疗手法可稍重，同时配合肩关节的功能锻炼。

（4）避免上肢过度活动，注意局部保暖。

第三节　肩峰下滑囊炎

肩峰下滑囊炎是指由于各种急、慢性损伤导致的肩峰下滑液囊无菌性炎症，引起肩外侧疼痛伴肩关节外展外旋运动明显受限为主要临床表现的一种病症。日久不愈可引起肩关节周围炎。

【解剖生理】

滑囊，又称滑膜囊，由结缔组织构成的密闭的扁囊，内有少量滑液。多数单独存在，少数与关节腔相通。一般位于肌腱与骨面之间，具有减少摩擦、减轻压力，促进运动灵活性的作用。

肩峰下滑液囊又称三角肌下滑液囊，这两个滑液囊可视为同一滑液囊的两个部分。肩峰下滑液囊位于肱骨大结节和肌腱袖的上外侧，肩峰、喙肩韧带与冈上肌之间，为人体最大的解剖滑液囊，具有滑利关节、减少磨损的作用，可保证肱骨大结节顺利地通过肩峰下进行外展活动，减少两者之间的摩擦和挤压。（见图 11-5）

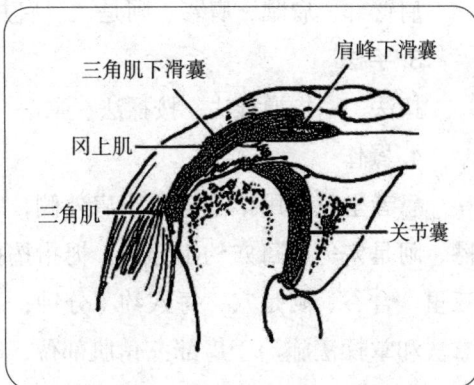

图 11-5 肩峰下滑囊解剖图

【病因病机】

1. 外伤

肩峰下滑液囊位于肩峰与肱骨大结节之间，直接外力作用或长期反复摩擦均可导致损伤。急性损伤后，局部发生充血、渗出、水肿和滑液分泌增多，形成滑液囊积液。从而导致局部疼痛、肿胀，肩关节活动功能受限。长期炎症刺激可使滑膜增生、囊壁增厚，滑液分泌减少，组织粘连，从而影响肩关节外展、上举等活动而发本病。

2. 退行性改变

人体在 40 岁以后，滑液囊和周围肌肉、肌腱等软组织均可发生退行性改变，表现为组织弹性减弱、分泌滑液减少和滑膜增厚，从而促使肩峰下滑液囊发生慢性损伤及炎症反应而发本病。

【诊断】

1. 临床表现

（1）急性期患者多有明显肩部外伤史。

（2）肩外侧深部疼痛，呈逐渐加重趋势，夜间痛甚，有时疼痛可放散至三角肌止端。

（3）肩部活动时疼痛加重，尤以肩关节外展时更明显。

（4）日久可因组织粘连，使肩关节活动受到限制。

2. 检查

（1）早期在肩关节外侧可因滑囊积液出现三角肌前缘肿胀，晚期可见三角肌萎缩。

（2）压痛点多在肩关节肩峰下、肱骨大结节等处，亦可在三角肌范围内出现压痛。

（3）肩关节外展试验阳性。

【手法治疗】

1. 治则

舒筋活络，消肿止痛。

2. 部位及取穴

肩臂部，肩髃、肩髎、阿是穴、肩井、天宗、臂臑、曲池、手三里、合谷。

3. 手法

揉法、一指禅推法、按揉法、拿法、拨法、搓法、抖法、擦法。

4. 操作

患者坐位，用揉法施治于肩外侧，时间约 5 分钟；用一指禅推法施治于肩髃、肩髎、阿是穴等，每穴约 1 分钟；拇指按揉肩井、肩髃、肩髎、天宗、臂臑、曲池、手三里、合谷、阿是穴，每穴约 1 分钟；用拨法拨阿是穴、肩髃穴，每穴约 1 分钟；用拿法和掌揉法施治于肩部三角肌部位，时间约 3 分钟；搓、抖肩及上肢约 2 分钟；用擦法施于肩外侧，以透热为度。

【功能锻炼】

慢性期患者应加强患肢功能锻炼，以肩关节外展、外旋活动为主，同时可以练习耸肩环绕。耸肩环绕练习方法：两臂平举，肘关节屈曲，将手指自然放于肩部，按顺时针或逆时针方向做环绕动作。动作由小到大，由快到慢，循序渐进，持之以恒。

【注意事项】

（1）急性期宜三角巾悬吊患肢制动 3~7 天。

（2）慢性期应坚持肩关节功能锻炼，注意局部保暖。

（3）急性期治疗手法宜轻柔，可配合湿热敷，促进局部炎症吸收。

（4）慢性期治疗手法可稍重，配合肩关节各方向被动活动，防止粘连。

第四节　肱骨外上髁炎

肱骨外上髁炎是肘部常见的一种伸腕肌腱起点劳损、筋膜损伤性无菌性炎性反应，临床以肱骨外上髁部肿胀、疼痛、活动受限为主要特征的病症。因为网球运动员易犯本病，故又被称为网球肘。中年人发病率较高，男女比例约为 3 : 1，右侧多于左侧。

【解剖生理】

肱骨外上髁处骨膜和深筋膜结合紧密，桡侧腕长伸肌、桡侧腕短伸肌、指总伸肌、小指固有伸肌、尺侧腕伸肌、肘肌共 6 块前臂后群浅层肌以及伸肌总腱共同在肱骨外上髁处。这些肌肉均受到桡神经支配，主要功能为伸腕、伸指，其次还参与伸肘关节、内收及外展腕关节的功能活动。

（见图 11-6）

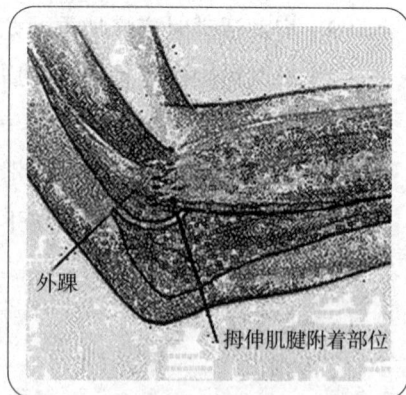

外髁

拇伸肌腱附着部位

图 11-6　肱骨外上髁解剖图

【病因病机】

1.急性损伤

在前臂旋前位时，腕关节做主动背伸的突然猛力动作，使前臂桡侧伸腕肌强烈收缩，造成前臂伸肌总腱附着点部分断裂，伸肌腱附着点骨膜下出血，发生创伤性炎症反应，引起前臂伸肌总腱下滑囊炎。

2.慢性劳损

长期从事前臂旋前位的单一性动作，使前臂桡侧伸腕肌处于单调的紧张牵拉状态，即可造成慢性劳损。当前臂伸肌主动收缩或被动牵拉时，伸肌总腱附着处会受到一定的应力，若应力过大或者过于频繁，伸肌总腱及筋膜就会受损，亦可造成肱桡关节外侧滑囊炎、滑膜嵌顿及桡神经关节支的神经炎症等。

【诊断】

1.临床表现

（1）患者有长期频繁肘关节屈伸运动史或肘部急慢性损伤病史。

（2）肘关节桡侧部疼痛，常牵涉前臂桡侧酸胀痛，轻者为阵发性，重者变为持续性，反复发作。

（3）提重物无力，拧毛巾、扫地等动作时疼痛加剧。

2.检查

（1）肱骨外上髁处、肱骨外上髁上方处、桡骨小头附近处、肱桡关节间隙处可触及明显压痛点。

（2）肱骨外上髁局部肿胀，少数患者可以触及一小滑液囊。

（3）前臂桡侧伸腕肌群痉挛，按之酸痛。

（4）腕背伸抗阻力试验阳性。

（5）前臂伸肌群紧张试验阳性。

【手法治疗】

1.治则

活血化瘀，舒筋通络。

2.部位及取穴

肱骨外上髁部、前臂桡侧肌群，曲池、曲泽、手三里、外关、阿是穴。

3.手法

揉法、一指禅推法、拨法、按揉法、拔伸法、揉法、擦法、按法、压法。

4.操作

患者仰卧位或坐位，用揉法自患侧肘部桡侧至前臂桡侧往返操作，手法宜轻柔，时间约5分钟；用一指禅推法和拨法施治于肱骨外上髁部，时间约3分钟；用拇指按揉曲池、曲泽、手三里、外关、阿是穴，每穴约1分钟；用一手拇指按或压患者患侧肱骨外上髁处，其余四指握住肘部尺侧部，另一手握住腕部做对抗牵引拔伸肘关节片刻；然后慢慢屈曲肘关节，当前臂旋前至最大幅度时，快速后伸并伸直前臂，连续3次；用揉法揉肱骨外上髁至前臂桡侧伸腕肌群，时间约3分钟；用擦法擦肱骨外上髁至前臂桡侧伸腕肌群，以透热为度。

【功能锻炼】

患者的腕关节强度掌屈，前臂充分旋前，然后用力迅速伸直肘关节。如此反复多次的练习，使肘关节外侧伸肌总腱附着处粘连拉开，伸肌总腱附着处松解后，疼痛就会随之改善或消失。

【注意事项】

（1）若痛点疼痛较为剧烈，应采用轻柔和缓的手法治疗，以免造成新的损伤。

（2）治疗期间尽量避免腕部做用力背伸活动或者上肢负重、握提重物或拧衣物等动作。

（3）局部保暖，可适当配合热敷。

（4）对于症状较重者，亦可配合针灸等疗法进行治疗。

第五节　桡侧伸腕肌腱周围炎

桡侧伸腕肌腱周围炎是由于经常性的腕部伸屈活动，使前臂桡侧伸腕肌腱劳损，而导致桡侧伸肌群肌腱周围组织腱膜产生充血、渗出等无菌性炎症，出现以前臂远端背侧疼痛、肿胀，腕关节活动受限为主要临床表现的病症，多见于中年以上男性。属中医学的"伤筋"范畴。

【解剖生理】

前臂桡侧伸肌群主要有桡侧腕长伸肌、桡侧腕短伸肌、拇长展肌、拇短伸肌。桡侧腕长伸肌和桡侧腕短伸肌，有强力的伸腕作用。在前臂背侧中、下 1/3 处的拇长展肌和拇短伸肌从桡侧腕长伸肌、桡侧腕短伸肌之上斜行穿过，该处没有腱鞘保护，仅有一层薄弱的腱膜覆盖。腕伸肌的频繁活动，肌腱间相互摩擦增多，易引起肌腱周围组织的劳损。（见图11-7）

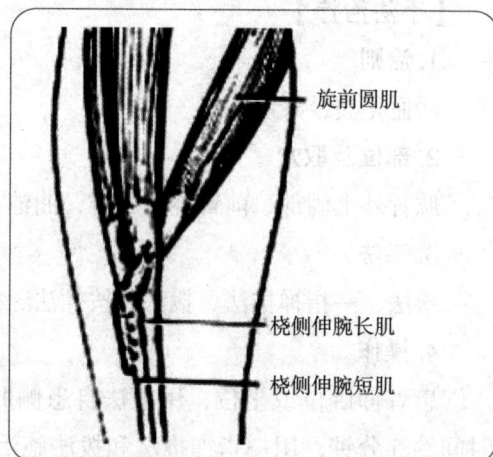

图 11-7　桡侧伸腕肌腱解剖图

【病因病机】

1.急性外伤

外伤牵拉，或局部扭挫伤，导致桡侧

腕伸肌腱及其周围组织充血、肿胀产生症状。

2. 慢性劳损

频繁的桡腕关节伸屈活动，使桡侧腕长、短伸肌运动方向不一致而又摩擦的桡侧伸腕肌腱发生广泛的炎症，渗出和肿胀，纤维变性，局部明显肿胀和疼痛。

【诊断】

1. 临床表现

（1）有明显外伤史或慢性劳损史。

（2）前臂中下段背面桡侧肿胀、疼痛，或局部有灼热感。握拳或伸拇指时疼痛加剧，腕关节活动无力。

2. 检查

（1）前臂中、下 1/3 处桡骨背侧明显压痛。

（2）桡侧伸腕肌腱处可触摸到肿胀或条索状。

（3）展伸腕关节或握拳时，腕桡侧有摩擦音。

【手法治疗】

1. 治则

活血化瘀，消肿止痛。

2. 部位及取穴

桡侧伸腕肌群，曲池、尺泽、手三里、列缺、阿是穴。

3. 手法

按揉法、点法、按法、拨法、拿法、擦法。

4. 操作

患者坐位，用拇指沿腕向肘部按揉桡侧伸腕肌群，时间约 2 分钟；用拇指点或按曲池、尺泽、手三里、列缺、阿是穴，每穴约 1 分钟；对条索状的伸腕肌腱做垂直方向的轻柔拨动，同时配合拿法，时间约 6 分钟；用大鱼际擦前臂背侧，以透热为度。

【功能锻炼】

急性期避免前臂活动，当桡侧肿胀疼痛症状缓解后可适当做腕关节的屈伸运动锻炼。

【注意事项】

（1）急性期前臂固定制动。

（2）治疗期间避免前臂用力过度。

（3）避免寒冷刺激，注意局部保暖。

第六节　桡骨茎突部狭窄性腱鞘炎

桡骨茎突部狭窄性腱鞘炎是由于腕及拇指长期劳损或外伤导致拇长展肌腱与拇短伸肌腱的桡骨茎突部腱鞘的慢性无菌性炎症，临床以桡骨茎突处肿胀疼痛为主要特征的一种病症。女性多于男性，易发生于从事频繁的腕和拇指活动者，本病属中医学"筋伤"范畴。

【解剖生理】

拇长展肌、拇短伸肌起自于前臂骨间膜和桡骨干，通过桡骨茎突旁的浅沟，分别止于拇指掌骨及第一指骨底，在桡骨茎突处位于共同或单独腱滑液鞘之中。该段腱鞘约长 6~8 cm，位于桡骨茎突窄而浅骨沟所形成的狭窄骨纤维管中。桡骨下端茎突部的腱沟内不平滑，沟的浅面有腕背侧韧带覆盖，形成骨性纤维管。两肌腱在经过桡骨茎突到第一掌骨时，拇指及腕部活动时，屈曲度加大，增加了肌腱与鞘管壁间的摩擦，易产生损伤。（见图 11-8）

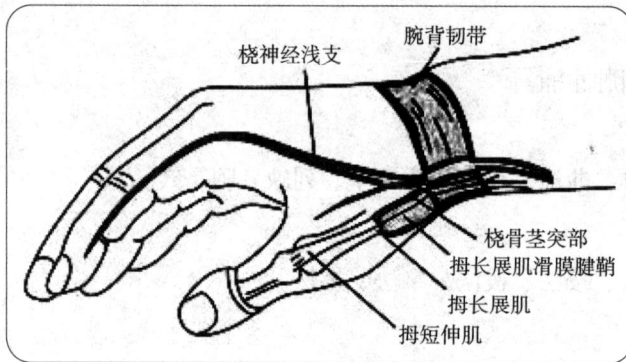

图 11-8　桡骨茎突腱鞘解剖图

【病因病机】

1. 慢性劳损

腕部和拇指经常活动或短期内活动过度，使拇长展肌腱和拇短伸肌腱在狭窄的腱鞘内不断的摩擦，日久可引起肌腱、腱鞘的损伤性炎症。

2. 寒冷刺激

寒气内侵，筋肌僵黏，拘凝挛掣，发为本病。

3. 外力损伤

腱鞘近皮肤，易受外力的直接损伤引起肌腱水肿，继而腱鞘增厚，腔道变窄，阻碍肌腱滑动。严重者肌腱受压变细，但其上下端可稍变粗。

4. 主要病理变化

初期腱鞘水肿，以后逐渐增厚呈纤维变性，腱鞘内外层逐渐增厚，腱鞘管道变得更加狭窄，以致肌腱从腱鞘内通过变得困难，影响拇指的功能活动。由于肌腱的肿胀、受压，腱鞘内张力增加，在腱鞘部位产生肿胀、疼痛，甚至肌腱与腱鞘之间粘连，活动障碍更为明显。

【诊断】

1. 临床表现

（1）突然用力而发病的为急性发作，但多数为慢性发病，起病缓慢，初起仅感局部酸痛，腕部无力。后来腕背桡侧和拇指周围疼痛，并有压痛。疼痛可向下放射至指，向上达前臂，甚至上臂。

（2）拇指活动无力，伸拇指或外展拇指活动受限，常活动到某一位置时突然不能活动。日久可引起鱼际萎缩。

2. 检查

（1）桡骨茎突部明显压痛。

（2）桡骨茎突处有摩擦感或摩擦音。

（3）桡骨茎突处皮下能触及豆粒大小的肿块，其硬度与软骨相似，此乃肌腱增厚所致。

（4）握拳试验阳性。

【手法治疗】

1. 治则

舒筋活血，消肿止痛，松解粘连，疏通狭窄。

2. 部位及取穴

前臂桡侧部，曲池、手三里、偏历、阳溪、列缺、合谷。

3. 手法

按揉法、揉法、拔伸法、拨法、擦法、关节的被动运动。

4. 操作

患者坐位，用拇指按揉桡骨茎突部与前臂背侧到第一掌骨背侧，同时配合患者腕部的尺侧屈曲被动活动，幅度由小渐大，时间约8分钟；用拇指揉曲池、手三里、偏历、阳溪、列缺、合谷穴，每穴约1分钟；用一手夹持患者拇指近侧节，另一手握住患部，相对用力做拇指拔伸，夹持拇指的一手在拔伸时，同时做拇指的外展、内收被动活动，时间约3分钟；用轻快的拨法沿前臂拇长展肌与拇短伸肌到第一掌骨背侧上下往返治疗3~5次；从第一掌骨背侧到前臂用擦法治疗，以透热为度。

【功能锻炼】

症状减轻后患者可适当进行功能锻炼，经常做拇指外展、背伸活动，防止肌腱和腱鞘粘连。

【注意事项】

（1）治疗期间应避免拇指及腕部的再度劳损。

（2）治疗时手法避免过重刺激。

（3）注意手腕部保暖，避免寒冷刺激。

（4）后期患者应主动功能锻炼，防止肌腱和腱鞘粘连与鱼际萎缩。

第七节 桡尺远侧关节损伤

桡尺远侧关节损伤是指由于直接或间接暴力的作用，损伤了桡尺远侧关节，造成远侧尺桡关节距离增加，进而造成腕三角纤维软骨的撕裂及其周围韧带损伤，出现腕部疼痛、旋转功能障碍以及握力减退为主要临床表现的一种病症。桡尺远侧关节损伤又称为"下桡尺关节分离""腕三角纤维软骨损伤"等。

【解剖生理】

在正常情况下，前臂桡尺远侧关节中的尺骨不动，而是桡骨的尺骨切迹围绕尺骨小头，并以其为轴心做150°左右的弧形旋转，这就是旋前和旋后的运动。而腕关节软骨盘是一个等腰三角形的纤维软骨，三角的尖端附着于尺骨茎突的基底部，三角的底部附着于桡骨下端尺骨切迹边缘，前后与关节滑膜连贯，因而把桡尺远侧关节与腕桡关节隔开为两个关节腔，其生理功能是限制前臂过度的旋转运动。（见图11-9）

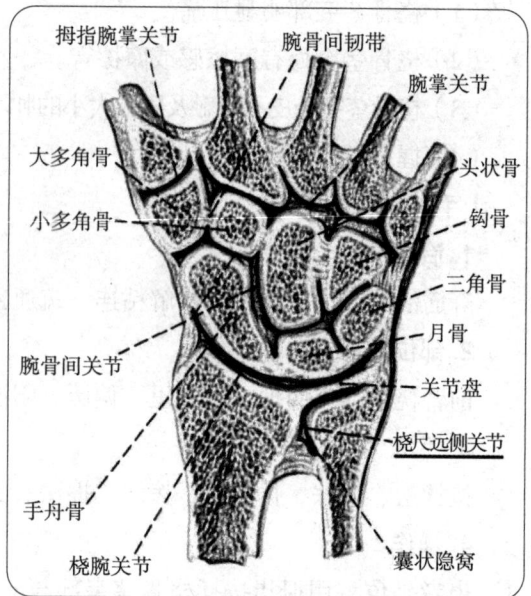

图 11-9 桡尺远侧关节解剖图

【病因病机】

桡尺远侧关节的主要功能是旋前、旋后运动。当腕关节遭受旋转暴力时，即可造成三角软骨损伤；当腕关节遭受挤压暴力时，腕骨撞击尺桡远侧关节和三角软骨盘，即可造成三角软骨损伤，表现为尺桡远侧关节距离增加、腕关节与下尺桡关节相通、三角软骨盘断裂等。

【诊断】

1. 临床表现

（1）腕部有直接或间接外力造成的扭伤或挫伤。以腕关节在背伸、前臂旋前和旋后体位活动时，遭受外力或用力过猛造成损伤较为常见。活动时加重，休息时减轻。

（2）初期腕背部尺侧可有不同程度的疼痛、肿胀。

（3）腕部疼痛，在旋转用力时疼痛加重，有少数患者会出现关节弹响。

（4）腕部握力减退，不能提拿、端举重物。

2. 检查

（1）桡尺远侧关节的背侧（相当于腕背部中点稍偏尺侧处）或掌侧有明显压痛。

（2）受损关节韧带松弛，尺骨头较正常隆起，呈起浮感。

（3）前臂旋前或旋后时，腕背侧疼痛加剧。

（4）用力做腕关节被动活动并加以挤压旋转的外力，桡尺远侧关节处疼痛或疼痛加剧，即为软骨盘挤压试验阳性。

（5）腕部 X 线检查：可明确有否桡尺远侧关节分离和尺骨头脱位。

【手法治疗】

1. 治则

疏通经络，理筋整复，解痉止痛。急性期以活血解痉止痛、纠正关节错位为主；慢性期以理筋整复、改善腕关节功能为主。

2. 部位及穴位

前臂部、腕部，外关、内关、阳谷、大陵、阳溪、阿是穴。

3. 手法

按揉法、拔伸法、摇法、抹法、擦法。

4. 操作

（1）急性期：患者取坐位，用拇指按揉外关、内关、阳谷、大陵、阳溪、阿是穴等，每穴约 1 分钟；用拔伸牵引法整复错缝关节；用擦法施治于患侧，以透热为度。

（2）慢性期：患者取坐位，用拇指按揉前臂至腕部的内侧、外侧、桡侧及尺侧面，重点在桡尺远侧关节处腕背处，时间约 5 分钟；用拇指按揉外关、内关、阳谷、大陵、阳溪、阿是穴，每穴约 1 分钟；用摇法摇腕关节，每方向约 10 次，活动幅度由小增大，以患者耐受为度；用大鱼际抹法分抹患者腕部掌侧面及背侧面，约 15 次；用擦法轻擦前臂及腕关节的掌侧面、背侧面，以透热为度。

【功能锻炼】

慢性期可进行功能锻炼，有助于损伤的恢复。

【注意事项】

（1）X 线摄片检查时，最好是左右双侧均拍片，以便于双侧对比。

（2）急性期应做腕关节制动，用弹力绷带包扎腕部及前臂固定 6~8 周；慢性期须佩戴护腕保护腕关节。

（3）避免腕关节的劳累，尽量减少腕关节的屈伸活动。

第八节　腕管综合征

腕管综合征是指由于腕管绝对或相对狭窄，使腕管内压增高，内容物压迫腕管内的正中神经，使桡侧的手指麻木、刺痛、感觉异常为主要特征的一种病症，又称腕管卡压综合征。

【解剖生理】

腕管为背侧腕骨和掌侧腕横韧带构成，腕骨由8块组成，自近端至远端两列排列，每列各4块，近端自桡侧至尺侧依次为舟骨、月骨、三角骨、豌豆骨，远端自桡侧至尺侧为大多角骨、小多角骨、头状骨和钩骨。掌侧的腕横韧带横架于大多角骨和钩骨之间，为宽广的致密腱性组织。腕横韧带与腕骨沟构成骨纤维性的腕管，腕管横断面呈略圆的三角形，三角尖朝向桡侧，底面向尺侧，管内有正中神经、屈指浅肌腱、屈指深肌腱和拇长肌腱通过。（见图11-10）

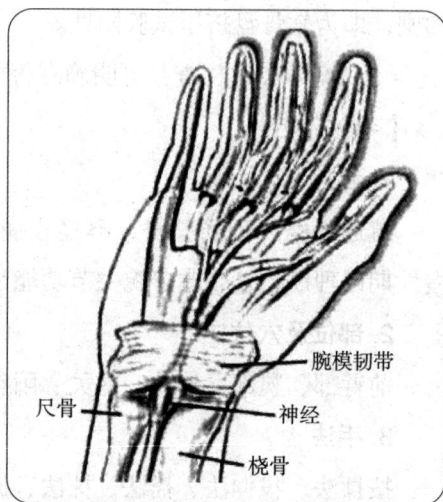

图11-10　腕管解剖图

【病因病机】

（1）腕管绝对狭窄：腕骨骨折脱位，腕骨骨质增生，腕横韧带增厚；或腕管内腱鞘囊肿、脂肪瘤压迫，导致腕管绝对的变窄，正中神经即被卡压而发生神经压迫症状。

（2）腕管相对狭窄：指屈浅、深肌腱无菌性炎症，使肌腱肿胀，导致腕管相对的狭窄，刺激压迫正中神经而发生神经压迫症状。

（3）在正常情况下，因腕管有一定的容积，屈指肌腱在腕管内滑动，不会影响正中神经的功能，但当腕管内容积物体积增大或腕管缩小时，就会挤压腕管内肌腱及正中神经而出现症状。

（4）急性慢性损伤，血瘀经脉，或寒湿淫筋，风邪袭肌，致气血流通受阻而致本病。

【诊断】

1.临床表现

（1）有急性损伤或慢性劳损史，大多发病缓慢。

（2）早期表现手腕桡侧三个半手指（拇指、食指、中指、无名指桡侧半指）有感觉麻木、刺痛，但用力甩动手指，症状可缓解。

（3）后期表现患手的大鱼际肌萎缩及肌力减弱，或拇指、食指、中指及无名指的桡侧一半的感觉消失，拇指手掌的一侧不能与掌面垂直。肌萎缩一般在3个月后逐步出现。

2.检查

（1）压痛明显，尤其挤压大陵穴（腕横纹中央）症状会加剧。

（2）肌力减退，拇指外展与对掌无力。

（3）感觉障碍，出现症状的手指感觉大多减弱或消失，但掌部刺痛感觉存在。

（4）屈腕试验阳性。

【手法治疗】

1.治则

通络止痛，活血化瘀。早期以通络止痛，后期以活血化瘀。

2.部位及取穴

前臂部、腕部，曲泽、内关、大陵、鱼际、劳宫穴。

3.手法

一指禅推法，按揉法，点法、按法、拨法、拔伸法、摇法、擦法。

4.操作

患者坐位，用一指禅推法推前臂，沿手厥阴心包经往返操作，重点在腕管及鱼际处，手法先轻后重，时间约 5 分钟；用按揉法在腕管部操作 2~3 分钟；在曲泽、内关、大陵、鱼际、劳宫穴用点或按法操作，每穴约 1 分钟；用拨法轻柔地拨动腕管部肌腱，时间约 1 分钟；拔伸腕关节 1~2 分钟；摇腕关节约 1 分钟；搓腕关节约 1 分钟；从腕管至前臂用掌擦法操作，以透热为度。

【功能锻炼】

（1）平时可加强用健手牵拉患侧手指，动作由轻到重，可持续牵拉 1~2 分钟。

（2）轻轻旋转患侧腕部，正反方向每次各做 10 次。

（3）患手做握拳伸展动作，每次做 20 次，循序渐进。

【注意事项】

（1）治疗期间，患侧腕部避免用力，必要时可用护腕保护。

（2）每天可以自我按揉腕部或配用活血膏贴敷。

（3）注意保暖，可配合局部湿热敷。

第九节　指部腱鞘炎

指部腱鞘炎是指掌指关节基底部腱鞘因损伤或机械性摩擦而引起慢性无菌性炎症造成腱鞘狭窄，压迫屈、伸指肌腱，临床以关节屈伸不利、手指疼痛为主要表现的一类病症。指部腱鞘炎又称扳机指、弹响指、指屈肌腱狭窄性腱鞘炎等。

【解剖生理】

每一掌骨颈与掌指关节的掌侧均有一浅沟，与鞘状韧带组成骨性纤维管，各指的屈指肌腱均通过此鞘进入相应手指，鞘内层为滑膜，可使各肌腱大幅度来回滑动。该腱鞘将各肌腱约束在掌骨头和指骨上，该腱鞘是各肌腱赖以活动的主要部位。（见图11-11）

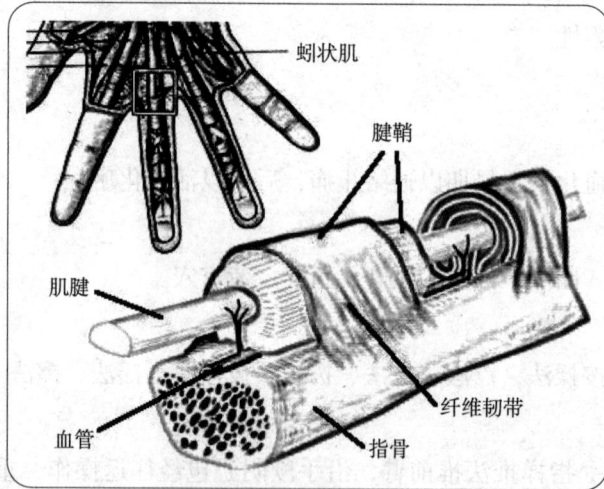

图 11-11　指部腱鞘解剖图

【病因病机】

1. 劳损

手指频繁伸屈，积劳过度或长时间握硬物而伤筋，屈指肌腱在骨性纤维管内受到反复摩擦挤压，致使骨性纤维管发生局部充血、水肿，管腔狭窄，导致指屈肌腱在狭窄的管腔内受压而变形。屈指时，膨大的肌腱部分通过狭窄部腱鞘时受到约束，使手指屈伸活动受限，出现扳机样的弹跳动作，严重者造成手指不能完成屈曲或伸直动作。

2. 肝肾亏损

气血不足，肝肾精气亏虚，筋肉失其濡养，造成屈指肌腱退行性改变，形成局部的无菌性炎症而发为本病。

3. 外感风寒

手指部遭受风寒外邪侵袭，气血运行不畅，筋脉失养发为本病。

【诊断】

1. 临床表现

（1）手指部有长期、频繁活动的劳损或外感风寒的病史。

（2）掌骨头掌侧及指骨掌侧可触及结节样肿块，大小不一，局部有压痛，手指屈伸活动时，可有弹跳感。

（3）手指屈伸活动受限，甚至闭锁（关节只能屈曲到某一角度，不能完全屈曲）。

（4）该病起病缓慢，以酸痛为主。早期以患指发僵、疼痛为主，活动后略有缓解，以后逐渐加重，劳累或受凉后症状加重。

2. 检查

（1）掌指关节或指间关节掌侧部压痛明显。

（2）病变处常可触到变性结节，指关节屈伸活动时，疼痛明显并可触及膨大肌腱通过狭窄部腱鞘时产生的弹响与弹跳感。

【手法治疗】

1. 治则

疏通经络，解痉止痛，滑利关节。

2. 部位及取穴

患部，内关、外关、合谷、劳宫、液门、阿是穴。

3. 手法

按揉法、拨法、按法、压法、揉法、擦法、掌指关节的被动运动。

4. 操作

患者取坐位，用拇指按揉患部，时间约 3 分钟；用拇指按揉内关、外关、合谷、劳宫、液门、阿是穴，每穴约 1 分钟；用拨法拨患侧痛点，以患者能耐受为度，反复15~20 次；用拇指按压痛点、结节及结节上下，按压同时做关节屈伸的被动活动，时间约 2 分钟；用轻柔的拇指揉法施治于患部，以痛点及结节处为主，时间约 3 分钟；用擦法施治于局部，以透热力度。

【功能锻炼】

用健侧拇指罗纹面在结节或压痛处做轻柔的环形揉动，以健侧拇指按压的同时被动活动患指，主要进行背伸活动，局部施用擦法，以透热为度。

【注意事项】

（1）减少或避免手部劳作，避免寒凉刺激。

（2）避免长时间手握硬物。

（3）治疗时手法刺激量不宜过大，治愈后应尽量减少不当劳作，防止复发。

第十节　指间关节软组织损伤

指间关节软组织损伤是指在外力的作用下，指间关节超过正常活动范围或超过关节所能承受的最大负荷，导致指间关节侧副韧带、关节囊、肌腱及关节软骨出现不同程度的损伤，临床以指间关节周围肿胀、疼痛明显及活动功能障碍为主要表现的一类病症。本病又称"指间关节扭挫伤"。

【解剖生理】

手部的指间关节和拇指掌指关节两侧有侧副韧带加强稳定，但关节囊较松弛，皮

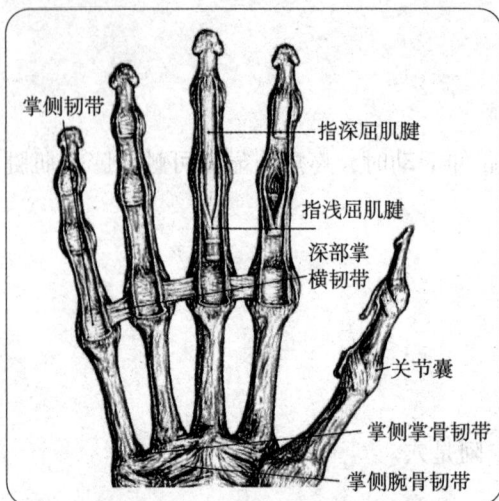

图 11-12 指间关节解剖图

下组织缺乏，关节较表浅。指间关节只能做屈伸运动，不能做外展、内收运动。在正常情况下，指间关节的侧副韧带限制指关节的侧向活动。在手指屈曲时，指间关节的侧副韧带处于松弛状态；在手指伸直时，侧副韧带处于紧张状态。（见图11-12）

【病因病机】

指间关节的关节囊比较松弛，当手指在伸直位时来自指端或侧方的猛烈外力冲击，使指间关节过度背伸扭转、屈伸、侧偏或关节的侧向运动瞬间加大，导致指间关节一侧侧副韧带、深浅伸屈肌腱、关节囊的牵拉损伤或撕裂，甚至断裂。这种损伤可发生在任何指间关节，以远侧指间关节多见。

【诊断】

1. 临床表现

（1）手部有明显的暴力外伤史。

（2）伤后指间关节周围剧烈疼痛、肿胀，常伴有局部淤血及瘀斑。

（3）指间关节活动功能受限，少数伴有畸形，手指偏向一侧，且向一侧活动度增加，严重者手指不能屈伸。

2. 检查

（1）患指关节周围压痛明显，主动运动功能受限，被动活动时疼痛增加。

（2）患指关节周围软组织淤血、肿胀，初起为青紫色，随着淤血逐渐吸收变为淡黄色。

（3）指间关节侧副韧带断裂或关节囊撕裂时，患指可见手指偏斜畸形，指间关节不稳，关节侧向活动异常。

（4）X线检查：可以明确指骨骨折、脱位。

【手法治疗】

1. 治则

疏通经络，活血止痛。初期以消肿、止痛为主；后期以滑利关节、改善关节功能为主。

2. 部位及取穴

指间关节，内关、外关、合谷、劳宫、阿是穴。

3. 手法

揉法、拿法、拔伸法、捻法、抹法、推法、掐法、指间关节的被动运动。

4. 操作

（1）急性期：患者坐位，拇指轻揉痛点及肿胀部位，力量由轻到重，时间约5分钟；用拇、食二指轻轻拿揉损伤关节，以缓解疼痛，时间约2分钟；用拔伸法施治于受损的指间关节，约5~10次；捻指间关节，用力要轻柔，时间约2分钟；用轻柔抹法施治于肿胀部位，力量由轻到重，时间约2分钟。

（2）恢复期：患者坐位，用掐法施治于患指指根部，时间约3分钟；用捻法自患指指根至指端部缓慢操作，力量要轻柔，时间约5分钟；用拔伸法轻轻拔伸患指指间关节并配合关节被动活动，时间约3分钟；用拇指推法轻推损伤部位，时间约3分钟；用拇指按揉损伤部位，时间约5分钟。

【功能锻炼】

恢复期做患指关节被动活动，配合患指拔伸，可配合热敷法于患指关节。

【注意事项】

（1）损伤急性期须控制关节活动，并配合冷敷，以减轻软组织出血及渗出。

（2）关节囊或韧带不完全撕裂者，可屈曲患指固定2~3周后，再用推拿手法治疗。

第十二章

胸部疾病的手法

第一节　胸部的解剖

胸部由胸壁和它内面包藏的内脏、神经、血管等组成。胸壁的骨骼由后方的胸椎、两侧的肋骨和前方的胸骨借骨连接构成骨性胸廓，肋间肌充填于肋间隙内。胸壁和膈肌共同围成胸腔。

一、胸腔

胸腔经胸廓上口与颈部相通，胸廓下口有穹窿形的膈肌附着，将胸腔和腹腔分开。膈肌向上凸入胸部，顶部高达第5~6肋平面。因此胸壁不仅保护着胸部脏器，同时还保护着腹部上部的器官。新生儿胸部横切面接近圆形，左右径与前后径几乎等长。成人胸部横切面呈肾形，左右径较前后径约大1倍。

二、胸腔的分区

胸腔两侧部为胸膜囊所充满，胸膜囊包裹着左、右肺。介于两胸膜囊之间所有的器官总称为纵隔，包括心包及心脏，出入心的大血管，以及进入和通过胸腔的结构，如气管和支气管、食管、胸导管、膈神经、迷走神经等。

三、胸部常用的体表标志

（1）颈静脉切迹：后平第2胸椎体下缘，女性略低。

（2）胸骨角：胸骨角平面为上、下纵隔的分界面。位于此平面上的有主动脉弓起、止端，气管分叉及左主支气管与食管相交处。胸骨角的两侧连接第2肋软骨，可作为计数肋骨的标志。

（3）剑突向后平第9胸椎，恰为食管与胸主动脉交叉高度。剑突两侧与第7肋软骨相连。

（4）肋：除第 1 肋在锁骨内侧端的后方不易摸到外，其余肋均可触及。肋间隙的序数与上位肋骨序数相同。在胸前壁的下缘可摸到肋弓。肋弓与剑突共同形成向下开放的角叫胸骨下角。肋弓与剑突间的夹角为剑肋角。

（5）乳头：男性乳头平第 4 肋间隙高度，女性乳头随乳房形态不同其高度有所改变。

四、胸部的标志线

为便于描述和临床上的应用，通常胸部以下列几条垂直线作为定位和分区的标志。（见图 12-1）

（1）前正中线：为胸骨正中的垂线。

（2）胸骨线：沿胸骨最宽处侧缘的垂线

（3）锁骨中线：通过锁骨中点的垂线。

（4）胸骨旁线：位于胸骨线和锁骨中线连线中点的垂线。

（5）腋前线：沿腋前壁的垂线。

（6）腋后线：沿腋后壁的垂线

（7）腋中线：腋前、后线连线中点的垂线。

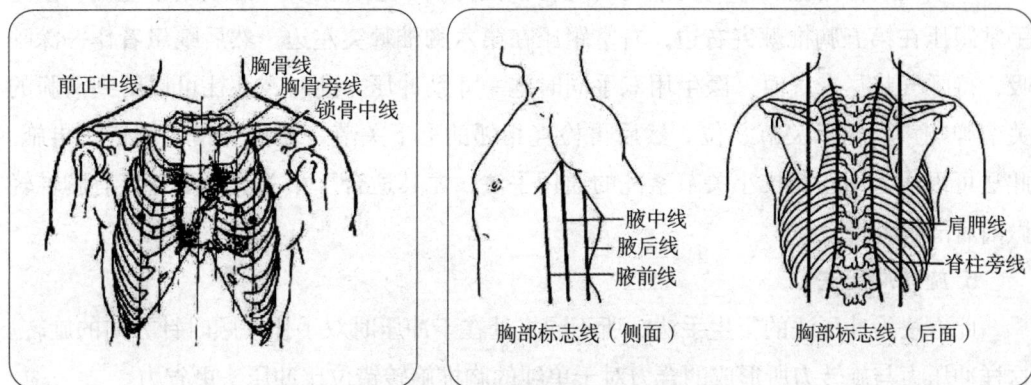

图 12-1　胸部的解剖标志线

第二节　胸椎小关节紊乱的手法处理

胸椎小关节紊乱是一种临床多发病。从生理上来看：12 块胸椎作为脊柱的一部分，构成了人体力学支柱的重要组成部分；胸椎椎管内有脊髓经过，并且有很多功能各异的神经从胸椎旁边经过。由于胸椎小关节数量多，发生紊乱后所引起的症状、体征较为复杂，具体表现与错位胸椎平面的高低、数量的多少、累及组织的不同、组织累及的程度不一以及病程长短等诸多因素有关，因此，有较大差异：如肌肉劳损、肋间神经痛、胸腹腔脏器功能紊乱以及头颈部症状等。

【手法治疗】

1. 坐位托拉法

医者站于患者后方，手扶患者肩部，使病人逐渐向后下躺。当患者躺至水平位时，医者以大腿从病人胸背部支撑患者肩部，双手迅速移到患者腰或背部并以手托住患处，同时轻揉用力向上提拉。主治：胸椎、腰椎小关节紊乱，骨膜软化，胸肋软组织挫伤。

2. 推顶过伸法

患者坐位，医者坐于患者背后，医者一手掌心顶住胸椎痛点，并令患者后仰。医者另一手从患者腋下环抱患者，向上提拉的同时，医者另一手突然向前推顶，使患者脊柱呈过伸位并常可听到"咯"的响声，患者立即可感到胸部痛减，轻松、灵活。主治：胸椎小关节错位，胸部扭挫伤。

3. 膝顶过伸

患者坐位，双手屈曲上举，一助手按压固定患者双腿。医者立于患者背后，双手托扶患者两肘向后向上牵拉，同时医者以膝关节顶住患者疼痛部位（胸、腰、骶髂关节）。主治：胸、腰、骶髂小关节错位及陈旧性扭伤。

4. 冲压法

以第五胸椎向左、第六胸椎向右旋转移位为例。患者俯卧，医生站于左侧，以左手掌跟压在第五胸椎棘突右边，右掌跟压在第六胸椎棘突左边，然后嘱患者作一深呼吸，待呼气将尽未尽时，医生用双手同时施一寸劲冲压。此时，往往可以听到清脆的关节弹响声，提示关节复位。然后再检查相邻的上下关节，若仍有错位则依法再施。此法可以作为纠正胸椎小关节紊乱的通用手法，尤其适合于小关节紊乱并伴有胸椎轻微前后滑脱者。

5. 旋转冲压法

此方法为冲压法的衍生手法，所不同之处在于冲压时双手作一顺时针方向的旋转。这样冲压力与旋转力所形成的合力对于单纯的胸椎旋转错位比冲压法更省力。

6. 扳肩法

以第三胸椎棘突左偏为例。患者俯卧，医生立于患者头侧，以左手小鱼际压住第三胸椎棘突右侧，同时右手向左上方扳患者右肩，听到弹响声则提示关节复位。此法较为适合于上中段胸椎小关节紊乱。

7. 双手重叠按压法

患者俯卧，医生立于左侧，双手重叠于中段胸椎棘突之上，嘱患者做深呼吸，待呼气将尽时以寸劲按压，听到关节弹响声则提示关节复位。此法适合于脊柱甩鞭伤的新伤，复位成功时的关节弹响声有人称为"放鞭炮"。

第三节 岔气的手法处理

"岔气"又称"伤力""闪气"等，是民间对因举重、扛抬、跳跃等用力不当或过度，以致突然发生胸胁疼痛胀满的说法。现代医学则把这种情况称为胸胁迸伤，认为这种病症是由于猛然迸气造成的胸胁部肌纤维断裂或呼吸道损伤。

岔气较轻，见胸部闷胀作痛，痛无定处，呼吸、咳嗽加剧的称为"伤气"；岔气严重，压痛明显，位置固定，胸闷气急，咯痰带血的称为"伤血"。这两种类型的岔气经过及时、恰当的治疗，一般很快痊愈，但在病起后处理不当或失治（尤其是伤血型的），血瘀气阻，以致日后在用力呼吸、天气变化、劳累时都可见有胸胁隐痛不适，气闷等后遗症状，这就叫作"劳伤"了。

【手法治疗】

推拿治疗岔气伤痛，以活血化瘀、行气止痛为原则，一般可采取以下手法进行：

1. 方法一

（1）患者坐位，医者立于患侧，一手固定患者肩部，一手以食、中、无名指三指沿肋骨间隙从背部向胸骨方向抹擦2分钟，再配合施以摩法。

（2）在患侧背部脊柱侧施以㨰法，且按揉期门、膈俞、肾俞、阿是穴。

（3）拇、食两指相对，按揉患侧内关、外关穴2~3分钟，这过程中，令患者咳嗽数声，每次咳时需加重按的刺激量。

（4）点按足三里，擦膻中，拿肩井穴结束治疗。

岔气治疗期间，可待症状减轻后，嘱患者作上臂活动及扩胸等锻炼，可提高疗效，防止劳伤的形成。如劳伤形成后：除以上法治疗外，还可配合湿热敷。

2. 方法二

（1）患者俯卧，身下垫一软枕，在患侧先以轻柔的大㨰法操作，使紧张的背阔肌、斜方肌等肌群渐渐松弛。手法务必轻柔，以免患侧肌肉紧张。不能平卧者，可采取坐位治疗。

（2）拇指点按双侧大杼、风门、肺俞等穴，手法由轻至重，同时让患者配合深呼吸，力度以患者能够承受为度。

（3）以较强的力度拿双侧肩井穴，然后掌根按揉双侧背阔肌等局部肌群，以患者感到舒适为度。

（4）撤去软枕，患者一侧脸颊伏于床面，双臂自然放于身体两侧。术者双手掌同时轻按患者胸椎两侧，然后突然加力，可听到"喀喀"声，手法操作完成。

第四节 背部肌肉损伤的手法处理

由于姿势不正、职业习惯等因素，常常导致背部肌肉疲劳损伤。表现为背部不适，发紧等感觉，用力活动几下后有明显轻松感。

【手法治疗】

1. 揉肩胛内缘法

患者坐位，患者以手臂抱对侧肩，使背部肌肉处于紧张状态，医者用拇指或掌根揉按脊柱与肩胛骨内侧缘，两侧均须施以同样手法。

主治：背部疼痛，菱形肌损伤。

2. 揉肩胛下角法

患者坐位，并以左或右肩臂极力内旋，手贴于背使患侧手摸健侧肩胛骨，患侧肩胛骨翘起。医者一手扶托患者肩臂，一手以拇指沿突起肩胛翼内缘向下向内揉按，反复几遍。

主治：菱形肌损伤，肩胛胸壁关节拉伤。

3. 提肩揉背法

患者正坐。医者立于患侧，用一手自肩胛骨上角内侧向下按摩数次（由轻到重），另手上提患侧腋窝，反复提拉患侧肩部。

主治：肩带扭伤，斜方肌、菱形肌、肩胛提肌掼伤。

第五节 胸肋关节错位的手法处理

胸肋关节由第 2~7 肋软骨与胸骨相应的肋切迹构成。此关节常常影响呼吸运动，使胸肋部发紧。

【临床表现】

胸肋关节错位临床并非少见，大部分患者因胸痛、胸闷、呼吸困难而就诊，多以一侧胸痛为特征，现代医学称之为"肋软骨炎"。病因一般与外伤有关，在人们搬运重物，急剧扭转或因胸部挤压等使胸肋关节软骨造成急性损伤，或因慢性劳损或伤风感冒引起病毒感染，导致胸肋关节面软骨的水肿，增厚的无菌性炎症反应而发病。或与肋软骨发育营养不良、胸肋关节炎症、肌筋膜炎有关。其临床表现为前胸部疼痛，多为酸胀痛，起病急剧或缓慢，时轻时重，可因翻身咳嗽、深呼吸、上肢活动加重，有时向上肢放射，查 2~5 肋软骨处有压痛。若不及时彻底治疗，有反复发作趋势。

【手法治疗】

顿拉法（以左侧错位为例）：患者仰卧，医者左手拇指指腹按压于凸起之胸肋关节处，右手握住患者伤侧手腕部上举。嘱患者深吸气末时，右手用力向前外上方顿拉上肢，医者觉指下有跳动感，患处胸肋关节复平即可。此时患者吸气困难及胸闷疼痛即刻消失 或减轻。如未复位可重复一遍。复位后沿着错位关节上下左右捋顺数遍，手法完毕。术后用胶布（5cm×8cm）在吸气末时紧贴伤处 。

【疗效标准】

1. 痊愈

肿胀疼痛消失，呼吸自如，错位关节复平，无压痛，能作正常工作。

2. 显效

除局部轻压痛外，其他症状、体征消失，错位关节复平，无压痛，能作正常工作。

3. 好转

除疼痛时有反复外，错位关节复平，无压痛，能作正常工作。

4. 无效

症状和体征无明显改善。

第六节　胸椎棘上韧带和棘间韧带损伤的手法处理

棘上韧带、棘间韧带损伤主要指韧带的慢性劳损，变性和附着点骨化所引起的背部酸痛不适的临床慢性病症。

【手法治疗】

患者取俯卧位，先用抹手法在病变部位周围反复治疗 5~6 遍；在损伤部位涂少许红花油作介质，用掌揉法反复施术，至局部产生温热感；找准压痛点，用指揉法反复治疗，同时配合拇指弹拨法，然后用掌根擦法在病变部位治疗，以透热为度，左手掌按住伤处，右手臂后伸搬下肢，在后搬过程中，左手掌同时按揉局部，最后以叩击法放松结束。5 次为 1 疗程。

第十三章

腰臀部疾病的手法

第一节 腰臀部的应用解剖

腰臀部由 5 块腰椎、1 块骶骨、1 块尾骨、2 块髋骨，以及连结它们的椎间盘、关节、韧带和肌肉装置构成。5 块腰椎椎体之间均有椎间盘相连，第五腰椎与骶骨的连结与所有真椎相同，以椎间盘相连，腰椎椎体和骶骨的前后方分别有前、后纵韧带加固，椎弓间借黄韧带相连，椎体的突起间有棘上韧带、棘间韧带和横突间韧带，相邻椎骨的上、下关节突所构成的关节突关节周围包有薄而紧的关节囊。骶骨借骶髂关节与髋骨相连，其上有骶髂骨间韧带、骶髂腹侧韧带、骶髂背侧韧带及骶结节韧带等加固。

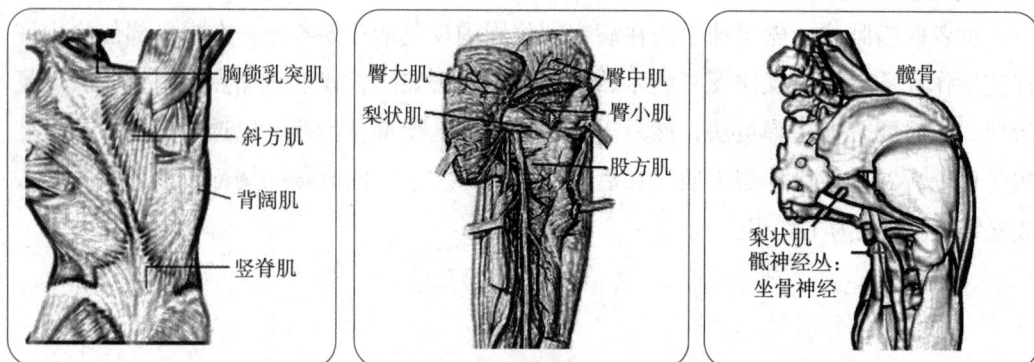

图 13-1 腰臀部肌肉

腰部浅层为背阔肌的下部，该肌在近固定时，可使上臂后伸、内收和旋内，远固定时，可提拉躯干向上，并协助吸气；腰部深层为竖脊肌下部，该肌是强有力的伸脊柱肌，并可协助呼气；竖脊肌周围的筋膜特别发达，称为胸腰筋膜，由于腰部活动度较大，在剧烈运动中，常可扭伤胸腰筋膜，是腰部劳损的常见病因。

臀肌有 7 块，分别是臀大肌、臀中肌、臀小肌、梨状肌、闭孔内肌、闭孔外肌和股方肌（见图 13-1）。臀大肌位于臀部浅层，大而肥厚，是维持人体直立的重要肌肉；臀中肌位于臀大肌深层，臀 位于臀中肌深层，这两块肌肉的作用相同，即在走路和站立时，使人体保持良好姿势；梨状肌位于骶骨前面，经坐骨大孔穿出到达臀部，止于股骨大转子，其作用是使髋关节外展、外旋。坐骨神经从梨状肌下方通过，如果梨状肌损伤，常常会压迫神经而导致腰腿痛；闭孔内肌、闭孔外肌和股方肌的主要作用都是使髋关节旋外。

第二节　腰棘上韧带损伤

棘上韧带位于各椎骨棘突之上，作用是限制脊柱过度前屈，棘上韧带与棘间韧带处有脊神经后支的神经末梢分布，是非常敏感的组织，一旦受到损伤，可通过脊神经后支传入中枢，引起腰痛或牵涉性下肢痛。棘上韧带损伤多是由于脊柱过度前屈时韧带被拉紧，如果长时间处于紧张状态，容易造成韧带撕裂、出血、渗出和炎性改变，炎性介质刺激韧带上的神经分支可引发腰痛，继之可

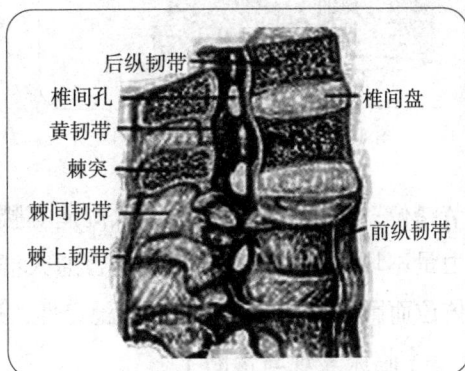

图 13-2　腰椎韧带

引发韧带退变和钙化；急性损伤多是由于暴力或躯干突然用力旋转，造成韧带从个别棘突上撕脱或剥离，愈合过程中会形成很多瘢痕，也可造成腰痛。长时间静坐或从事弯腰作业者是棘上韧带损伤的高发人群。

【临床表现与诊断】

一般来说，急性损伤常有弯腰负重下突然直腰或负重下躯干突然扭转的病史；慢性损伤一般无明显的外伤史，但多有长时间弯腰动作的病史；棘突上有明显的压痛点，痛点多局限于1~2个棘突，弯腰时疼痛加重；触诊可触及棘上韧带钝厚、隆起，压痛明显。

【手法治疗】

患者取俯卧位，术者抚摩腰骶部肌肉和韧带10~20次；轻揉腰骶部肌肉和韧带1~3分钟；用一手拇指按压损伤韧带上方以固定，另一手拇指弹拨棘上韧带数次，慢性损伤弹拨次数要多于急性损伤；用拇指顺韧带方向按揉5~10遍；取穴：命门、腰俞、委中；抚摩棘上韧带及腰部肌肉半分钟。

第三节　腰椎小关节错位

小关节亦称后关节、椎间关节或关节突关节，由相邻两块椎骨上、下关节突的关节面构成，属平面关节（解剖图见图13-3）。小关节有独立的关节囊包裹，既牢固，又

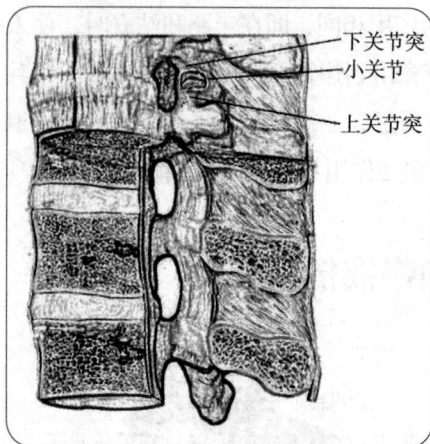

图 13-3　腰椎小关节解剖图

可做轻微运动。腰椎小关节使脊柱腰段的运动范围显著增加，可做侧屈和前后屈伸运动，小关节在功能上属于联合关节。腰椎小关节错位是运动员腰痛的常见病症，也是劳动者腰痛的病因之一，该病的患病率为 0.57%，常见于垒球、速滑、跳水等项目的运动员。运动员患病多是由于准备活动不充分，腰部肌肉没有完全活动开就投入到剧烈的运动中而致伤；或在机体疲劳后，腰部肌肉及软组织对腰部的控制能力下降，此时若有突然的屈伸、扭转等动作，或用力不协调、动作不正确，都容易引起小关节错位；如果在腰肌劳损、风湿痛等腰部肌肉慢性损伤的情况下，可因脊柱两侧肌肉力量不均而引起小关节错位。普通人群患病多是由于日常生活、工作中长期采取强迫体位而影响了腰椎生物力学的稳定性，进而引起腰椎小关节错位。

【临床表现与诊断】

主诉单侧或双侧腰部肌肉疼痛，或有隐痛，一般无窜痛，轻微活动后症状可能减轻；急性患者腰部外形上会出现挛缩、板腰；慢性患者一侧腰部微肿，两侧不对称；有长期强迫体位或外伤史；腰椎前后位 X 线可显示腰椎棘突偏歪和两侧小关节不对称。

【手法治疗】

在手法复位之前，应在腰部做较大面积的抚摸和揉，时间一般为 5~10 分钟，以放松腰部软组织，为手法复位创造条件，也有助于消除术后的肌肉紧张。然后患者取侧卧位，医者一手推臀骶部，一手搬肩，在放松的情况下同时协同用力，此时多数病人可以听到响声，少数病人无响声。此法多用于急性患者。如果侧搬法无法复位，则将患者悬吊牵引 10 分钟后，医者一手推偏歪棘突，向健侧推，一手抱住髋部向患侧旋转，对大多数病例来说，听到响声即是复位成功。此法用于腰肌特别紧张的患者。（见图 13-4）

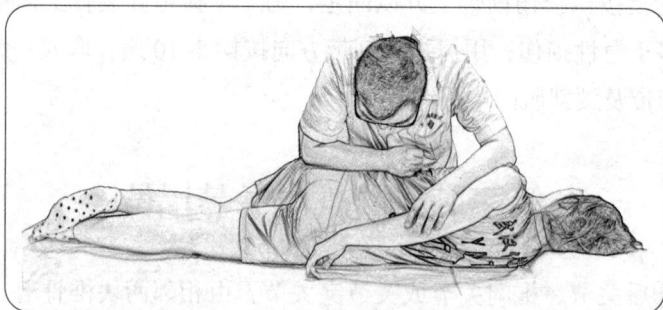

图 13-4　腰椎斜搬法

第四节　腰椎间盘突出症

　　腰椎间盘突出症是一种较为常见的，也是比较严重的腰腿痛症，是由于椎间盘的纤维环破裂，髓核向后突入椎管所致的疾病（解剖图见图13-5）。该病的产生原因主要有两点，一是在弯腰时做突然扭转或伸直的动作，易造成椎间盘突出；二是随着年龄的增长，椎间盘发生退变，纤维环和髓核变性，积累伤造成椎间盘突出。椎间盘突出症好发于腰部，这是因为腰椎的负重量及活动度比胸椎大，尤其以腰4~5及腰5~骶1之间为大，是全身应力的中点，负重及活动度更大，故容易引发椎间盘突出症。该病多发生于青壮年，体力劳动或脑力劳动者均可患病，在运动员中也较为常见，据曲氏统计，约60%的病人都有举重物或剧烈运动的外伤史，约有半数的患者为体力劳动者或运动员，约80%的患者年龄介于生命力最强的20~40岁之间。

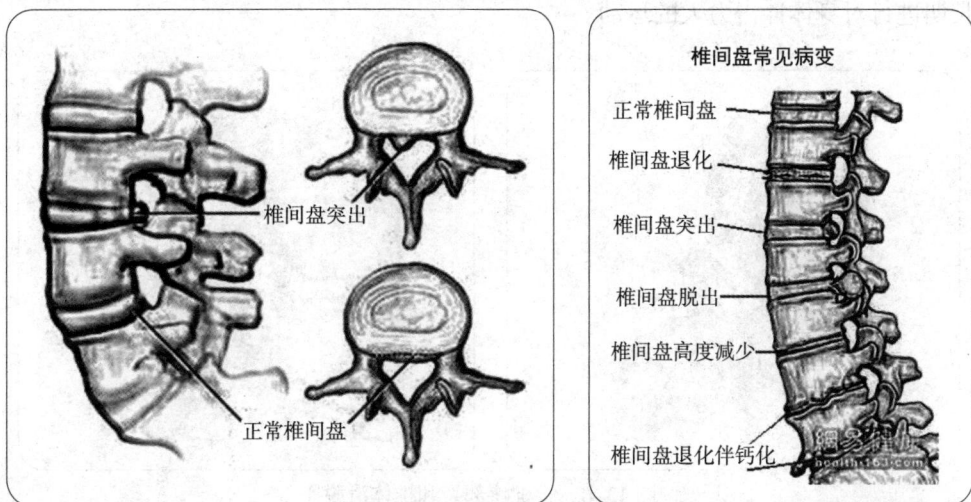

椎间盘突出

正常椎间盘

椎间盘常见病变

正常椎间盘
椎间盘退化
椎间盘突出
椎间盘脱出
椎间盘高度减少
椎间盘退化伴钙化

图 13-5　腰椎间盘突出解剖

【临床表现与诊断】

　　多数病人有明显的腰部受伤史，无受伤史者年龄一般在中年以上；腰痛并放射到下肢，伤后腰痛逐渐加重；当有咳嗽、打喷嚏或排便等使腹压增高的动作时，下肢疼痛或麻木加剧；腰部正常生理曲线改变，出现侧弯、平腰或腰后突；直腿抬高试验与直腿抬高加强试验阳性；CT检查可显示骨性椎管形态及椎间盘突出的部位；MRI检查可清晰显示突出的髓核组织与脊髓、神经根及马尾神经之间的关系，以及脊髓本身是否存在病变。

【手法治疗】

　　患者俯卧，自然放松，术者在腰、臀、腿部做大面积的表面抚摩和深度按摩3~5分钟；在脊柱两侧做推压和揉的手法约3分钟；在患侧部向上和向下各做慢速按压手法十余次，以改变两椎间的位置；在患侧部做快速按压或按摩手法数次以改变后关节的位置；取穴：肝俞、肾俞、三焦、委中；在腰臀部表面抚摩一分钟，予以放松。

第五节　腰椎峡部裂并椎体滑脱

椎体的椎弓上、下各有一个关节突，上、下关节突之间有一狭窄的部位，称为峡部，峡部出现裂隙称为峡部不连或峡部裂，由峡部裂引起的患椎在下一个椎体上向前移位，称为椎体滑脱，峡部裂发生于 L4、L5 者常合并椎体滑脱（见图 13-6）。椎体滑脱根据其严重程度可分为 5 级，第 1 级椎体向前滑动 25%，以后每一级向前滑动程度递增 25%，至第 5 级椎体完全掉落。一般认为峡部裂的原因是发育缺陷加上慢性劳损，少数是急性损伤导致骨折所致。腰椎峡部裂并椎体滑脱的病人中男性患者较多，在各项体育运动中，从事举重、体操、羽毛球、足球的运动员较易患上此病，其主要原因是长期进行对身体冲击力大的运动。

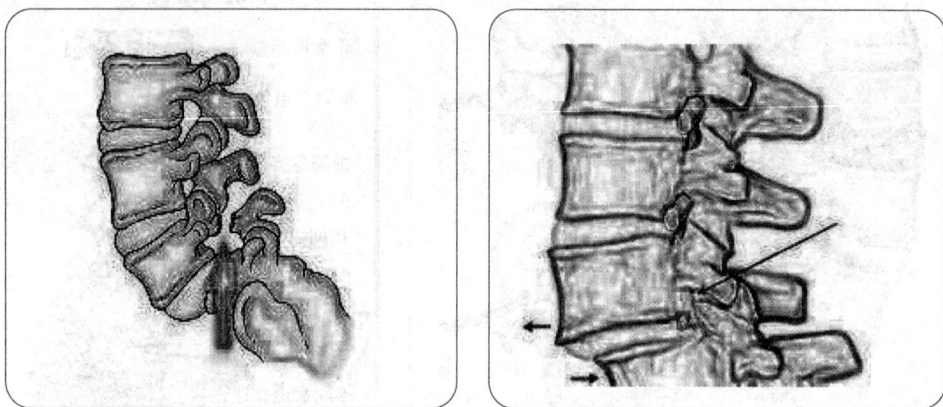

图 13-6　腰椎峡部裂和椎体滑脱

【临床表现与诊断】

腰痛明显，有急性腰过伸受伤史者，应首先考虑患此病的可能性；下背痛、一侧或两侧大腿或小腿疼痛、大小便控制力下降常是本病的伴随症状；X 线侧位片可见一个或多个椎体连同椎弓根向前或向后移位，以向前移位多见。

【手法治疗】

对于病程短，症状轻，无明显椎体滑脱者，可采取运动医学手法加功能锻炼予以治疗。运动医学手法治疗主要采用轻推和轻揉，以使腰部肌肉放松，增强腰肌力量，纠正异常的脊柱解剖关系。

【功能锻炼】

可采取仰卧在分开的两个木凳上的方法进行腰部功能锻炼，随着腰部肌肉力量的增加，锻炼时间可逐渐延长。

第六节　腰肌劳损

腰肌劳损是指腰部肌肉的慢性损伤，是腰腿痛中最为常见的疾病之一，约占腰痛病人的 10%。引起腰肌劳损的病因较多，如累积的疲劳导致肌肉组织发生组织学改变，进而变性而成为劳损；或由于急性腰部软组织损伤后，未得到及时治疗或治疗不彻底，久之，亦会造成腰肌损伤。该病在运动员中多发，运动密度过大，超过了机体局部所承担的负荷能力，或长期反复的单一动作练习，都会造成腰肌损伤，成为影响运动成绩的主要因素。腰肌劳损在普通劳动者中也较为多见，多是由于长期腰部姿势不正确，或长期从事腰部用力或弯腰工作，该病的病人常有不同程度的风湿反应。

【临床表现与诊断】

腰部疼痛由轻到重，多为隐痛，不活动时痛，轻微活动后减轻，夜间疼痛加重；患者常用双手捶腰以缓解疼痛，少数患者有臀部及大腿后上部胀痛；腰部无明显肿胀或有轻微肿胀，腰部肌肉变硬，有硬结存在；部分伴有寒湿的患者，阴雨天腰痛加重，喜暖畏寒，腰部有乏力感，受凉或劳累后疼痛加重。

【手法治疗】

患者俯卧，术者抚摩腰骶部 1~3 分钟；之后自上而下轻轻按揉 3~5 分钟，以缓解腰部肌肉紧张；按压腰阳关，拿捏痛侧肾俞、环跳；弹拨腰部肌肉 10~20 次；推压结束。在整个过程中，痛点应作为手法重点区，重者每日推拿一次，轻者隔日 1 次。

第七节　梨状肌综合征

梨状肌起自骶椎 2、3、4 的前面骶前孔外侧和骶结节韧带，肌纤维穿出坐骨大孔后，止于股骨大转子，由于梨状肌刺激或压迫坐骨神经引起臀腿痛，称为梨状肌综合征。该病是引起急、慢性坐骨神经疼痛的常见疾病，其发生机制主要有内在因素和外在因素两方面，前者是由于梨状肌自身受到损伤，发生充血、水肿、粘连或痉挛，导致其肌间隙或该肌上、下孔变窄，使其间穿出的血管、神经受到挤压而表现出的一系列临床症状或体征；外在因素主要是由各种外伤、慢性劳损，或寒湿、注射药物等外来刺激导致梨状肌变性，肌纤维挛缩，使坐骨神经在梨状肌处受压。该病在运动员中最为常见，普通人群较少发生。普通人群发生此病多是年龄增长，发生退行性改变或梨状肌处解剖结构异常的结果。

【临床表现与诊断】

臀部疼痛，长期或反复发作，可向下肢放射，咳嗽、打喷嚏时因腹压增加可使患侧肢体窜痛感加重；痛点位于尾骨尖至髂后上棘连线中点，疼痛位置较深；两腿并拢，患肢外旋，疼痛加剧；直腿抬高试验阳性，直腿抬高加强试验阴性。

【手法治疗】

患者俯卧，双下肢伸直，使腰臀部肌肉放松，先用推法，从腰骶部至臀部，再从大腿至臀部，分别推 5~8 次，力度逐渐加强；按揉上述部位 5~10 分钟；揉捏上述部位 5 分钟，方向与推法相同；按压臀部 5~10 次，手法应由轻到重向下按压，然后突然放手；弹拨梨状肌 10~20 次，抚摩放松；取穴：环跳、委中、承山、昆仑、申脉、阿是穴；由外侧向内侧顺梨状肌纤维走向轻推结束。

第八节　腰臀筋膜炎

腰部筋膜为包裹竖脊肌下部的筋膜，分为深、浅两层，浅层贴于竖脊肌的后面，下缘附着于髂嵴等处，内缘附着于胸、腰及骶椎的棘突，外侧缘上半部附着于肋骨角，下半部则在竖脊肌外缘处与深层相结合。深层很厚，又名腰腱膜，位于竖脊肌与腰方肌之间，连接第 12 肋、髂嵴及第 1~4 腰椎的横突，深、浅两层在竖脊肌的外侧会合成竖脊肌鞘。臀筋膜为大腿深筋膜向上的延续（见图 13-7）。腰臀筋膜上有出入

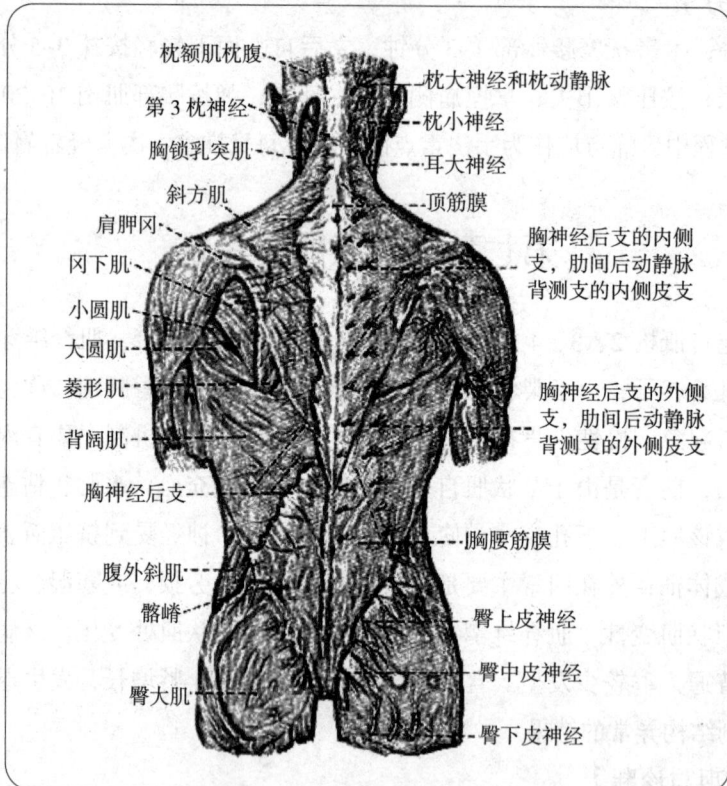

图 13-7　腰臀筋膜及皮神经解剖图

筋膜到达皮肤的血管、神经，特别是腰 1 至腰 3 的后外侧支形成的臀上皮神经及骶 1 至骶 3 的后外侧支形成的臀中皮神经，这两处神经位置表浅，容易在外力的作用下受到损伤，尤其是在强大的臀肌作用下，更易使这两处神经受伤。所谓腰臀筋膜炎是由于软组织无菌性炎症引起的腰、臀部病理改变，其病变情况多样，如外伤、劳损、受寒湿等，至于筋膜疼痛的产生，原因之一是粘连与水肿，其二是裂隙中脂肪嵌顿。腰臀筋膜炎是运动员腰臀部疼痛最常见的原因，其发生约占运动创伤门诊病历的 10%，腰痛患者的 60%。

【临床表现与诊断】

少数患者有急性受伤史，绝大多数患者有长期强迫体位的工作史；疼痛不是十分剧烈，一般开始时为酸胀不适，之后进行性加重；疼痛的严重程度常随气候的变化而改变，阴雨寒湿时加重，遇暖后则疼痛缓解；患者常有腰部僵硬、板腰，站立时躯干向一侧偏歪的体征；背伸抗阻试验阳性。

【手法治疗】

在腰臀部做大面积的轻推和揉，时间 3 分钟；用重手法做与腰部和臀部肌纤维方向垂直的弹拨，时间 1~3 分钟；轻推手法过渡；取穴：肾俞、大肠俞、环跳、殷门、委中、阿是穴；叩打腰臀部，时间半分钟。

第十四章

下肢疾病的手法

第一节 股后肌群拉伤

腘绳肌系指大腿后侧的股二头肌、半腱肌、半膜肌（见图 14-1）。此伤主要发生在体育运动中，如跑跳、跨越等动作容易致伤。

【病因病理】

此处所指腘绳肌拉伤，特指其中、下段肌腹拉伤，而非其上起点拉伤（坐骨结节拉伤）。在跑跳等运动项目中容易发生，作直膝屈髋动作，如踢腿、压腿等时可引起肌肉拉伤。陈旧性损伤可因疤痕挛缩而影响肌肉的伸展性，影响关节运动或在运动中容易再次受伤。

【临床表现】

一般有明确的损伤史。伤后在腘窝或其上部肌腹部疼痛，不能继续活动，轻者跛行，重者膝关节呈半屈位，不能行走。伤部压痛明显，肌肉痉挛，损伤严重者可在肌腹上出现"驼峰"畸形，往往提示肌肉断裂。抗阻屈膝与抗阻伸髋试验阳性。

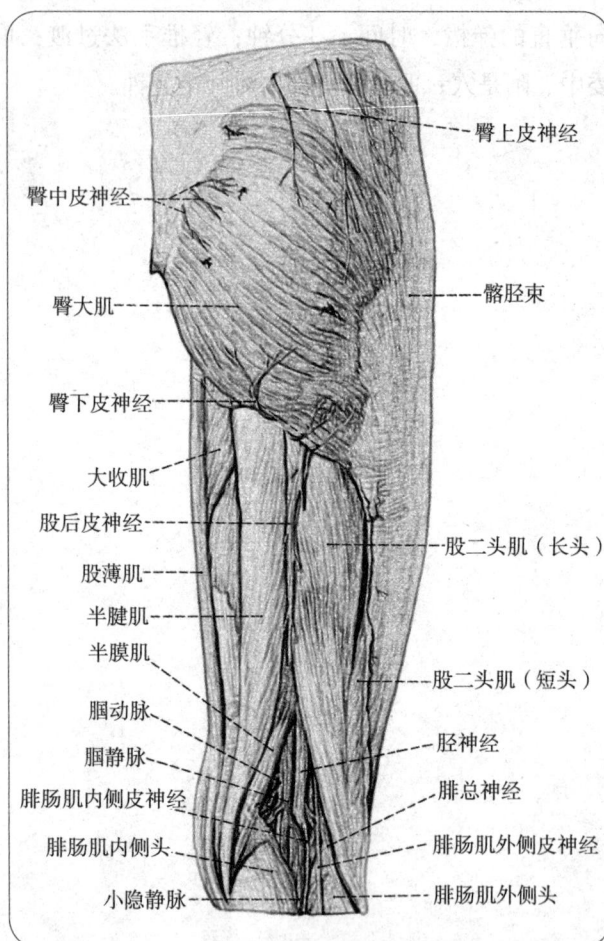

图 14-1 股后肌群、血管及神经解剖图

臀上皮神经
臀中皮神经
臀大肌
髂胫束
臀下皮神经
大收肌
股后皮神经
股二头肌（长头）
股薄肌
半腱肌
半膜肌
股二头肌（短头）
腘动脉
腘静脉
胫神经
腓肠肌内侧皮神经
腓总神经
腓肠肌内侧头
腓肠肌外侧皮神经
小隐静脉
腓肠肌外侧头

【手法治疗】

1.治法

活血祛瘀，解痉止痛。

2.体位

俯卧位。略屈膝。

3.处方

（1）手法：抚摩、揉、捏、推压。

（2）加减：重揉、拨、叩击。

（3）取穴：阿是穴、殷门、承扶、风市、委中等。

4.操作

急性期主要是冷敷，在大腿后部进行大面积的抚摩、揉、擦等手法操作，以缓解肌肉痉挛，减轻疼痛，手法力量轻缓。损伤局部不宜过多刺激，配合按揉承扶、风市、殷门、委中等穴。一次治疗5~6分钟。急性损伤后期或慢性损伤者继续以前述手法治疗，待肌肉放松后，重揉、弹拨痛点和发硬部位，按揉阿是穴、环跳、承扶、委中等穴，最后以屈膝抖腿或掌侧击结束。一次治疗10~15分钟。

【注意】

伤后立即冷敷，加压包扎，抬高患肢。出血停止后才能进行推拿治疗。可配合中药外敷或理疗。

第二节　膝关节创伤性滑膜炎

膝关节的关节腔除股骨下端，胫骨平台和髌骨的软骨面外，其余的大部分为关节滑膜所遮盖。滑膜为关节囊的内层，富有血管，血液循环丰富，由滑膜细胞分泌滑液。正常膝关节内约有关节液5~10毫升。

【病因病理】

急性创伤性滑膜炎多继发于涉及膝关节的较严重损伤，如膝关节内骨折、韧带断裂、半月板损伤等，可使血管破裂而产生关节内血肿，同时也可以并发或继发对滑膜的刺激，发生滑膜的充血、水肿、渗出，甚至出血等炎性反应。外界暴力直接作用于膝部，如碰撞、打击等，也可直接损伤滑膜，引起炎性反应。慢性滑膜炎多为急性损伤后遗症，在运动员则多因膝关节长期的超负荷运动，滑膜与骨和关节之间产生过多的牵拉、摩擦、挤压等机械刺激，而导致滑膜的变性。滑膜损伤后，产生大量滑液，渗出积液中可含有白细胞和吞噬细胞等。由于渗出物增多，关节内压力增高，可阻碍淋巴液回流，形成恶性循环。滑液积聚日久，纤维素沉着，如不及时消除积液或积血，易发生纤维性机化，且关节滑膜在长期慢性刺激下逐渐增厚，引起关节粘连，影响正

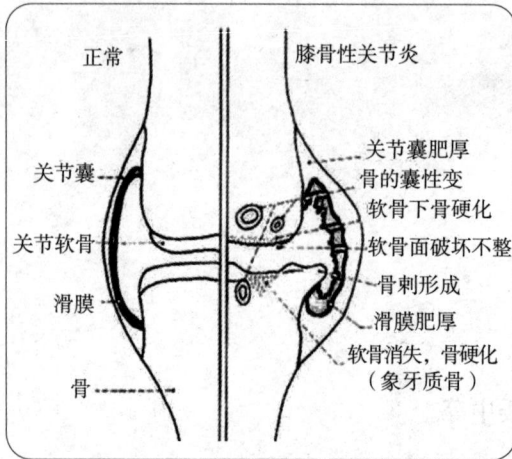

图 14-2　膝滑膜炎示意图

常活动。由于股四头肌萎缩，可使膝关节出现关节不稳的情况。

【临床表现】

有典型的外伤史或膝关节劳损史。伤后关节内迅速或逐渐肿胀，或训练后肿胀加重，休息后减轻。局部膝关节温度增高。膝关节疼痛多为胀痛或隐痛不适，疼痛与损伤的程度和关节内的积液多少有关。积液较多时，可影响关节的屈曲。检查可发现膝关节肿胀，关节间隙压痛，浮髌试验阳性和关节积液诱发试验阳性。其示意图见图 14-2。

本病应与关节内积血进行鉴别。积血在受伤后立即出现，滑膜炎一般在受伤数小时后出现。积液疼痛较轻，积血疼痛明显。积血常伴有局部或全身温度增高。进行关节穿刺抽液，可区别是积液或积血，从而鉴别是创伤性滑膜炎还是关节内血肿。急性创伤性滑膜炎抽出液为淡粉红色，表面无脂肪滴。慢性创伤性滑膜炎积液多为黄色，有时微混有絮状物。

【手法治疗】

因慢性劳损或外伤等引起的慢性创伤性滑膜炎，局部发生疼痛、肿胀和功能受限等，采用推拿等非手术治疗，效果较好。积液严重者应用关节穿刺法将积液抽出，并进行封闭治疗。

1. 治法

活血祛瘀，消肿止痛。

2. 体位

坐或仰卧位，下肢伸直略屈膝。

3. 处方

（1）手法：推、揉、揉捏。

（2）加减：治疗时配合膝关节屈伸及股四头肌锻炼，可收到满意疗效。在治疗过程中，要正确处理活动与固定的关节。活动关节可预防肌肉萎缩和关节粘连，但活动过多又会促进关节内积液的产生。一般每周锻炼 3~4 次，每次 15~20 分钟。以关节屈伸运动及股四头肌力量练习为主。

（3）取穴：膝眼、梁丘、血海、阴陵泉、阳陵泉等。

4. 操作

患者仰卧位，掐、揉梁丘，血海，拿阴陵泉和阳陵泉，点按膝眼，每穴约 1 分钟。

由小腿经膝到大腿上段作交替地推压和揉，操作 3~5 分钟。再用拇指推膝周，先推两侧膝眼，然后转至髌上囊。最后以揉、揉捏大小腿肌肉结束。一次治疗约 10 分钟。推拿治疗结束后，嘱患者随即作股四头肌静力收缩和踝关节背伸、跖屈活动。时间 1~2 分钟。

【注意】

急性损伤后，不宜膝部按摩，但在受伤 1~3 天后，可在膝上下作向心性推法操作，配合指针阴陵泉、阳陵泉、血海和梁丘。完整的推拿治疗应在损伤肿胀减轻后开始。慢性损伤者可予以积极的推拿治疗，配合理疗，必要时可局部封闭。加强股四头股的静力练习，如站马步桩等。

第三节 膝关节侧副韧带损伤

膝的内、外翻应力可分别导致膝的外、内侧副韧带损伤，但以内侧损伤多见（膝侧副韧带解剖图见图 14-3）。膝关节位于屈曲 35°~50° 的半屈曲位时，内外侧副韧带均处于松弛状态，关节不稳，此时遭受突然内、外翻或旋转暴力，更易致侧副韧带损伤。根据伤后病理改变可为韧带拉伤、部分撕裂和完全断裂。

【临床表现】

膝关节侧副韧带拉伤或部分撕裂伤的患者，一般都有明确的外伤史。韧带拉伤和部分撕裂，主要症状是局部肿痛，压痛明显，功能受限。膝关节不稳，侧扳试验阳性，小腿被动的内翻或外翻时，膝关节活动度增加，有异常活动，而且伤处疼痛加剧。2~3 天后可出现皮下瘀斑。韧带完全断裂时，可摸到断裂韧带的间隙。严重损伤者可伴有关节内肿胀以及半月板和交叉韧带的损伤。应力位 X 片拍片，与健侧对比显示伤侧关节间隙增宽。若为韧带止点撕脱者，可见有小骨片撕脱。若合并交叉韧带损伤，可见胫骨髁部有撕脱性骨折，抽屉试验阳性。

【手法治疗】

对于内侧副韧带的完全断裂合并半月板软骨损伤或交叉韧带损伤及陈旧性损伤，膝关节不稳定的患者，应尽早施行手术缝合或修补重建术，以保证膝关节的稳定性。对于拉伤及部分撕裂者，可以用推拿手法治疗。

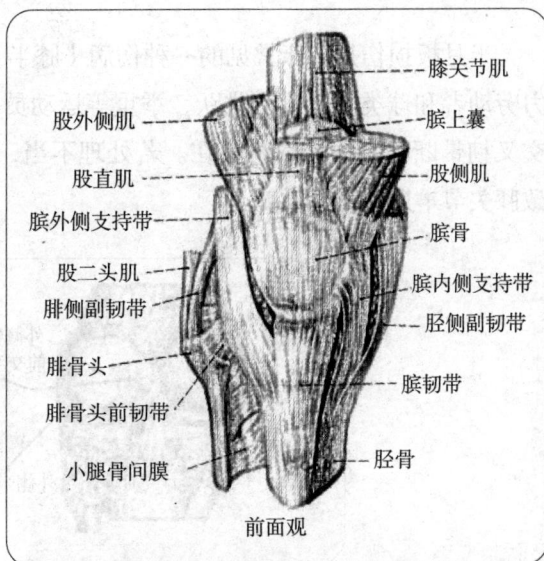

图中标注：膝关节肌、髌上囊、股侧肌、髌骨、髌内侧支持带、胫侧副韧带、髌韧带、胫骨、前面观；股外侧肌、股直肌、髌外侧支持带、股二头肌、腓侧副韧带、腓骨头、腓骨头前韧带、小腿骨间膜

图 14-3 膝侧副韧带解剖图

1. 治法

消肿止痛，顺筋整形。

2.体位

仰卧位，略屈膝。

3.处方

（1）手法：抚摩、揉、揉捏、推。

（2）加减：搓、摇晃、拨。

（3）取穴：膝关、曲泉、血海、三阴交、梁丘、阳陵泉、丰隆、足三里等。

4.操作

在膝的伤侧及大腿部施行大面积抚摩、揉、揉捏等手法，以舒通经络，活血祛瘀。同时配合按揉血海、曲泉，拿阴陵、阳陵5~6分钟，缓慢屈伸膝关节数次。用拇指分别从韧带伤处的上部和下部推向伤处，使之合拢，禁忌反向推按，操作数遍。损伤局部肿胀明显者，宜在肿胀周围进行揉、推、按等手法治疗，以利消肿止痛。一次治疗约10分钟。中后期可加重手法力量，以揉、推、捏、搓等手法治疗，如有患部软组织紧张或粘连可加用拨法，并作膝关节的摇晃、屈伸活动。一次治疗10~15分钟。韧带完全断裂，应早期手术治疗，术后三周开始上述推拿治疗，促进功能恢复。治疗后可鼓励患者坚持股四头肌功能锻炼。

【注意】

在韧带附着处的损伤早期，局部不宜刺激过多，以防局部钙化或出现骨化性肌炎。由于内侧副韧带损伤常伴有关节囊的撕裂伤，造成关节内血肿、积液，治疗时应一并处理。

第四节　膝关节半月板损伤

半月板损伤是临床常见的一种伤病（膝半月板解剖图见图14-4），多发于青壮年体力劳动者和球类、体操、跳跃、举重等运动员。半月板可单独损伤，也可与侧副韧带、交叉韧带断裂等损伤同时存在。若处理不当，常影响膝关节稳定性和活动功能，并导致膝关节早期退行性改变。

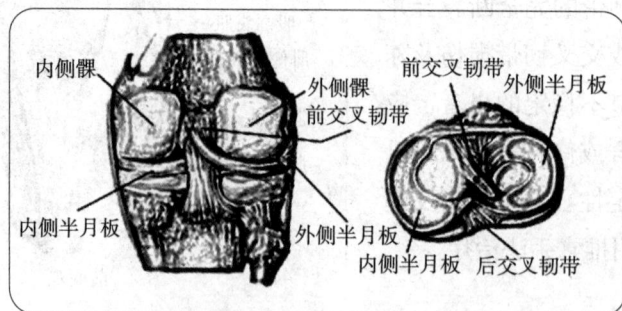

图14-4　膝半月板解剖图

【病因病理】

半月板损伤主要是膝关节在屈伸时受到旋转应力所致。一次较大暴力可引起急性损伤，长期反复的小创伤或磨损积累导致慢性劳损。根据损伤形态，可分为边缘撕裂、完全断裂、松弛不稳三型。边缘撕裂可发生在半月板边缘的前、中、后等不同位置，呈局限性撕裂。完全撕裂可分为横裂、纵裂和水平裂三种。松弛不稳多由于膝关节多次损伤引起，因半月板周缘附着的关节囊松弛，当小腿伸屈旋转时，膝关节不稳而有滑落感。其中边缘撕裂、纵行撕裂时，常因破裂的半月板嵌夹于关节内而致关节交锁。

【临床表现】

大部分患者有明确的膝关节扭伤史。伤后膝部剧痛，不能自主伸直。关节肿胀，穿刺有时可抽出积血。以后肿胀逐渐消退，关节逐渐恢复功能，但始终感到关节不稳，膝软乏力，上下楼困难，自感关节内疼痛，关节间隙有压痛。少数病人可出现关节交锁，活动时听到"咔哒"声后，关节才能伸直和继续活动。急性期往往不易明确诊断，待急性期过后再作进一步检查，就能明确诊断。膝关节间隙处的恒定压痛是半月板损伤的重要诊断依据。膝关节过伸试验阳性提示半月板前角损伤。膝关节过屈试验阳性提示半月板后角损伤。研磨试验和旋转挤压试验则可判断是否半月板损伤或其他损伤。必须指出，没有一个试验是诊断膝关节半月板损伤的唯一方法，应综合症状、压痛点，以及各种阳性体征，才能做出最后诊断。每个检查试验均有其特定意义，如旋转挤压试验主要是检查后角撕裂，必要时应反复多次检查。关节镜检查对半月板破裂具有重要诊断意义，同时可在关节镜下行半月板部分或全部切除术。

【手法治疗】

1. 治法

活血祛瘀，消肿止痛，理筋解锁。

2. 体位

坐位、仰卧或俯卧，略屈膝，放松腿部肌肉。

3. 处方

（1）手法：抚摩、揉、揉捏、推压、摇晃、搓。

（2）加减：掐、刮。

（3）取穴：箕门、血海、阴陵泉、阴市、足三里、丰隆等。

4. 操作

先在膝部及其上下施行大面积抚摩、揉、揉捏，使肌肉微热后，从膝下向膝上用全掌推数次，再从肿痛处向四周用拇指推数次，以消除膝部肿胀。拇指揉、推膝关节缝。配合指针疗法，内侧半月板损伤时，按揉箕门、血海、阴陵泉、行间等穴，外侧伤时按揉阴市、足三里、丰隆等穴。一次治疗 10~15 分钟。陈旧性损伤则以痛点作为治疗重点，在上述手法操作的基础上，加用拇指尖掐、刮痛点，力沉而稳。

部分急性损伤或慢性损伤可能出现关节交锁现象，常交锁于半屈曲位。解锁时，可使患者仰卧，在保持膝关节交锁的姿势下，对向拉伸膝关节，同时轻轻内外旋转小腿数次，再缓慢由屈至伸地活动膝关节，幅度由小至大，最后大幅度地屈伸二、三次即可解除交锁。另外，也可采用类似旋转挤压试验的方法解除交锁症状，如外侧半月板交锁时，屈膝并使小腿内收，同时轻轻内外旋转小腿，随即使膝外展、外旋并伸直。

【注意】

半月板陈旧性损伤常有股四头肌萎缩，需加强股四头肌力量练习，仍可采用上述推拿手法，唯手法力量稍重。完全撕裂型损伤十分严重，关节内血肿很大，疼痛剧烈，功能严重障碍，膝关节有交锁现象，或有滑动感。早期采用中药外敷与内服，也可穿刺抽出积血，膝部不宜作推拿治疗，但在大腿部和膝周穴位可用手法治疗。待肿胀减轻后，才可推拿膝部。

第五节　髌下脂肪垫劳损

脂肪垫位于股骨髁下部、胫骨髁前上缘和髌韧带之间，由脂肪组织构成，被关节囊的纤维层与滑膜层分别覆盖，呈一钝性三角形结构（见图14-5）。脂肪垫有加强膝关节稳定性的作用，膝关节伸直时，髌骨和脂肪垫一起被股四头肌拉向上方，避免脂肪垫被嵌入股胫关节之间。

【病因病理】

引起脂肪垫损伤的原因主要有急性损伤、慢性劳损和继发性损伤三种。急性损伤多因膝关节突然的过伸或旋转，脂肪垫被胫股关节夹挤至伤。如踢腿时踢空而导致膝过伸。慢性劳损多因股四头肌松弛，伸膝力弱，不足以在伸膝时，完全牵拉上移脂肪垫，而被关节面反复夹挤致伤。另外，膝部的其他慢性伤病，如髌骨劳损、半月板损伤、创伤性滑膜炎等，使膝部的动力平衡破坏，亦可能继发脂肪垫损伤。病理变化为出血、水肿、变性和肥厚，可与髌韧带发生粘连。

【临床表现】

膝前痛或深部酸痛，膝接近伸直位时疼痛最重，稍屈则有所减轻。活动后疼痛加重，休息后缓解。急性期可有间隙性关节积液，积液与活动量大小有密切关系，休息后即可减轻。检查可发

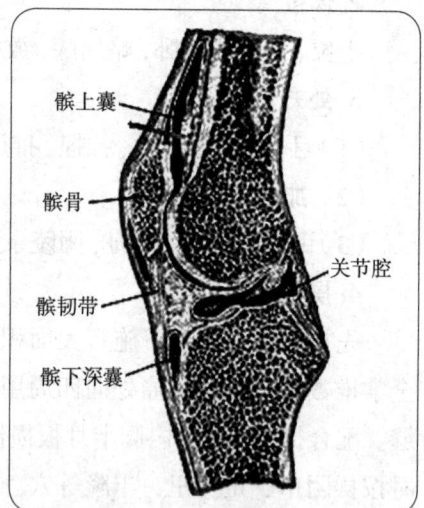

图14-5　髌下脂肪垫解剖图

现髌腱两侧肿胀和压痛，髌腱深压痛。局部触诊有橡皮样感或硬结。过伸试验阳性。

【手法治疗】

1. 治法

通经活血。

2. 体位

坐或卧位，下肢伸直略屈膝。

3. 处方

（1）手法：抚摩、揉、揉捏、刮。

（2）加减：搓、摇晃。

（3）取穴：阿是穴、膝眼、阴陵泉、阳陵泉等。

4. 操作

在股四头肌及膝周作揉、揉捏、推压等操作，放松肌肉，促进局部血液循环，由上而下来回数遍，配合指针阴陵泉、阳陵泉、伏兔、髀关、足三里等穴操作 3~5 分钟。用拇指按揉膝眼 2~3 分钟，力量由轻至重，至引起轻微疼痛为度，操作同时，可行膝关节脂肪垫松解术，以利松解脂肪垫和髌腱的粘连。方法为，患者仰卧，屈膝屈髋 90°，一助手握住股骨下端，医者双手握持踝部，两者相对牵引，医者内外旋小腿，在牵引下，使膝关节尽量屈曲，再缓缓伸直。此法对脂肪垫嵌入关节间隙者，效果尤为显著。松解术做完后，可用拇指刮髌腱两侧脂肪垫肥厚处、硬结处或痛点，力沉而缓，以患者能忍受为度。操作约 2 分钟。最后以揉捏、搓或摇晃膝关节结束。一次治疗约 10 分钟。

治疗期间防止膝过伸动作，加强股四头肌力量训练。

第六节　髌骨软骨软化症

髌骨软骨病，常伴发髌骨周缘腱附着处损伤，如股四头肌腱末端病、髌骨张腱末端病。是一种常见慢性运动损伤。

【病因病理】

在一般患者中，主要因关节软骨退变所致；而在运动员中，则由慢性劳损或急性创伤引起。膝关节长期在半蹲位发力，使髌股关节软骨反复摩擦而致软骨结构改变，久之成病。髌骨张腱因受牵拉应力作用导致末端病改变。一次直接暴力作用于髌骨也可使软骨损伤。膝部其他伤病或关节不稳，改变了支撑力线，久之可继发本病。祖国医学认为本病是关节劳损、筋骨受损引起。多为气血凝滞、瘀阻不通或感受风寒湿邪，痹阻经络而痛。因肝主筋、肾主骨，故多与久病后肝肾亏虚有关。

【临床表现】

主要表现为膝痛、乏力，特别是在跑、跳、半蹲和上下台阶时出现明显疼痛。病程经久不愈，病程长者，可致股四头肌萎缩，尤以股内侧肌明显。单足半蹲试验阳性。软骨损伤者有假交锁现象、髌骨后压痛、髌下摩擦音。张腱末端病有髌周指压痛，以髌尖、髌上缘和髌韧带压痛最明显且重，抗阻伸膝试验阳性。X线检查，早期无明显异常，晚期可见关节边缘增生或关节面缺损或有钙化影。

【手法治疗】

1. 治法

舒筋活血。

2. 体位

坐或卧位，下肢伸直略屈膝。

3. 处方

（1）手法：抚摩、揉、揉捏、捏、搓、拨、刮、掐。

（2）取穴：阿是穴、鹤顶、膝眼、梁丘、血海、阴陵泉、阳陵泉等。

4. 操作

在膝及小腿上段和大腿下段的前后进行抚摩、揉、搓等手法活跃组织，促进血液循环，配合拿血海、梁丘，阴陵泉、阳陵泉，操作4~5分钟。用手指捏髌腱，配合按揉膝眼，操作约2分钟。拨、刮、掐髌周及痛点4~5分钟。力量大小以患者能忍受为度。最后以揉、抚摩膝周结束。一次治疗约10分钟。

【注意】

加强股四头股的静力练习如站马步桩等，配合理疗，必要时可局部封闭。

第七节　腓肠肌损伤

【病因病理】

主要原因是局部负荷超过生理承受范围，导致腓肠肌肌肉拉伤（腓肠肌解剖图见图14-6）。在跑跳等运动项目中容易发生，由于下肢肌肉承受过大负荷，可引起腓肠肌肌肉拉伤。天气寒冷，热身活动不够，肌肉僵硬，或是以前曾患有腓肠肌陈旧性损伤均易导致腓肠肌拉伤。

【临床表现】

临床表现为患侧膝关节疼痛，伸直不利，小腿疼痛，平卧与健侧对比可发现患侧小腿被动外旋畸形。超声诊断检查发现，患者腓肠肌外侧头部位显示有磨砂玻璃样的改变。

【手法治疗】

1. 治法

舒筋活络，散结止痛。

2.体位

俯卧位。放松小腿三头肌。

3.处方

（1）手法：抚摩、弹拨指揉、掌揉、点按、捏拿。

（2）取穴：阳陵泉、足三里、承山、阿是穴。

4.操作

（1）弹拨法。患者取俯卧位，在踝关节前垫软枕，使膝关节屈曲约 10 次以减少腓肠肌张力。医生站在患者患侧，先用全掌在小腿上进行抚摩，提高皮肤温度。待皮肤温度升高，有温暖的感觉时，用大拇指指腹外侧缘在腓肠肌外侧头肌腱疼痛处左右往复弹拨 6~8 次。

（2）指揉法。患者体位如前，医者用拇指指腹在腓肠肌外侧头肌腱处从上往下进行指揉法，反复操作 6~8 次。

（3）掌揉法。患者体位如前，医者用掌根在小腿后部进行按揉，由上到下，由轻到重，每次 3~5 遍。

（4）捏拿法。患者体位如前，用双手拇指与其他四指捏拿腓肠肌肌腹 2~3 分钟。手法按摩每日 1 次，12 次为 1 疗程。

【注意】

其他还可以采用的治疗包括针灸、拔罐治疗，以及选用桃红四物汤等中药进行内服等。

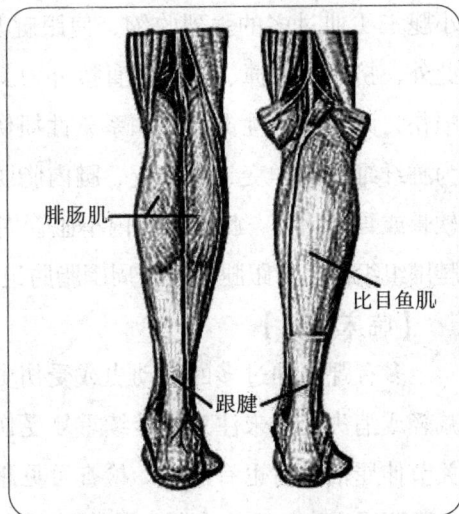

图 14-6　小腿三头肌及跟腱解剖图

第八节　跟腱炎与跟腱周围炎

跟腱腱围炎是指跟腱腱纤维组织、腱围组织及跟腱下滑囊的创伤性炎症。本病多见于跳跃运动员，其次是篮球、体操和羽毛球运动员以及舞蹈演员等。跟腱是人体最大的肌腱，其近端是腓肠肌和比目鱼肌的肌腹，远端止于跟骨下方的跟骨结节。在跟腱的周围是腱围组织。跟骨结节上面与跟腱之间是跟腱下滑囊，其周围是脂肪组织。跟腱的营养供给多依靠腱围的血管。因此，当腱围发生炎症或血管受损时，腱的营养将受到很大影响。

【病因病理】

慢性劳损是引起跟腱周围炎的主要原因。运动员在跑跳运动中，足部用力蹬地，小腿三头肌过多的强烈收缩，使跟腱及其腱围组织反复受到牵扯和摩擦，形成劳损。此外，挤压、碰撞、打击等直接外力刺激或弹跳跑步等用力过猛，使跟腱突然受挫或损伤，而发生急性炎症。如系急性损伤，跟腱纤维可有部分撕裂。劳损的病理变化可为腱纤维玻璃样变、纤维变、腱内脂肪组织增多等。腱纤维之间可有钙质沉着，或有软骨或骨的化生，腱围组织内小血管周围有小圆细胞浸润，小血管壁增厚，管腔狭窄。腱围组织甚至与跟腱粘连，周围脂肪组织也有水肿。

【临床表现】

多有踝屈伸过多的运动史或受伤史。初期感觉运动前、后疼痛，准备活动后疼痛减轻或消失。如未注意，继续重复受伤动作，则症状加重，以致走路甚至不负重的踝关节伸屈活动时也有疼痛。检查可见跟腱部轻度肿胀，压痛明显，可触到捻发音，足抗阻跖屈疼痛加重。晚期跟腱梭形变粗。

【手法治疗】

1. 治法

舒筋活血，散结止痛。

2. 体位

俯卧位。放松小腿三头肌。

3. 处方

（1）手法：抚摩、揉、揉捏、弹拨、拍击。

（2）加减：抖、摇晃。

（3）取穴：昆仑、太溪、承山等。

4. 操作

患者俯卧位，小腿及踝下垫软枕，使膝关节微屈，放松小腿三头肌。用抚摩、揉和揉捏手法大面积按摩小腿三头肌，手法自轻渐重，由浅而深，使患者有明显酸胀感，反复4~5次。最后抖动放松肌肉。

拇、食指揉捏跟腱，在痛点及硬结处多作揉捏，以松解其粘连，操作2~3分钟。用拇指尖紧贴跟腱硬结处刮剥，使患者有酸痛感，手法强度和时间依患者的忍耐程度而定。配合捏昆仑、太溪，揉承山等穴。用一手握患者足背部，将患肢提起，使其膝、踝关节屈曲，充分放松肌肉和跟腱，另一手自上而下、自下而上地反复拍击跟腱，手法要有弹性，以每秒3~4次的频率拍击一分钟。

慢速度、大幅度地摇晃踝关节，以不引起疼痛为原则。最后以抚摩结束。一次治疗约10分钟。

【注意】

减少或停止跑跳练习，黏膏支持带保护，减少踝关节背伸活动。

第九节 踝关节扭伤

关节扭伤是指关节超生理范围活动时，导致关节韧带等结构的损伤。踝关节扭伤在日常生活和体育运动中非常多见，发病率在各关节韧带损伤中占首位。踝关节解剖图见图14-7。

【病因病理】

多因足落地支撑时，突然过度旋后或旋前，使踝外侧或内侧韧带受到强力牵拉致伤。因解剖上的特点，踝关节扭伤以旋后位损伤多见。旋后位受伤时，外踝韧带特别是距腓前韧带首当其冲。损伤后，轻者韧带挫伤或部分撕裂，重者可致韧带断裂，或伴内外踝的撕脱骨折以及距骨半脱位。

【临床表现】

有明确的损伤史。踝关节外侧或内侧疼痛，活动时疼痛明显加重，伤后肿胀迅速在受伤一侧出现，并逐渐波及足背及踝后。皮下瘀斑的出现在伤后2~3天最明显。压痛点检查可明确受伤韧带，重复受伤动作可致疼痛加重。距腓前韧带受伤时，压痛点局限于外踝尖前下方，足内翻试验阳性。临床检查应仔细全面，避免遗漏其他严重损伤。

【手法治疗】

按摩治疗以单纯距腓前韧带损伤为例。

1. 治法

活血化瘀，消肿止痛。

2. 体位

坐或卧位。足踝自然放松。

3. 处方

（1）手法：抚摩、揉、推、掐、按。

（2）加减：掐、摇晃、搓。

（3）取穴：阿是穴、丘墟、解溪、太冲、绝骨等穴。

4. 操作

急性损伤期是指损伤48小时内，主要治疗方法是冰敷，加压包扎，抬高患肢，以减少出血和肿胀。局部切不可做按摩手法。急性损伤后，若肿胀较大，应以手法消肿为主。掐、按太冲、绝骨各约1分钟后，用双手拇指交替从跖趾部向踝上推挤，并揉、捏小腿下段，再用拇指在同样部位向上揉推，反复操作4~5遍，以减少肿胀。由远至近地在足背、踝部及小腿下段作较大面积的轻柔揉动2~3遍，并配合指针解溪、昆仑、太溪、太冲、绝骨等穴，以活血化瘀。由远至近推按距腓前韧带2~3遍，最后以抚摩结束。一次手法治疗时间为 7~8 分钟左右。

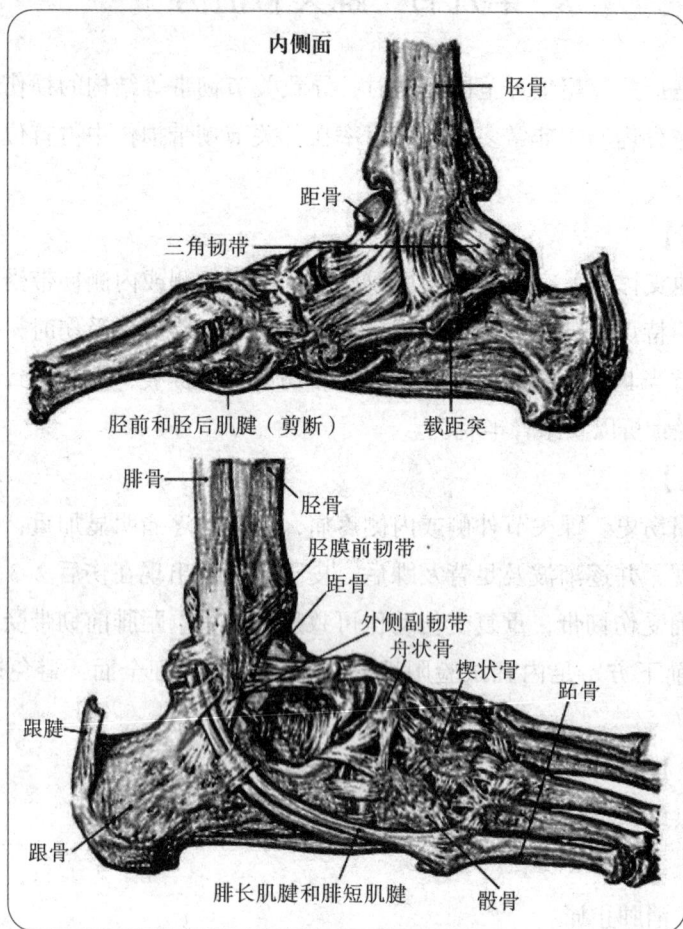

内侧面

胫骨

距骨

三角韧带

胫前和胫后肌腱（剪断）　　　　载距突

腓骨

胫骨

胫膜前韧带

距骨

外侧副韧带

舟状骨

楔状骨

距骨

跟腱

跟骨

腓长肌腱和腓短肌腱　　　　骰骨

图 14-7　踝关节解剖图

损伤中后期，经治疗肿胀明显消退，此时主要在踝部及足背部和小腿下段作抚摩、揉、揉捏、搓等手法治疗配合指针刺激，对损伤韧带可用指端掐、拨，配合踝关节的牵拉和摇晃。主要目的是增加踝关节的关节活动范围。一次手法治疗时间约为 10 分钟左右。

【注意】

受伤 48 小时后即可开始推拿治疗，因急性损伤肿胀较甚，治宜消肿为主，损伤局部不作过多刺激，可外敷止血中药加压包扎，并进行冰敷。48 小时后可进行损伤处的手法施治，力量逐渐加重。急性期配合局部制动及药物治疗。恢复期加强踝部力量练习。

第十节　跟痛症

跟痛症又称足跟痛，即足跟底部局限性疼痛。临床上中老年多见，体型肥胖妇女易患此症。多数患者由慢性损伤引起疼痛，常伴有跟骨结节部的前缘骨赘，偶有外伤史。推拿治疗有较好的效果。临床跟痛症常伴有跟骨骨赘形成，但是跟痛的程度与骨赘大小不成正比，但与骨赘的方向有关。如骨赘斜向下方则常有疼痛，若骨赘与跟骨平行，可无症状。老年人的足跟痛多因跟骨骨赘、跟骨结节滑囊炎及跟部脂肪垫变性所引起。单纯跟骨骨赘有时并无临床症状。引起跟痛症的病因虽有多种，而根本的原因是跖腱膜或跟腱附着处的慢性炎症。

【解剖】

跟骨为足骨中最大者，近似长方形，位于距骨的下方。跟骨下的脂肪垫位于足跟部皮肤深层，跟骨下滑囊位于脂肪垫深层，紧贴跟骨。跖腱膜及足部第一层跖肌（趾展肌、趾短屈肌、小趾展肌）止于跟骨结节前方。跟部的急慢性损伤均可引起跟骨下脂肪垫变性及跟骨结节滑囊炎而发生跟痛症。

【临床表现及诊断】

本病以 40~60 岁较多见，主要症状为显著的足跟疼痛。疼痛以晨起下床开始站立或走路时剧烈，活动后减轻，但久站久行之后疼痛则加重，休息后又减轻。疼痛可伴有足底麻胀感或紧张感，疲劳后症状加重，得热则舒，遇冷痛增。

检查时往往可见局部可见轻度肿胀；有明显压痛点：①跟骨基底结节部的骨赘，压痛点多在跟骨基底结节的前下方偏内侧。②跟骨脂肪垫变性，压痛点多在跟骨结节下方正中或偏后缘。③跟骨粗隆结节、后上方骨赘或跟骨皮下滑囊炎，压痛点在足跟后上方、跟骨粗隆结节上，有时可摸到增厚的滑囊等软组织的结节状物。

X 线片可见跟骨疏松，足跟后部及底部软组织阴影增厚，在增厚的软组织下方，有时可见骨皮质轻度破坏及腱止点骨质增生，有时也能见到骨膜增厚。一般可见到跟骨基底结节部有粗糙刺状突或骨质增生。

【手法治疗】

1. 治则

舒筋通络，活血止痛。

2. 手法

擦法、四指推法、按揉法、弹拨法。

3. 取穴

昆仑、解溪、丘墟、照海、三阴交、太冲、申脉等。

4. 操作

（1）患者俯卧位，在足踝部垫一枕头，使足底向上，医者施擦法于足跟底部，重点在足跟的压痛点和周围，时间约 10 分钟，然后辅以掌擦法使局部温热。

（2）医者从患肢小腿腓肠肌起，至跟骨基底部，自上而下以四指推法、按揉法施治，使局部产生热胀与轻松感，重点取三阴交、太冲、照海、昆仑、申脉等穴。

（3）患者仰卧位，医者以拇指从足跟部沿跖筋膜按揉 3~5 遍，再配合弹拨跖筋膜，重点在其跟骨附着点周围及然谷穴，最后顺肠筋膜方向用掌擦法，以透热为度。

（4）患者俯卧位，屈膝90°，医者立于患侧，并用拇指按揉法于足跟处压痛点上（压力不宜过大）1~3分钟。

推拿治疗的机制主要是刺激骨赘部的软组织，使其对疼痛逐渐产生适应，并促使其增生的滑囊或粘连的结节松解消散。

【注意事项】

宜穿软底鞋或在患足鞋内放置海绵垫。急性期宜休息，减少承重所致的疼痛，症状缓解后应减少站立和步行。体重过重者，应减轻体重，以减少足跟的承重。